AF534254

Meyer • Hautzinger

Bipolare Störungen

Thomas D. Meyer • Martin Hautzinger

Bipolare Störungen

Kognitiv-verhaltenstherapeutisches Behandlungsmanual

Mit Online-Materialien

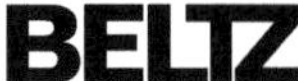

Anschrift der Autoren:

PD Dr. Thomas D. Meyer
Newcastle University
Institute of Neuroscience/Doctorate in Clinical Psychology
Newcastle Upon Tyne NE1 7RU
Großbritannien
E-Mail: thomas.meyer@newcastle.ac.uk

Prof. Dr. Martin Hautzinger
Universität Tübingen
Klinische und Entwicklungspsychologie
Schleichstraße 4
D-72076 Tübingen
E-Mail: martin.hautzinger@uni-tuebingen.de

Dieses Buch ist auch als E-Book erhältlich.
ISBN 978-3-621-28119-5

1. Auflage 2013

Programm PVU Psychologie Verlags Union
http://www.beltz.de

Lektorat: Dagmar Kühnle Zerpa
Herstellung: Sonja Frank
Reihengestaltung: Federico Luci, Odenthal
Umschlagbild: © Kautz15 – Fotolia.com
Satz und Bindung: Beltz Bad Langensalza GmbH, Bad Langensalza
Druck: Beltz Druckpartner GmbH & Co. KG, Hemsbach

Printed in Germany

ISBN 978-3-621-28106-5

Inhaltsübersicht

Anhang

Inhalt

Vorwort

Bipolare Störungen haben in den letzten 10 bis 20 Jahren erfreulicherweise mehr Interesse in der Forschung und Öffentlichkeit erfahren. Etliche Prominente wie Carrie Fischer, Catherine Zeta-Jones, Stephen Fry, Sinead O'Connor oder Jean-Claude van Damme outeten sich, eine bipolare Störung zu haben, was im Hinblick auf den Abbau von Vorurteilen und Stereotypen als positiv zu werten ist. Dies darf aber nicht darüber hinwegtäuschen, dass es sich dennoch um eine Gruppe psychischer Störungen handelt, deren Symptomatik, Verlauf und Auswirkungen das Leben und die Lebensqualität der Betroffenen und ihre Angehörigen sehr stark beeinträchtigen können. Die Betroffenen müssen sich einer ganzen Fülle von Fragen stellen wie z. B. wann ist meine Stimmung normal und wann nicht, welches Risiko besteht für meine Kinder, wie kann ich verhindern, wieder manisch oder depressiv zu werden und womöglich mein Leben aufs Spiel zu setzen.

Im Jahr 2004 legten wir ein Behandlungsprogramm für Menschen mit bipolar affektiven Störungen vor, das primär auf eine Rückfallprophylaxe ausgerichet war. Es war damals höchste Zeit, für diese Gruppe von Patienten ein Therapieprogramm zur Verfügung zu stellen, das die spezifischen Bedürfnisse dieser Patienten berücksichtigt und an dem sich niedergelassene und stationär arbeitende Psychotherapeuten in ihrer alltäglichen Arbeit orientieren konnten. Die Deutsche Forschungsgeeinschaft (DFG) ermöglichte uns zudem, über Jahre das Programm zu evaluieren und während dieser Zeit weitere Erfahrungen zu sammeln und Rückmeldungen von Betroffenen einzuholen.

Die Veröffentlichung dieses neuen Manuals reflektiert einerseits die Entwicklungen in diesem Feld in den letzten Jahren als auch die Notwendigkeit, die Realität der klinischen Praxis noch stärker zu berüksichtigen. Letzteres bezieht sich auf die Tatsache, dass erstens die meisten Betroffenen psychotherapeutische Unterstützung aufsuchen, wenn sie aktuell depressiv sind und zweitens ein Drittel der Patienten im Verlauf einer Behandlung depressive oder auch (hypo)manische Symptome entwickeln. Das Manual umfasst deswegen neben den Bausteinen, die auf eine Rezidivprophylaxe ausgerichtet sind, nun auch spezifische Kapitel, die auf den Umgang mit akuten depressiven Symptomen im Rahmen einer bipolaren Störung oder maniforme Symptome fokussieren.

Alle in Teil II und III des Manuals beschriebenen Arbeitsmaterialien und Folien finden Sie online zum Download bzw. zum Ausdrucken. Ebenfalls finden Sie dort umfangreiche Informationen für Betroffene und deren Angehörige. Einige spezifische Materialien haben wir zudem auch im Anhang als Kopien angefügt. Hierzu zählt unter anderem auch eine für die klinische Praxis etwas verkürzte Version der Hypomanie Checkliste-32, die wir mit freundlicher Genehmigung von Professor Jules Angst (Zürich) abdrucken. Es handelt sich hierbei um ein bewährtes Instrument, das ein erstes Screening für bipolare Störungen erlaubt.

In diesem Buch sprechen wir immer von Ärzten und Therapeuten sowie von Patienten und Partnern. Dies dient ausschließlich der einfacheren Lesbarkeit. Ärztinnen, Therapeutinnen, Patientinnen und Partnerinnen sind selbstredend mitgemeint.

An der Entwicklung, Erprobung, Verbesserung und Ausarbeitung dieses kognitiv-verhaltenstherapeutischen Behandlungsansatzes waren viele Personen beteiligt. Besonders zu erwähnen sind hier Dr. Birgit Schwärzler, Dipl.-Psych. Maxi Schweinsberg und Dr. Stephen Barton (UK). Zusätzlich möchten wir betonen, dass Ideen, Übungen und Materialien, die wir neu in Kapitel 16 vorstellen, auf Anregungen von Dr. Larissa Wolkenstein (Tübingen), Prof. Thomas Heidenreich (Esslingen), Dr. Volkmar Sippel (Hamburg) und Prof. Matthias Berking (Marburg) zurückgehen. Die Achtsamkeitsübungen wurden nach Vorlagen von Zendal Segal, Mark Williams und John Teasdale erarbeitet (siehe Risch et al., 2012) und für die Arbeit mit bipolaren Patienten adaptiert. Für Untersuchungen zur Emotionsregulation bei bipolaren Patienten erproben wir (vor allem Dr. Larissa Wolkenstein gemeinsam mit der Arbeitsgruppe um Prof. Michèle Wessa, Mainz) aktuell verschiedene Interventionen. Bei allen genannten Kolleginnen und Kollegen bedanken wir uns sehr für deren freundliche Kooperationsbereitschaft.

Wir danken Frau Dr. Wahl vom Beltz Verlag und der Verlagslektorin Frau Dagmar Kühnle Zerpa für ihre engagierte und geduldige Unterstützung bei der Erstellung des Manuskripts und bei der Aufbereitung der Materialien.

Wir hoffen, dass Sie mit dem Programm ähnlich günstige Erfahrungen machen werden, wie wir dies tun. Über Ihre Rückmeldungen und Erfahrungen mit dem Programm würden wir uns freuen. Kritik, Vorschläge, Ergänzungen, Verbesserungen und Weiterentwicklungen zu diesem Programm interessieren uns ebenso wie Evaluation und wissenschaftliche Studien.

Newcastle upon Tyne (UK) und Tübingen, im August 2013

Thomas D. Meyer
Martin Hautzinger

Teil I
Störungsbild

1 Erscheinungsbild der bipolaren Störungen

Unipolare und bipolare Störungen. Laut dem World Health Report (WHO 2005) und einer Erhebung in der EU (Wittchen et al., 2011) gehören Depressionen zu den häufigsten psychischen Problemen, die von Jung und Alt berichtet werden und stehen an vorderster Stelle in der Liste der Erkrankungen bezüglich Belastungen für Betroffene, ihre Umwelt und die Gesellschaft. Wenn Patienten sich wegen aktueller depressiver Stimmung an Psychologen oder Ärzte wenden, stehen die aktuelle Beeinträchtigung der Stimmung und die damit einhergehenden Probleme (wie z. B. Energieverlust, Gefühle der Wertlosigkeit, bis hin zu Selbstmordgedanken) im Vordergrund. Diese beeinflussen verständlicherweise stark die diagnostisch-therapeutischen Entscheidungen. Die klinische Erfahrung wie auch empirische Untersuchungen zeigen, dass die bereits Ende der 1950er eingeführte zentrale Unterscheidung in unipolare und bipolare affektive Störungen (Kleist, 1953; Leonhard et al., 1962) aus dem Blickfeld gerät. Im Gegensatz zur ursprünglichen Konzeption der Unterscheidung unipolar/bipolar ist der Begriff »unipolar« heute zu einem Synonym für die Störungen geworden, bei denen die Patienten ausschließlich depressive Phasen erleben (vgl. Hautzinger 2010).

Depressive Phasen. Depressive Phasen sind dabei durch niedergeschlagene, traurige Stimmung, Freud- und Antriebslosigkeit, Gefühle der Wertlosigkeit und ggf. Suizidversuche gekennzeichnet. Bei bipolar affektiven Störungen treten sowohl depressive als auch manische bzw. hypomane Episoden auf. Etwa 20–25 % der Betroffenen berichten nur von manischen Phasen, aber auch sie werden unter dem Begriff »bipolar« subsumiert.

Manische Phasen. Manische Phasen zeichnen sich durch folgende Symptome aus: eine übertrieben gehobene, euphorische oder reizbare Stimmung, übersteigertes Selbstbewusstsein oder auch Größenideen, gesteigertes Aktivitätsniveau, ein geringes bis fehlendes Schlafbedürfnis, Rededrang und Ideenflucht. Häufig kommt es in solchen Phasen zu einer übermäßigen Beschäftigung mit Annehmlichkeiten (wie z. B. ein gesteigertes Interesse an sexuellen Kontakten, ungezügeltes Einkaufen), die zu extrem negativen Konsequenzen führen können (Geldausgeben bis hin zum finanziellen Ruin oder auch törichte geschäftliche Entscheidungen; DSM-5: American Psychiatric Association, 2013; ICD-10: WHO, 2000).

Das subjektive Leiden der Betroffenen, ihre Ängste, die Auswirkungen erlebter oder antizipierter Diskrimierung dürfen nicht unterschätzt werden. Gleichzeitig entstehen durch die psychische Störung auch extreme Belastungen für die Umwelt, insbesondere für die näheren Angehörigen, sowie erhebliche volkswirtschaftliche Kosten durch die bereits erwähnten zum Teil fatalen geschäftlichen Entscheidungen (z. B. der Kauf von mehreren Autos, teurem Schmuck), die nicht selten gerichtliche Konsequenzen nach sich ziehen. In manchen Fällen treten auch eindeutig psychotische Symptome auf, wie

z. B. Wahnvorstellungen und Halluzinationen. Obwohl die Annahme weit verbreitet ist, dass Patienten in einer Manie so auffällig werden, dass dies zwangsläufig zu einer stationären Unterbringung in einer Klinik führen müsste, trifft dies nicht in allen Fällen zu, und oft vergehen Jahre bis zur richtigen Diagnosestellung. Bei etwa 40 % der Patienten vergingen 10 Jahre, bis die Diagnose »manisch-depressiv« gestellt wurde (NDMDA, 2001), wobei sich in der Anamnese oft Diagnosen wie z. B. Schizophrenie, schizoaffektive Störung, unipolare Depression oder Borderline-Persönlichkeitsstörung finden lassen.

Fallbeispiel

Herr M. Ein Patient (38 Jahre) wurde wegen seiner manisch-depressiven Erkrankung an die psychotherapeutische Ambulanz überwiesen; er wurde schon seit Jahren mit Lithium medikamentös behandelt. Obwohl er von sechs eindeutig manischen Episoden berichtet, war er noch nie stationär in einer psychiatrischen Klinik. Die Diagnose wurde auch erst nach der letzten manischen Phase gestellt, da er sich wegen des sich anschließenden »Lochs«, in das er gefallen sei, an einen Facharzt wandte. Diese depressive Episode hielt mehrere Monate an, und nur durch die Berichte der Ehefrau war es dem behandelnden Psychiater möglich, auch von den Zeiten zu erfahren, in denen der Patient alles andere, aber nicht depressiv war. Die manischen Phasen begannen typischerweise im Herbst, wenn der saisonal bedingte Anstieg im Arbeitsvolumen dazu führte, dass er mehr und mehr arbeitete und seine eigenen Belastungsgrenzen nicht mehr beachtete. Immer mehr Zeit verbrachte er in seinem Büro im Souterrain, und die Nacht wurde immer mehr zum Tag. Anfangs ging er noch auf Bitten seiner Frau irgendwann ins Bett, fühlte sich aber nach zwei bis drei Stunden Schlaf völlig ausgeruht. Teilweise habe er versucht im Bett zu bleiben, aber die innere Unruhe, der Tatendrang, das Gefühl »wie unter Strom zu stehen« hätten die Nachtruhe dann doch spätestens gegen 4 oder 5 Uhr morgens beendet. Auf die von Seiten der Ehefrau geäußerten Sorgen um seine Gesundheit reagierte er zunehmend mit Gereiztheit, bis hin zu dem Punkt, dass er sie einfach ignorierte, »als sei sie Luft«, und nicht mehr mit ihr sprach. Er selbst berichtete von besonderen Fähigkeiten, die er in dieser Zeit hatte, wie z. B. trotz fehlender Erfahrung perfekt Klavier spielen oder das Verhalten anderer Leute vorhersagen können. Er trank in diesen Zeiten sehr viel Alkohol und spürte ihn kaum. Herr M. ging wiederholt in Bordelle, und beim Autofahren erlebte er alle anderen Verkehrsteilnehmer als »lasch, lahm und langsam«, sodass er sich oft zu riskanten Überholmanövern gezwungen sah. Dass es über sechs Jahre hinweg nie zu einem stationären Aufenthalt in einer psychiatrischen Klinik kam, ist u. a. auf den Umstand zurückzuführen, dass er selbstständig war und es somit nicht auffiel, wenn er seiner Arbeit nicht mehr nachkam. Außerdem wusste er, dass es besser war, manche Dinge anderen nicht anzuvertrauen, wie z. B. seine Überzeugung, das Verhalten anderer vorhersagen zu können.

Bewertung von Stimmungsschwankungen. Eines der größten Probleme beim Erkennen bipolar affektiver Störungen ist die Abgrenzung normaler Stimmungsschwankungen von klinisch relevanten Veränderungen. Dies gilt vor allem für den Bereich sog. hypomaner Episoden. Auch hier ist die Stimmung euphorisch oder gereizt, es wird subjektiv weniger Schlaf benötigt, man hat viele Pläne und Ideen, beginnt mit verschiedenen Projekten, ist geselliger und gesprächiger, aber die Probleme, die auftreten, sind nicht so massiv oder nicht so offensichtlich wie bei einer Manie. Den Betroffenen ist in den meisten Fällen bewusst, dass es ihnen besser als üblich geht oder dass sie mehr Energie haben als sonst, aber sie erleben den Zustand oft und verständlicherweise als angenehm und inspirierend. Meistens sind es die Angehörigen bzw. das unmittelbare Umfeld – einschließlich der Therapeuten – für die es offensichtlich ist, dass das Verhalten des Betroffenen nicht seinem normalen Selbst entspricht. Die plötzlichen Einfälle, wie z. B. spontan einen Kurztrip nach Paris oder London zu planen, oder die Entscheidung, mit einem neuen Fernseher als Überraschung zu Hause aufzutauchen, stoßen auf der Gegenseite auf gemischte Gefühle, Unverständnis und Besorgnis. Typischweise kommt es zu vermehrten Konflikten und Streitigkeiten in der Partnerschaft, Familie oder am Arbeitsplatz.

Fehldiagnosen. Solche Phasen sehr guter Stimmung oder vermehrter Energie werden oft vorschnell als »hypomane Nachschwankungen« im Rahmen unipolarer Depressionen oder als diagnostisch irrelevant erklärt, wenn die Umstände »nachvollziehbar« erscheinen. Hinzu kommt, dass entsprechende Symptome in depressiven Phasen, in denen professionelle Hilfe aufgesucht wird, von den Betroffenen oft nicht spontan geäußert werden. Die Gründe dafür, dass die Betroffenen dies nicht berichten, können unterschiedlich sein: Die aktuelle Depressivität kann die Wahrnehmung, die Erinnerung und die Interpretation so stark verzerren, dass Zeiten mit hypomaner Symptomatik ausgeblendet bleiben. Aber auch Tendenzen zur Dissimulation oder zur Abwehr von Stigmatisierung können hier eine Rolle spielen, da viele der hypomanen Symptome an sich keinen subjektiven Krankeitswert haben. Eine genaue diagnostische Abklärung ist deswegen erforderlich, um zu verhindern, dass man die Diagnose bipolar affektive Störung (bzw. Bipolar II nach DSM-IV und DSM-5) jedoch fälschlicherweise nicht stellt. Ähnliches gilt auch für die Zyklothymie bzw. zyklothyme Störung, bei der sich Hypomanien und leichte depressive Symptome fast kontinuierlich abwechseln und über mindestens einen Zeitraum von zwei Jahren – analog zur Dysthymie – berichtet werden. Nur durch gezieltes Nachfragen im Rahmen einer entsprechenden Diagnostik können Fehldiagnosen verhindert und dadurch die Behandlung entsprechend geplant und abgepasst werden. Dies trifft sowohl auf pharmakologische als auch auf psychotherapeutische Maßnahmen zu.

Fallbeispiel

Frau K. In einem persönlichen Bericht notierte eine Patientin mit einer Bipolar-II-Störung (50 Jahre alt, verheiratet, ohne Kinder, selbstständig): »Das Heftchen ›Informationen für Patienten und Angehörige‹ sollte ich erst einmal durchlesen,

▶

erklärte mir mein Psychotherapeut. Nach der Lektüre stolperten meine Gefühle durcheinander. Eigentlich nur unbewusst, war mir schon lange klar gewesen, dass irgendetwas mit mir nicht ganz stimmte. Nun war ich einerseits froh, anscheinend auf dem richtigen Weg zu sein, und andererseits voller Sorge, was mit mir passieren würde, wenn ich meinen Weg kennen lernen würde.

Aber genau diese Zwiespältigkeit, die kenne ich. An manchen Tagen springe ich aus dem Bett, lache dem Himmel entgegen, starte durch und packe – was kostet die Welt? – einfach alles an, was zu erledigen ist. Also meine eigenen alltäglichen Aufgaben, die meiner Kollegin gleich dazu, erwarte auch gar keinen Dank, plane für die nächsten drei Wochen, diverse Kurse zu besuchen, Filme zu sehen, ins Theater zu gehen und endlich alle Freunde einzuladen, die ich so lange vernachlässigt habe. Kurz gesagt, ich drehe auf, was das Zeug hält. Ich fühle mich ozeanisch. Diesen Ausdruck las ich mal und finde ihn so, so treffend. Dann liebt man mich, wenn ich in Champagnerlaune bin. Dann mag man mich, wenn ich energisch alles packe. Dann bewundert man mich, wenn ich keinen Schmerz, keine Müdigkeit kenne. Dann beneidet man mich, wenn meine Kreativität Funken sprüht.

Aber man versteht mich nicht mehr, wenn ich quasi von einem Tag zum anderen eine andere werde. Jetzt, nachdem ich besser über mich und meine Zustände Bescheid weiß, merke ich, dass er sich ankündigt, dieser Absturz von meinem Hochseil. Dann vergeht der Appetit, in der Nacht drehe ich mich schlaflos von einer Seite auf die andere, mag morgens vor lauter Verdrießlichkeit nicht mehr aufstehen, und schließlich endet alles damit, dass ich entweder einen Ischiasanfall, eine Grippe, Herpes oder alles auf einmal bekomme. Ich fühle mich dann oft wie ein verwundetes Tier, das sich zurückzieht und verkriecht. Und es dauert meist nicht lange, dann kommen die bösen Geister: Wachträume von Selbstmord. Was soll ich lange drum herum reden? Ich stelle mir vor, wie ich mit dem Auto mit 180 gegen einen Baum fahre, wie ich mich auf die Schienen lege oder Tabletten nehme. Und dann steigert sich dieser Schrecken in mir bis zu dem Irrwitz, in dem ich in jedem Gegenstand ein mögliches Selbstmordinstrument entdecke. Das waren meine Depressionen, gegen die ich auch schon einige Therapien gemacht habe. Meist bekam ich ein starkes Antidepressivum verschrieben und wurde mit wenigen aufmunternden Worten wie ›wird schon werden‹ entlassen.

Aber noch nie hat sich jemand für meine scheinbar gute Laune interessiert, hinter der mir auch immer mehr als nur Fröhlichkeit zu stecken schien. Ich bin eigentlich gar kein fröhlicher Mensch. Das habe ich aber bisher nie jemandem gesagt. Ich musste 50 Jahre alt werden, um zu erfahren, dass ich nicht nur Depressionen habe, sondern dass meine Hochs zu einem Krankheitsbild gehören.«

2 Definitionskriterien – Klassifikation

Um von einer manischen Episode zu sprechen, muss eine länger andauernde gehobene, expansive *oder* gereizte Stimmung mit gesteigertem zielgerichtetem Aktivitätsniveau oder Energieniveau vorliegen, die mit zusätzlichen Symptomen wie z. B. Selbstüberschätzung, Rededrang, gesteigerter Aktivität, psychomotorischer Unruhe oder verringerten sozialen Hemmungen oder Selbstüberschätzung einhergeht (Tab. 2.1a). In Abhängigkeit von der Schwere der Symptomatik wird dabei eine manische Krankheitsepisode von einer »hypomanischen« bzw. »hypomanen« – je nach diagnostischem System – abgegrenzt (Tab. 2.1b). Es handelt sich hierbei um die leichter ausgeprägte Variante, die zwar eine deutliche und auch für andere beobachtbare Veränderung im Verhalten der Person darstellt, aber es darf keine deutliche Beeinträchtigung der psychosozialen Leistungsfähigkeit vorliegen. Zudem ist die Mindestdauer für das Vorliegen der Symptome kürzer als bei Manien. Im Gegensatz zum DSM-IV ist den bipolaren Störungen im DSM-5 ein eigenes Kapitel gewidmet und sie sind nicht mehr zusammen mit depressiven Störungen in einem Kapitel »Stimmungsstörungen« oder »affektive Störungen« abgehandelt. Auch wurden für die Manie wie auch für die Hypomanie eine Änderung im Aktivitäts- oder Energieniveau als Kernsymptom aufgenommen. Außerdem wird eine mit einer pharmakologischen oder biologischen Antidepressivabehandlung einhergehende (Hypo-)Manie nicht mehr automatisch als Ausschlusskriterium bewertet, sondern es hängt von der Dauer ab.

Tabelle 2.1a Kriterien für manische Episoden nach ICD-10, DSM-IV und DSM-5 im direkten Vergleich

	ICD-10*	DSM-IV	DSM-5
Episode	manische Episode	manische Episode	manische Episode
Stimmung	abgrenzbare Periode mit deutlich gehobener, expansiver oder gereizter Stimmung	abgrenzbare Periode mit deutlich gehobener, expansiver oder gereizter Stimmung	abgrenzbare Periode mit deutlich abnormer und persistierender gehobener, expansiver oder gereizter Stimmung und mit einem andauernden gesteigerten zielgerichteten Aktivitäts- oder Energieniveau
Dauer	mind. 1 Woche	mind. 1 Woche (oder kürzer falls Krankenhausaufenthalt)	mind. 1 Woche (oder kürzer falls Krankenhausaufenthalt), fast jeden Tag für die meiste Zeit präsent

▶

Tabelle 2.1a (Fortsetzung)

	ICD-10*	**DSM-IV**	**DSM-5**
Anzahl erforderlicher Symptome	mind. 3 weitere Symptome (reizbar: 4)	mind. 3 weitere Symptome (reizbar: 4)	mind. 3 weitere Symptome (reizbar: 4)
Liste	gesteigerte Aktivität oder motorische Ruhelosigkeit	gesteigerte zielgerichtete Aktivität oder motorische Ruhelosigkeit	psychomotorische Unruhe oder gesteigerte zielgerichtete Aktivität
	gesteigerte Gesprächigkeit	gesteigerte Gesprächigkeit	gesteigerte Gesprächigkeit
	Ablenkbarkeit oder andauernder Wechsel von Aktivitäten oder Plänen	erhöhte Ablenkbarkeit	subjektiv berichtete oder beobachtbare erhöhte Ablenkbarkeit durch unwichtige oder irrelevante externale Reize
	Ideenflucht oder subjektives Gefühl von Gedankenrasen	Ideenflucht oder subjektives Gefühl von Gedankenrasen	
	vermindertes Schlafbedürfnis	vermindertes Schlafbedürfnis	vermindertes Schlafbedürfnis
		übermäßige Beschäftigung mit angenehmen Aktivitäten, die mit hoher Wahrscheinlichkeit unangenehme Konsequenzen nach sich ziehen	übermäßige Beschäftigung mit angenehmen Aktivitäten, die mit hoher Wahrscheinlichkeit unangenehme Konsequenzen nach sich ziehen
	gesteigerte Libido oder sexuelle Taktlosigkeit		
	tollkühnes oder leichtsinniges Verhalten, dessen Risiken nicht beachtet werden		
	überhöhte Selbsteinschätzung oder Größenideen	überhöhte Selbsteinschätzung oder Größenideen	überhöhte Selbsteinschätzung oder Größenideen
	Verlust sozialer Hemmungen, was zu unangemessenem Verhalten führen kann		
Art der psychosozialen Beeinträchtigung	Veränderung in der Lebensführung mit schweren Beeinträchtigungen	Veränderung in der Lebensführung mit schweren Beeinträchtigungen	Veränderung in der Lebensführung mit schweren Beeinträchtigungen oder Vorliegen psychotischer Symptome

▶

Tabelle 2.1a (Fortsetzung)

	ICD-10*	DSM-IV	DSM-5
Ausschlusskriterien	mit oder ohne psychotischen Symptomen, jedoch keine schizophrenen Ich-Störungen oder akustische Halluzinationen wie z. B. kommentierende Stimmen		
	nicht substanzinduziert oder nicht durch einen allgemeinen medizinischen Krankheitsfaktor bzw. nicht organisch bedingt	nicht substanzinduziert oder nicht durch einen allgemeinen medizinischen Krankheitsfaktor bzw. nicht organisch bedingt	nicht substanzinduziert. Achtung: Pharmakologische oder biologische antidepressive Behandlung schließt Diagnose einer hypomanen Episode nicht aus (abhängig von der Dauer der Symptome)

* Hier werden nicht die »klinisch-diagnostischen Leitlinien« der ICD-10, sondern zur Vereinfachung die Forschungskriterien der ICD-10 dargestellt

Tabelle 2.1b Kriterien für hypomane Episoden nach ICD-10, DSM-IV und DSM-5 im direkten Vergleich

	ICD-10*	DSM-IV	DSM-5
Episode	hypomanische Episode	hypomane Episode	hypomane Episode
Stimmung	abgrenzbare Periode mit deutlich gehobener oder gereizter Stimmung	abgrenzbare Periode mit deutlich gehobener, expansiver oder gereizter Stimmung	abgrenzbare Periode mit deutlich abnormer und persistierender gehobener, expansiver oder gereizter Stimmung, und mit einem andauernden gesteigerten zielgerichteten Aktivitäts- oder Energieniveau
Dauer	mind. 4 Tage	mind. 4 Tage	mind. 4 aufeinanderfolgende Tage
Anzahl erforderlicher Symptome	mind. 3 weitere Symptome	mind. 3 weitere Symptome (reizbar: 4)	mind. 3 weitere Symptome (reizbar: 4)
Liste	gesteigerte zielgerichtete Aktivität oder motorische Ruhelosigkeit	gesteigerte zielgerichtete Aktivität oder motorische Ruhelosigkeit	psychomotorische Unruhe oder gesteigerte zielgerichtete Aktivität

▶

Tabelle 2.1b (Fortsetzung)

	ICD-10*	DSM-IV	DSM-5
	gesteigerte Gesprächigkeit	gesteigerte Gesprächigkeit	gesteigerte Gesprächigkeit
	Konzentrationsschwierigkeiten oder Ablenkbarkeit	erhöhte Ablenkbarkeit	subjektiv berichtete oder beobachtbare erhöhte Ablenkbarkeit
		Ideenflucht oder subjektives Gefühl von Gedankenrasen	Ideenflucht oder subjektives Gefühl von Gedankenrasen
	vermindertes Schlafbedürfnis	vermindertes Schlafbedürfnis	vermindertes Schlafbedürfnis
		übermäßige Beschäftigung mit angenehmen Aktivitäten, die mit hoher Wahrscheinlichkeit unangenehme Konsequenzen nach sich ziehen	übermäßige Beschäftigung mit angenehmen Aktivitäten, die mit hoher Wahrscheinlichkeit unangenehme Konsequenzen nach sich ziehen
	gesteigerte Libido		
	übertriebene Einkäufe oder andere Arten von leichtsinnigem oder verantwortungslosem Verhalten		
		überhöhte Selbsteinschätzung oder Größenideen	überhöhte Selbsteinschätzung oder Größenideen
	gesteigerte Geselligkeit oder übermäßige Vertrautheit		
Art der psychosozialen Beeinträchtigung	Veränderung in der Lebensführung mit leichten Beeinträchtigungen	Die Veränderung in der Stimmung und Funktionsniveau ist für andere beobachtbar	Die Veränderung in der Stimmung und Funktionsniveau ist für andere beobachtbar
		Die Episode ist mit einer eindeutigen Veränderung im Funktionsniveau verbunden, die untypisch für die Person ist, wenn sie nicht symptomatisch ist	Die Episode ist mit einer eindeutigen Veränderung im Funktionsniveau verbunden, die untypisch für die Person ist, wenn sie nicht symptomatisch ist
Ausschlusskriterien	keine Manie, keine bipolar affektive Stö-	keine deutlichen psychosozialen Beeinträch-	keine deutlichen psychosozialen Beeinträch-

▶

Tabelle 2.1b (Fortsetzung)

	ICD-10*	DSM-IV	DSM-5
	rung, depressive Episode, Zyklothymie oder Anorexia nervosa	tigungen (→ Manie) oder psychotische Symptome	tigungen (→ Manie), keine Hospitalisierung nötig und keine psychotischen Symptome
	nicht substanzinduziert oder nicht durch einen allgemeinen medizinischen Krankheitsfaktor bzw. nicht organisch bedingt	nicht substanzinduziert oder nicht durch einen allgemeinen medizinischen Krankheitsfaktor bzw. nicht organisch bedingt	nicht substanzinduziert. *Achtung:* Pharmakologische oder biologische antidepressive Behandlung schließt Diagnose einer hypomanen Episode nicht aus (abhängig von der Dauer der Symptome)

* Hier werden nicht die »klinisch-diagnostischen Leitlinien« der ICD-10, sondern zur Vereinfachung die Forschungskriterien der ICD-10 dargestellt

In Tabelle 2.2 sind die Kriterien für depressive Episoden für beide Systeme dargestellt. Der Hauptunterschied besteht darin, dass die Mindestanzahl erforderlicher Symptome, um von einer (»leichten«) Depression zu sprechen, in der ICD-10 geringer ist. Im Hinblick auf bipolar affektive Störungen sind zudem die sog. gemischten Episoden (Tab. 2.3) von Bedeutung. In der ICD-10 wird diese dann diagnostiziert, wenn sowohl Anzeichen für depressive als auch für (hypo-)manische Episoden bestehen oder die Symptome in schnellem, z. T. stundenweisem Wechsel aufeinander folgen, z. B. Depressivität gepaart mit Reizbarkeit, Ruhelosigkeit, fehlendem Schlafbedürfnis und Suizidalität. Da die DSM-IV-Definition zu streng war und den klinischen Alltag nicht gut widerspiegelte, testete die DSM-Arbeitsgruppe verschiedene Definitionen. Die Kategorie »gemischte Episode« wurde im DSM-5 abgeschafft und dafür eine Verlaufsspezifizierung »mit gemischten Merkmalen« sowohl für manische und hypomane als auch für depressive Episoden eingeführt. Letzteres war bislang nicht möglich und trifft nicht auf allgemeine Zustimmung.

Tabelle 2.2 Kriterien für depressive Episoden nach ICD-10 und DSM-IV im direkten Vergleich

	ICD-10	DSM-IV**
Episode	Depression	Depression
Stimmung	fast täglich mind. 2: ▶ depressive Stimmung ▶ Interessenverlust oder Verlust der Freude ▶ verminderter Antrieb oder gesteigerte Ermüdbarkeit	fast täglich mind. 1: ▶ depressive Stimmung ▶ Interessenverlust oder Verlust der Freude

▶

Tabelle 2.2 (Fortsetzung)

	ICD-10	**DSM-IV****
Dauer	mind. 2 Wochen	mind. 2 Wochen
Anzahl erforderlicher Symptome	mind. 1 weiteres Symptom	mind. 4 weitere Symptome
Liste	Verlust des Selbstvertrauens oder des Selbstwertgefühls	Gefühl von Wertlosigkeit oder unangemessene Schuldgefühle
	unbegründete Selbstvorwürfe oder unangemessene Schuldgefühle	[siehe oben: »Gefühl von Wertlosigkeit«]
	wiederkehrende Gedanken an den Tod, Suizidgedanken bis hin zu suizidalem Verhalten	wiederkehrende Gedanken an den Tod, Suizidgedanken bis hin zu suizidalem Verhalten
	verminderte Denk-, Konzentrations- oder Entscheidungsfähigkeit	verminderte Denk-, Konzentrations- oder Entscheidungsfähigkeit
	psychomotorische Unruhe oder Verlangsamung (subjektiv oder objektiv)*	psychomotorische Unruhe oder Verlangsamung (nicht nur subjektiv)
	Schlafstörungen	Schlafstörungen
	Appetitverlust oder gesteigerter Appetit (mit entsprechenden Gewichtsveränderungen)	Gewichtsverlust oder -zunahme oder verminderter bzw. gesteigerter Appetit
	(s. o.)	Müdigkeit oder Energieverlust
Art der psychosozialen Beeinträchtigung	Veränderung in der Lebensführung mit klinisch bedeutsamen Beeinträchtigungen	Veränderung in der Lebensführung mit klinisch bedeutsamen Beeinträchtigungen
Ausschlusskriterien	falls psychotische Symptome, dann jedoch keine für Schizophrenie typischen wie z. B. Ich-Störungen oder akustische Halluzinationen	keine reine Trauerreaktion** (d. h. länger als 2 Monate nach Todesfall persistierend, und/oder Vorliegen sehr schwerer Symptome)
	nicht substanzinduziert oder nicht durch einen allgemeinen medizinischen Krankheitsfaktor bzw. nicht organisch bedingt	nicht substanzinduziert oder nicht durch einen allgemeinen medizinischen Krankheitsfaktor bzw. nicht organisch bedingt

* Dieses Kriterium steht in den Forschungskriterien zur ICD-10, Kapitel V; in den Leitlinien hingegen stehen »negative und pessimistische Zukunftsperspektiven«

** Die einzige Änderung im DSM-5 besteht darin, dass betont wird, dass belastende Umstände wie z. B. der Tod einer nahestehenden Person, finanzieller Ruin oder eine ernsthafte körperliche Erkrankung mit ähnlichen Symptomen wie einer Depression einhergehen können. Es wird erwartet, dass bei der Diagnostik einer Depression die Bedeutung von und das Ausmaß an Stress berücksichtigt wird. Es bleibt dem erfahrenen Kliniker überlassen, ob dennoch eine depressive Episode diagnostiziert wird oder nicht. Das DSM-5 versucht, in Fußnoten Anhaltspunkte für die Differenzierung zwischen Trauer und Depression zu liefern (z. B. positive Gefühle, wenn sich die Person an die verstorbene Person erinnert, was eher untypisch für eine depressive Episode ist).

Tabelle 2.3 Kriterien für gemischte Episoden nach ICD-10, DSM-IV und DSM-5 im direkten Vergleich

	ICD-10	DSM-IV	DSM-5*
Episode	Gemischt	Gemischt	–
Stimmung/ Symptome	Mischung oder Wechsel von hypomanischen, manischen und depressiven Symptomen	Kriterien für Manie und Depression erfüllt	Die Kriterien für eine Manie oder Hypomanie sind erfüllt, und mindesten drei weitere depressive Symptome sind an den meisten Tagen ebenfalls vorhanden: ▶ deutliche Dysphorie oder depressive Stimmung (subjektiv berichtet oder beobachtet) ▶ reduziertes Interesse oder Freude an allen oder fast allen Aktivitäten ▶ psychomotorische Hemmung (nicht nur subjektiv) ▶ Müdigkeit oder Energielosigkeit ▶ wiederkehrende Gedanken an den Tod oder Suizidalität Die Kriterien für eine depressive Episode** sind erfüllt und mindestens drei weitere (hypo-)manische Symptome sind an den meisten Tagen ebenfalls vorhanden: ▶ gehobene oder expansive Stimmung ▶ gesteigerter Selbstwert oder Größenideen ▶ erhöhte Gesprächigkeit oder Rededrang ▶ Ideenflucht oder subjektives Gefühl von Gedankenrasen ▶ vermehrte Energie oder Zunahme zielgerichteter Aktivitäten ▶ verringertes Schlafbedürfnis
Dauer	mind. 2 Wochen	mind. 1 Woche	Mindestdauer für die jeweilige depressive, hypomane oder manische Episode ist erfüllt
Art der psycho-sozialen	(nicht explizit erwähnt)	Veränderung in der Lebensführung mit	Die gemischten Symptome sind für andere beobachtbar und stellen eine Veränderung im

▶

Tabelle 2.3 (Fortsetzung)

	ICD-10	DSM-IV	DSM-5*
Beeinträchtigung		deutlichen Beeinträchtigungen	Verhalten dar, die untypisch für die Person ist
Ausschlusskriterien	(nicht explizit erwähnt)	nicht substanzinduziert oder nicht durch einen allgemeinen medizinischen Krankheitsfaktor bzw. nicht organisch bedingt	

* Im DSM-5 gibt es keine affektive Episode mehr mit dem Namen »gemischte«. Stattdessen wird das Vorliegen gemischter Symptome für sowohl depressive als auch für manische oder hypomane Episoden spezifiziert

** Wenn die Kriterien für eine depressive und zusätzlich die für eine manische Episode vollständig erfüllt sind, lautet die Diagnose »Manie mit gemischten Merkmalen«

In der ICD-10 wird hinsichtlich affektiver Störungen zwischen den Hauptkategorien manische Episode (F30), bipolar affektive Störung (F31), depressive Episode (F32) und rezidivierende depressive Störung (F33) unterschieden. Bei diesen wird jeweils zusätzlich anhand der Schwere und des Vorliegens psychotischer Symptome differenziert. Die wichtigsten Diagnosen aus dem Spektrum bipolar affektiver Störungen der ICD-10 und ihre Entsprechungen im DSM-IV sind in Tabelle 2.4 aufgelistet (zur Differentialdiagnostik depressiver Störungen vgl. Hautzinger & Meyer, 2002).

Tabelle 2.4 Gegenüberstellung von ICD-10 und DSM im Hinblick auf bipolar affektive Störungen

ICD-10	DSM-IV/DSM-5*
Manische Episode (F30)	manische Episode**
▶ Hypomanie (F30.0)	hypomane Episode**
▶ Manie ohne psychotische Symptome (F30.1)	[= Bipolar-I-Störung, einzelne manische Episode ohne psychotische Symptome]
▶ Manie mit psychotischen Symptomen (F30.1)	[= Bipolar-I-Störung, einzelne manische Episode mit psychotischen Symptomen]
bipolar affektive Störung (F31)	Bipolar-I-Störung (mindestens eine manische Episode mit oder ohne depressiven Phasen) Bipolar-II-Störung*** (Depression und Hypomanie)
anhaltende affektive Störungen (F34)	
▶ Zyklothmia (F34.0)	zyklothyme Störung

▶

Tabelle 2.4 (Fortsetzung)

ICD-10	DSM-IV/DSM-5*
sonstige affektive Störungen (F38)	
▶ gemischte affektive Episode (F38.00) ▶ Bipolar-II-Störung (F38)	gemischte Episode **

* Im DSM-5 werden im Kapitel »Bipolare und assoziierte Störungen« diese Störungskategorien mit Ausnahme der »gemischten Episode« beibehalten und durch eine Kategorie »bipolare Störung nicht andernorts klassifiziert« (z. B. subsyndromale Hypomanie bzgl. Dauer oder Anzahl der Symptome) ergänzt

** Es handelt sich hier im DSM-IV nicht um eigenständige Diagnosen, sondern um Schlüsselsyndrome, die im Rahmen verschiedener Störungen auftreten können (z. B. eine Manie im Rahmen einer schizoaffektiven Psychose)

*** Die Diagnose Bipolar II kann in der ICD-10 auch unter F31.8 »Sonstige bipolare affektive Störungen« verschlüsselt werden

Um die Diagnose bipolar affektive Störung zu stellen, müssen sich im Verlauf manische, hypomanische, gemischte und depressive Phasen abwechseln. Hierbei ist wichtig zu beachten, dass das Auftreten depressiver Episoden keine notwendige Bedingung darstellt, da in beiden Diagnosesystemen die Diagnose »bipolar« auch dann vergeben wird, wenn ausschließlich manische Episoden auftreten (vgl. Hautzinger & Meyer, 2002; Meyer, 2008).

Eine Differenzierung, die nur im DSM explizit gemacht wird, die aber ebenfalls nach ICD-10 diagnostisch und zudem auch therapeutisch relevant ist, betrifft die Unterscheidung, ob im bisherigen Verlauf der bipolar affektiven Störung ausschließlich hypomanische (bzw. hypomane Episoden in der DSM-Terminologie) oder auch manische Phasen auftraten: Im letzten Fall handelt es sich um die klassische Form der manisch-depressiven Störung, die als Bipolar-I-Störung bezeichnet wird. Wenn sich jedoch depressive Episoden mit hypomanen Phasen abwechseln, so spricht das DSM-IV und DSM-5 von der Bipolar-II-Störung (Tab. 2.4). Im DSM-5 wird Therapeuten ermöglicht, andere bipolare Störungen zu spezifizieren wie z. B. Varianten der Bipolar-II-Störung (z. B. kurze hypomane Episoden mit Major Depression, hypomane Episoden mit zu wenig Symptomen mit Major Depression) hypomane Episoden ohne depressive Phasen oder eine kurze zyklothyme Störung [< 2 Jahre]). Dies wird im DSM-5 verschlüsselt als »bipolare Störung nicht andernorts klassifiziert«. Wenn ein Arzt oder Therapeut dies nicht spezifizieren kann oder will, kann auch stattdessen eine »unspezifizierte bipolare Störung« diagnostiziert werden. Es wäre allerdings wünschenswert, wenn diese Restkategorie so wenig wie möglich zur Anwendung käme.

Rapid Cycling. Einen besonderen Subtypus bipolarer Störungen hinsichtlich des Verlaufs stellt im DSM-IV die Kategorie Rapid Cycling dar, die in der ICD-10 unter F31.8 »sonstige bipolare affektive Störungen« mit dem Zusatz »schnelle Phasenwechsel« kodierbar ist. Hierbei handelt es sich um solche Patienten, die innerhalb eines Jahres mindestens vier affektive Episoden erleben und die aufgrund der bisherigen Forschung z. B. im Hinblick auf das Ansprechen auf bestimmte Medikamente eine spezifische Subgruppe bipolarer Patienten darstellen (z. B. Bauer et al., 2008; Dunner, 1999; Goodwin & Jamison, 2007). Im DSM-5 ist »Rapid Cycling« als eine der Verlaufsspezifizierungen aufgenommen worden.

Weitere Verlaufsspezifizierungen. Zusätzlich zu den bereits erwähnten Verlaufsspezifizierungen »mit gemischten Merkmalen« oder »mit Rapid Cycling« erlaubt das DSM-5 auch die Verschlüsselung anderer Aspekte: a) mit ängstlicher Gestimmtheit (z. B. Anspannung, Sorgen), b) mit melancholischen Merkmalen, c) mit atypischen Merkmalen (z. B. Hypersomnie, interpersonelle Sensitivität), d) mit psychotischen Merkmalen, e) mit katatonen Merkmalen oder f) mit saisonalem Muster.

Zyklothyme Störungen. Die Zyklothymie bzw. zyklothyme Störung ist durch eine andauernde affektive Instabilität gekennzeichnet, bei der Phasen dysphorischer Beeinträchtigung mit Phasen leicht gehobener, euphorischer oder reizbarer Stimmung abwechseln. Die zyklothyme Störung ist chronisch, auch wenn die Stimmung gelegentlich normal und monatelang stabil sein kann. Es handelt sich um eine abgeschwächte bipolar affektive Störung, wobei weder die Kriterien einer manischen noch einer schweren depressiven Episode jemals erfüllt wurden. Viele bipolare Patienten berichten im Vorfeld der ersten Manie oder Depression über Symptome, die den Verdacht einer Vorgeschichte einer Zyklothymie nahelegen (Überblicksarbeit: Van Meter, Youngstrom, & Findling, 2012). Im Unterschied zum DSM-IV erlaubt das DSM-5 auch nicht mehr das Erfüllen der Kriterien für eine hypomane Episode im Verlauf der ersten zwei Jahre einer zyklothymen Störung.

Differentialdiagnostik

Der Grund, warum eine differentialdiagnostische Abklärung, ob es sich um eine unipolare Depression, eine Bipolar-I- oder Bipolar-II-Störung handelt, so wichtig ist, sind die therapeutischen Implikationen bzw. Bedeutung im Hinblick auf Verlauf, Prognose und das Ansprechen auf bestimmte Medikamente. Auch psychotherapeutisch macht es einen Unterschied, ob man das Risiko einer Manie oder sogar psychotischen Manie mitberücksichtigen muss. Obwohl kaum Dissens bezüglich der Kernsymptome der bipolaren Störungen besteht, bedeutet das ja noch nicht, dass sie immer frühzeitig erkannt und richtig diagnostiziert werden (Hautzinger & Meyer, 2011).

Selbstauskunft. Vor allem im Kontext von Manien wird immer wieder die Frage gestellt, ob Menschen während einer Manie gewillt oder in der Lage sind, angemessen Auskunft über ihre Situation, ihre Beschwerden und den Verlauf dieser Beeinträchtigungen zu geben. Die Manie scheint die Wahrnehmung und Interpretation – wie in der Depression – zum Teil so stark zu verzerren, dass Selbstauskünfte wenig valide erscheinen. In der Tat lässt sich oft beobachten, dass insbesondere Patienten während einer Manie ihre (für andere offensichtlichen) Symptome unterschätzen bzw. bagatellisieren. Typischerweise zeigt sich dies in deutlichen Diskrepanzen zwischen den Selbstbeurteilungen der Patienten und den Fremdbeurteilungen durch die Kliniker oder Angehörigen. Ein Beispiel: Bei manischen und hypomanen Episoden kann aus der Außenperspektive die gehobene, euphorische oder reizbare Stimmung dominieren, für manche Patienten aber steht nicht die Stimmung im Vordergrund, sondern das Energieniveau und der Tätigkeitsdrang. Die logische Folge ist, dass Fragen wie z. B. ob man »sich jemals so gut oder übermäßig fühlte, dass andere dachten, es sei etwas nicht in Ordnung« ggf. verneint werden. Hinzu kommt, dass diese Fragen oft bereits implizieren, dass etwas nicht in Ordnung sein könnte.

Wichtig ist in diesem Kontext anzumerken, dass Betroffene durchaus sehr oft in der Lage sind, verhaltensnahe Fragen in einem von gegenseitigem Vertrauen geprägten Kontext angemessen zu beantworten (z. B. Wie viele Stunden schlafen Sie zurzeit? [versus: Schlafen Sie aktuell weniger als sonst?]). Auf das generelle Problem der Abgrenzung normaler Stimmungsschwankungen von klinisch relevanten Symptomen wurde bereits hingewiesen, was die Situation sowohl für Betroffene als auch professionelle Helfer erschwert.

Abgrenzung zur Schizophrenie und schizoaffektiven Störung. Als eine sehr schwierige Abgrenzung erweist sich im Akutzustand beim Vorhandensein psychotischer Symptome die Differentialdiagnose bipolar und schizoaffektiv. Erst im Verlauf kann man einigermaßen valide und reliabel eruieren, ob die psychotischen Symptome ausschließlich im Rahmen der affektiven Episoden auftreten (= bipolar) oder auch ohne dominierende affektive Symptomatik persistieren (= schizoaffektiv). Insbesondere bei jüngeren Patienten wird bei Vorhandensein psychotischer Symptome oft nicht die Diagnose »bipolar« vergeben, sondern eine Schizophrenie (z. B. hebephren) oder schizoaffektive Störung diagnostiziert (z. B. Geller & Luby, 1997; Gonzalez-Pinto et al., 1998; Meyer & Meyer, 2009).

Ein anderer Faktor, der die Differentialdiagnostik erschwert, ist die psychopathologische Zuordnung bestimmter psychotischer Symptome. In der ICD-10 ist sowohl das Auftreten synthymer (stimmungskongruenter) als auch parathymer (stimmungsinkongruenter) Wahnvorstellungen und Halluzinationen im Rahmen manischer und depressiver Episoden erlaubt, aber das Vorhandensein von »Symptomen ersten Ranges« nach Kurt Schneider (1967) wird als Indiz gewertet, dass es sich um eine Störung aus dem schizophrenen Spektrum handelt. Das bedeutet, dass bei Vorliegen von z. B. kommentierenden Stimmen, Gedankeneingebung oder Beeinflussungswahn einige Kliniker zu einer Diagnose aus dem schizophrenen Spektrum tendieren. Laut Akiskal und Puzantian (1979) rechtfertigen solche Symptome an sich aber noch keine Diagnose einer Schizophrenie oder schizoaffektiven Störung. Das DSM-5 berücksichtigt aus diesem Grund für die Differentialdiagnose auch ausschließlich den zeitlichen Verlauf affektiver und psychotischer Symptome. Bäthge et al. (2005) zeigen z. B. auf, dass akutische Halluzinationen auch bei bipolaren Störungen am häufigsten sind.

Abgrenzung zur Borderline-Persönlichkeitsstörung (BPS). Eine gestörte Emotionsregulation liegt sowohl der Borderline-Persönlichkeitsstörung als auch der bipolaren Störung zugrunde. Abgesehen davon, dass Betroffene beide Störungen haben können, kann sich die Differentialdiagnostik insbesondere dann schwierig gestalten, wenn es sich um »Rapid Cycling« handelt, eine Bipolar-II- oder zyklothyme Störung vorliegt (z. B. Akiskal, 1996; John & Sharma, 2009; Ruggero et al., 2010). Als hilfreiche Indikatoren für die Differentialdiagnostik kann man folgende Kriterien heranziehen:

- Oft ist das Problem bereits dadurch aufgelöst, dass man systematisch zunächst relevante andere psychische Erkrankungen (z. B. mit dem Strukturierten Klinischen Interview für Achse-I-Störungen) abklärt, bevor man Persönlichkeitsstörungen diagnostiziert.
- Die Stimmung bei BPS schwankt von Tag zu Tag oder auch von Stunde zu Stunde, während die affektiven Episoden im Rahmen einer bipolaren Störung länger persistieren.
- Die Stimmungsumbrüche bei BPS sind reaktiver auf Umweltereignisse bzw. situationsgebundener, v. a. im Hinblick auf interpersonelle Trigger, und es dominieren parasuizidale Verhaltensweisen. Andererseits fehlen aber z. B. typische affektive Symptome wie erhöhtes oder geringeres Schlafbedürfnis oder Veränderungen im Energieniveau.
- BPS sollte zusätzlich zu einer bipolar affektiven Störung oder zyklothymen Störung nur dann diagnostiziert werden, wenn die Symptome seit dem jungen Erwachsenenalter vorhanden sind und nicht ausschließlich im Rahmen hypomaner, manischer oder depressiver Phasen auftreten.

Diese Punkte zeigen, dass entsprechende diagnostische Urteile nicht leichtfertig gefällt werden sollten und eines angemessenen Instrumentariums bedürfen. Am sichersten kann die Diagnose einer bipolaren Störung dann gestellt werden, wenn zur Diagnosestellung sowohl der aktuelle Zustand als auch längsschnittliche bzw. biografische Informationen herangezogen werden. Idealerweise sollten mit Zustimmung der Betroffenen Informationen von Dritten (wie z. B. Familienmitgliedern oder Partnern) eingeholt werden, da dies erheblich die Validität der Differentialdiagnostik positiv beeinflussen kann.

3 Epidemiologie, Verlauf, Komorbidität

Epidemiologie

Bipolar-I-Störung. Das Erkrankungsrisiko für die Bipolar-I-Störung mit voll ausgeprägten Manien und depressiven Episoden liegt bei etwa 0,4–1,9 % (z. B. Merikangas et al., 2007, 2011; ten Have et al., 2002), wobei im Gegensatz zur unipolaren Depression die Bipolar-I-Störung bei Frauen und Männern gleich häufig auftritt (z. B. Weissman et al., 1988), Zwar ist die bipolare Störung nicht so häufig wie die unipolare Depression, aber im Durchschnitt erkrankt etwa eine Person von 100, d. h. in Deutschland leiden somit etwa 800 000 bis 1 Mio. Menschen an der klassischen Form der manisch-depressiven Störung.

Bipolar-II-Störung. Die Bipolar-II-Störung, bei der sich voll ausgeprägte depressive Phasen mit Hypomanien abwechseln, erweist sich in epidemiologischen Studien mit 0,5 % als seltener. Studien, die vor allem junge Erwachsene untersuchten, fanden höhere Prävalenzzahlen mit bis zu 3 % (z. B. Merikangas & Lamers, 2012). Eine mögliche Erklärung ist, dass die für die Diagnose erforderlichen hypomanen Symptome von den Patienten nicht berichtet oder als diagnostisch irrelevant beurteilt bzw. übersehen werden (Akiskal, 1996; Bruchmüller & Meyer, 2009). Angst et al. (2011) fanden unter 5635 Erwachsenen, die sich wegen Depression in Behandlung begaben, 16 % mit einer nicht-diagnostizierten bipolaren Störung. Wenn im Längsschnitt eine systematische Beobachtung erfolgt, führt dies bei 27–45 % der Patienten mit der Eingangsdiagnose »unipolare Depression« zu einer Änderung in Bipolar II und zum Teil sogar in Bipolar I (Benazzi, 1997; Goldberg et al., 2001; Manning et al., 1997).

Zyklothyme Störung. Es gibt kaum Studien, die die Häufigkeit der Zyklothymie bzw. zyklothymen Störung untersuchten. Dies bedeutet nicht unbedingt, dass sie selten ist. Sie ist vielmehr eher dadurch unterschätzt, dass die gängigen Diagnoseinstrumente, im Gegensatz zur Dysthymie, die Kriterien für die zyklothyme Störung fast nie durch explizite Fragen abdecken. Die Prävalenzschätzungen variieren je nach Erfassungsinstrument zwischen 0,4–5.0 % (z. B. Howland & Thase, 1993; van Meter et al., 2012). Sobald jedoch ausgeprägte depressive oder manische Episoden im Verlauf auftreten, wird die Diagnose einer Bipolar-I- oder -II-Störung gestellt.

Verlauf

Ersterkrankung. Das Ersterkrankungsalter liegt im Durchschnitt bei Anfang 20, aber eine genauere Analyse zeigte, dass die meisten Betroffenen ihre erste affektive Episode zwischen dem 15. und 19. Lebensjahr haben (Goodwin & Jamison, 2007). Die Diagnose einer bipolaren Störung wird allerdings oft erst mit mit deutlicher zeitlicher Verzögerung im Alter von etwa 28–30 Jahren zum ersten Mal gestellt (Goodwin & Jamison, 2007; NDMDA, 2001).

Je jünger die Patienten beim Auftreten erster Symptome sind, desto häufiger findet man bereits im familiären Umfeld Hinweise auf affektive Störungen. Das Ersterkrankungsalter hat dabei eine große prognostische Bedeutung. Je früher affektive Episoden auftreten, desto häufiger muss man mit dem Auftreten von sog. gemischten Episoden, psychotischen Symptomen, Suizidalität und komorbiden Störungen rechnen (Carter et al., 2003; L. Johnson et al., 2000; Treuer & Tohen, 2010).

Bipolare Störungen über die Lebensspanne. Relativ wenig ist bekannt, wie sich bipolare Störungen im höheren Lebensalter manifestieren und wie oft es sich um hirnorganische Veränderungen bzw. sogenannte sekundäre Manien handelt. Der Fokus der liegt auf den Spezifika der medikamentösen Behandlung (z. B. Nierenfunktion und Lithium) aufgrund medizinischer Komorbiditäten. Die Schätzungen gehen dahingehend, dass bis zu 17 % der Patienten in Pflegeeinrichtungen eine bipolare Störung haben und dass bis zu 19 % der bipolaren Patienten eine Demenz aufweisen. Gleichzeitig gibt es Hinweise, dass Lithium neuroprotekiv wirkt und damit behandelte bipolare Patienten seltener Alzheimer entwickeln (Nunes et al., 2007). Psychiatrische Komorbiditäten sind allerdings seltener als bei jüngeren bipolaren Patienten (z. B. Lala & Sajatovic, 2012; Sajatovic & Chen, 2011, Vasudev & Thomas, 2012).

Wenn es um bipolare Störungen im Kindes- und Jugendalter geht, gehen die Meinungen auseinander. Während die Existenz bipolarer Störungen im Jugendalter kaum angezweifelt wird, existieren zum Teil deutliche Bedenken, ob die Diagnose bei Kindern unter 12 Jahren gestellt werden sollte. Obwohl eine leichte Zunahme beobachtet werden kann, werden in Deutschland und generell Europa nur selten Kinder als »bipolar« diagnostiziert (z. B. Holtmann et al., 2010; Meyer et al., 2004). Ein möglicher Grund für diese Zurückhaltung ist, dass die meisten beschriebenen Fälle bipolarer Störungen in dieser Altersgruppe keine klar abgrenzbaren Episoden zeigen. Die Kinder zeigen ein Symptommuster, das am besten als »gemischte Symptomatik« oder »ultra rapid cycling« (sehr schnelle Phasenwechsel) beschrieben werden kann und das mit sehr hohen Komorbiditätsraten mit ADHS und Störungen des Sozialverhaltens einhergeht. Es handelt sich defintiv um Kinder mit massiven Problemen, aber es ist unklar, ob das Label »bipolar« in diesem Kontext tatsächlich valide und hilfreich ist (Goodwin & Jamison, 2007; Meyer, 2008).

Die Prävalenzraten bei Jugendlichen scheinen eine Zunahme der Diagnose bipolarer Störungen nahezulegen. So erhielten beispielsweise in einer großen epidemiologischen Studie in den USA 2,9 % der 13- bis 18-Jährigen eine Bipolar-I- oder -II-Diagnose, wobei die Rate mit dem Alter fast linear von 1,9 auf 4,3 % anstieg (Merikangas et al., 2010). Es muss auch bedacht werden, dass viele bipolare Störungen mit einer depressiven Episode beginnen und somit korrekterweise zunächst nicht als bipolar diagnostiziert werden. In einer Längsschnittstudie an Jugendlichen und jungen Erwachsenen entwickelten bis zum Alter von 30 Jahren 9 % derjenigen, die vor ihrem 17. Lebensjahr bereits eine Depression hatten, eine Manie oder Hypomanie (Beesdo et al., 2009). Angst et al. (2005) fanden, dass eine höhere Anzahl depressiver Episoden das Risiko deutlich steigerte, später eine Manie oder Hypomanie zu entwicklen.

An dieser Stelle sei jedoch auch darauf hingewiesen, dass sich aufgrund mehrerer, z. T. prospektiver Studien abzeichnet, dass etliche Jugendliche und junge Erwachsene hypomane Episoden aufweisen, die als zeitbegrenzte Manifestationen einer etwaigen Vulnerabilität für bipolare Störungen aufgefasst werden können, die aber keine weiteren Episoden im Verlauf zeigen (z. B. Cicero et al., 2009; Tijssen et al., 2010).

Häufigkeit und Dauer der Störungsepisoden. Zumindest in der ICD-10 sind bpolar affektive Störungen per definitionem Störungen, die zu Rezidiven neigen. Die Schätzungen zur Häufigkeit von Episoden variieren sehr stark. Ältere Studien kamen bzgl. der Häufigkeit affektiver Episoden zu geringeren Schätzungen. Zum Beispiel wird bei Bipolar-I-Störungen angenommen, dass Betroffene über die Lebenssapnne hinweg im Mittel etwa 8–12 schwere depressive Episoden und ungefähr 4–8 manische Phasen durchmachen. Dies ist z. T. damit erklärbar, dass nur Phasen, die zu einem Krankenhausaufenthalt führten, in die Statistik eingingen (Goodwin & Jamison, 2007). Hinzu kommt, dass prospektiv angelegte Studien zu höheren Schätzungen kommen, da auch kürzere und weniger schwere affektive Episoden erfasst und von den Betroffenen eher erinnert werden.

Die durchschnittliche Dauer der akuten Phasen liegt bei 8–12 Wochen, wobei rein depressive Episoden meist länger sind als rein manische Phasen (Goodwin & Jamison, 2007).

Was Bipolar-II-Störungen betrifft, so haben die Betroffenen im Vergleich zu unipolar depressiven Patienten häufiger Episoden und erkranken früher, wobei auch das Selbstmordrisiko erhöht ist (Benazzi, 2001; MacQueen & Young, 2001). Die Diagnose erweist sich als relativ stabil, d. h. nur ein kleiner Teil von 0,5 % pro Jahr entwickelt manische Episoden, die die Diagnose Bipolar I erforderlich machen (Angst et al., 2005). Da erst in den letzten Jahren verstärkt die Aufmerksamkeit auf die Gruppe der Patienten mit einer Bipolar-II-Störung gerichtet wurde und sie zudem fälschlicherweise oft noch als unipolar depressiv kategorisiert werden, liegen erst wenige Erkenntnisse über den Verlauf vor (Parker, 2008). Es zeichnet sich aber ab, dass die aufgrund des Fehlens von Manien eigentlich leichtere Form der bipolar affektiven Störung jedoch die chronischere Variante darstellt, bei der symptomfreie, sog. euthyme Intervalle kürzer sind (z. B. Judd et al., 2003).

Rückfälle und Langzeitprognose. Nach einer manisch-depressiven Krankheitsepisode liegt das Risiko für eine erneute Phase innerhalb des ersten Jahres bei etwa 50 %, sofern keine prophylaktische medikamentöse Behandlung mehr erfolgt (APA, 2000; Prien & Potter, 1990). Obowhl inzwischen verschiedene medikametöse Strategien zur Behandlung bipolarer Störungen existieren (Pfennig et al., 2012: S3-Leitlinie) und manche Patienten gut auf eine Pharmakotherapie ansprechen, muss aber langfristig dennoch mit dem Wiederauftreten von affektiven Episoden gerechnet werden (z. B. Coryell et al., 1995; Gitlin et al., 1995; Meyer & Hautzinger, 2012). Die gute Nachricht ist allerdings, dass neuere Studien den Eindruck widerlegen, dass im Verlauf die Häufigkeit und die Schwere der manischen und depressiven Phasen zunehmen und die symptomfreien Intervalle kürzer werden (Goodwin & Jamison, 2007).

Die gängige Vorstellung, dass es sich um eine Erkrankung mit weitgehend vollständiger Remission zwischen den Episoden handelt, wird zunehmend in Frage gestellt. Insgesamt scheinen mehr als die Hälfte der bipolaren Patienten nach Krankheitsbeginn in einem gewissen Ausmaß psychosoziale Beeinträchtigungen zu behalten, und etwa 10–15 % der Betroffenen weisen einen äußerst ungünstigen Verlauf mit wenig Aussicht auf Verbesserung auf (z. B. Goldberg & Harrow, 1999; Keck et al., 1998). Allerdings zeigen die 14-Jahres-Katamnesen von Goldberg und Harrow (2011) umgekehrt auch, dass 50 % der bipolaren Patienten studierten oder berufstätig waren.

Es ist dabei immer wichtig, zwischen syndromaler, symptomatischer und funktionaler Remission im Hinblick auf die Beurteilung des Zustands eines Patienten zu differenzieren, denn Patienten, die aktuell nicht die Kriterien für eine affektive Episode erfüllen, können dennoch Symptome aufweisen und beeinträchtigt sein. Judd et al. (2003) zeigten, dass im Verlauf von fast 14 Jahren die Patienten in etwa 50 % der Wochen mindestens leichte Symptome berichten, wobei es sich vor allem um depressive Symptome handelt. Das Problem ist, dass eine unvollständige Remission nach einer Episode die Wahrscheinlichekti für eine baldige nächste Episode deutlich erhöht (Judd et al., 2008).

Krankheitsbelastung

Ein heute verbreitetes Maß dafür, welche Belastung eine Krankheit für den Einzelnen darstellt, ist das »DALY« (disability adjusted life years lost). Damit wird ausgedrückt, welche Anzahl an Lebensjahren durch eine Krankheit oder vorzeitigen Tod verloren gehen. Nimmt man dafür die neuesten Zahlen für Europa (Wittchen et al., 2011), dann ergibt sich, dass durch manische, hypomanische und depressive Episoden einer bipolaren Störung 16,7 (DALY-Rate für Frauen) bzw. 18,2 (DALY-Rate für Männer) gesunde Lebensjahre verloren gehen. Abbildung 3.1 stellt diese Krankheitsbelastung durch eine Bipolare Störung anderen psychischen Störungen gegenüber. Neben den unipolaren Depressionen, Demenzen, Schlaganfälle und den substanzbezogenen Störungen rauben die bipolaren Störungen mit die meisten Lebensjahre.

Komorbidität

Wie bei fast allen psychischen Störungen sind im Vergleich zur Allgemeinbevölkerung die Komorbiditätsraten generell erhöht. Aus therapeutischer Sicht ist es wichtig, diese in eine allgemeine Behandlungskonzeption zu integrieren und angemessen zu berücksichtigen, da sie den Verlauf und Behandlungserfolg entscheidend beeinflussen.

Substanzmissbrauch und -abhängigkeit. Die Rate an komorbiden substanzbezogenen Störungen ist sehr hoch und teilweise liegen die Schätzungen bei bis zu 90 % (Goodwin & Jamison, 2007). Laut Regier et al. (1990) liegt der Anteil an Substanzmissbrauch und -abhängigkeit bei mehr als 60 % der Bipolar-I- und etwa 50 % der Bipolar-II-Patienten. Alkoholprobleme und andere stoffgebundene Abhängigkeitserkrankungen sind bei Personen mit einer bipolaren Störung häufiger als bei Patienten mit unipolaren Depressionen (Winokur et al., 1998), und manche Autoren gehen davon aus, dass die gesamte Komorbidität zwischen Alkoholproblemen und affektiven Störungen auf eine

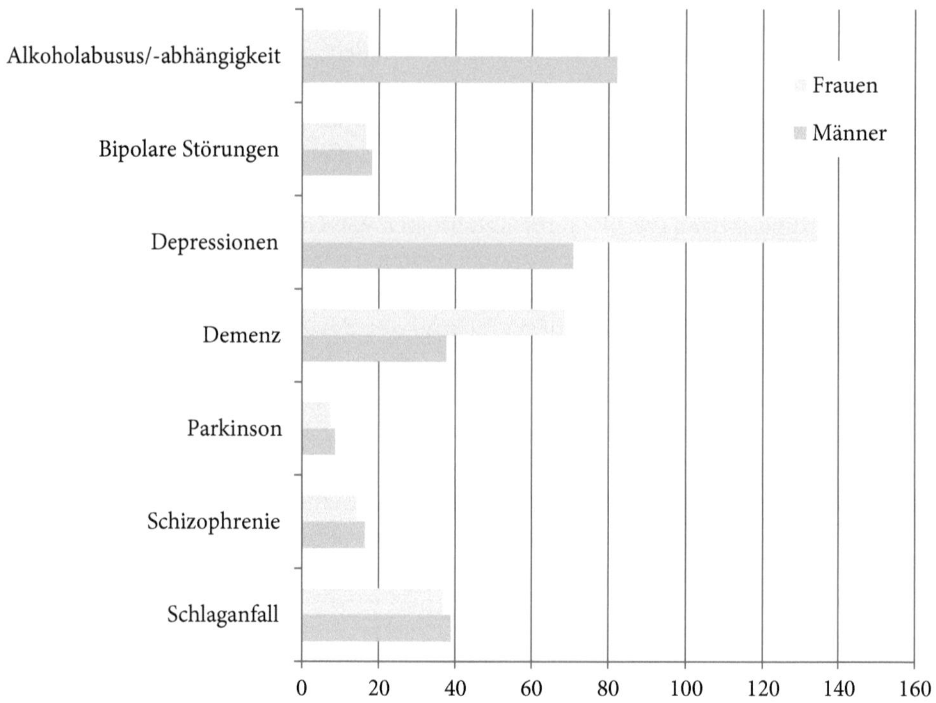

Abbildung 3.1 DALY-Rate für psychische und neurologische Störungen bezogen auf 10 000 Personen in Europa (nach Wittchen et al., 2012)

(z. T. unerkannte) Bipolarität der Patienten zurückzuführen ist (Angst et al., 2006: Merikangas et al., 2008). Fast alle Studien zeigen allerdings, dass Probleme im Bereich Substanzkonsum den Verlauf der Erkrankung verschlechtern (bspw. mehr stationäre Aufenthalte, früherer Beginn der Symptome; vgl. z. B. Goodwin & Jamison, 2007). Aktuell spricht die Evidenzlage dafür, dass die Substanzprobleme bei den meisten Betroffenen dem Beginn der bipolaren Störung zeitlich folgen (z. B. Behrendt et al., 2011).

Eine entscheidende Frage ist, ob die Substanzen im Sinne einer Selbstmedikation benutzt werden. Da die Patienten oft auch in maniformen Phasen Stimulanzien (z. B. Kokain) konsumieren, spricht das gegen die Idee eines Versuchs, sich zu sedieren (Tohen & Zarate, 1999; Weiss & Martin, 1987). Allerdings zeigen neuere Befunde auch, dass es wichtig ist, nicht vorschnell eine komorbide Substanzstörung zu diagnostizieren, sondern sich genau den Verlauf anzusehen. Oft kann der Substanzkonsum als ein Symptom der aktuellen depressiven oder manischen Phase verstanden werden (z. B. Meyer et al., 2012).

Angststörungen. Angst oder Angstsymptome sind häufig Begleitsymptome affektiver Episoden, vor allem bei einer gemischten Symptomatik und und im Zusammenhang mit psychotischen Symptomen. Deswegen wurde dies auch im DSM-5 (APA, 2013) als mögliche Verlaufsspezifizierung aufgenommen. Aber auch Angststörungen i. e. S. erweisen sich mit 42 % als häufige komorbide Diagnosen bei Patienten mit bipolaren Störungen (McElroy et al., 2001). Freeman et al. (2002) und Goodwin und Jamison (2007) haben verschiedene Studien zusammengestellt, woraus sich folgendes Bild ergibt: Die Komorbidität mit Panikstörung mit/ohne Agoraphobie liegt zwischen 10,8–20,8 %, und die entsprechenden Zahlen für die Zwangsstörung liegen mit Ausnahme einer Studie zwischen 9–35 %. Auch für andere Angststörungen finden sich erhöhte Raten (z. B. soziale Phobie: 37,8 %, Posttraumatische Belastungsstörung 24,2 %; Merikangas et al., 2007). Wenn zusätzliche Angstsymptome vorliegen, geht dies mit mehr depressiven Verstimmungen, einer erhöhten Suizidalität und auch einer verzögerten Remission akuter Episoden einher (Frank et al., 2002; Otto et al., 2006).

Persönlichkeitsstörungen. Die Abgrenzung affektiver Störungen und Persönlichkeitsstörungen erweist sich oft als schwierig und das spiegelt sich zum Teil auch in den Studien wider. Es ist essenziell zu berücksichtigen, wie und wann die Beurteilung hinsichtlich der Persönlichkeitsstörung erfolgte. Die Spanne liegt zwischen 22 und 62 % (Goodwin & Jamison, 2007). Werden die Patienten nicht per Fragebogen und nicht in akuten Phasen, sondern mit strukturierten Interviews im euthymen Intervall untersucht, liegt die Prävalenz von Persönlichkeitsstörungen bei etwa 36,6 % (Meyer, Baur & Krämer, 2006). Am häufigsten sind dabei Störungen aus dem Cluster B (dramatisch-emotional) und C (ängstlich-selbstunsicher), während schizotypische, paranoide und schizoide Persönlichkeitsstörungen eher selten vorliegen. Meyer et al. (2006) fanden in einer deutschen Stichprobe 14,7 % Persönlichkeitsstörungsdiagnosen. Wir fanden zudem, dass das Vorliegen einer Achse-II-Störung bei bipolaren Patienten mit erhöhter Suizidalität und schlechterem Selbstmanagement während der Behandlung einherging.

4 Diagnostische Instrumente

Zum Screening, zur syndromalen Diagnostik, zur Beurteilung des Schweregrads der Störung und zur Dokumentation des Verlaufs stehen verschiedene reliable und objektive Instrumente zur Verfügung. Bei bipolar affektiven Störungen ist dabei – v. a. im Hinblick auf Schweregradeinschätzungen und Verlaufsdokumentationen – zu beachten, beide Pole zu erfassen, denn eine Verbesserung der depressiven Symptome kann ohne gleichzeitige Berücksichtigung der maniformen nicht als Indiz für eine »echte« Verbesserung bewertet werden (vgl. Hautzinger & Meyer, 2011; Meyer, 2008).

Screeninginstrumente

Wie bereits erwähnt, werden bipolare Störungen oft übersehen, v. a. wenn Betroffene sich wegen akuter depressiver Verstimmungen an Therapeuten wenden. Für eine Verdachtsdiagnostik (Screening) im Hinblick auf eine mögliche Vorgeschichte manifomer Symptome stehen aktuell im deutschen Sprachraum zwei Screeninginstrumente zur Verfügung, der MDQ (Mood Disorder Questionnaire – Hirschfeld et al., 2000; Hautzinger & Meyer, 2002) und die HCL-32 (Hypomanie Checkliste-32 – Angst et al., 2005). Bei beiden Instrumenten geht es ausschließlich um die Frage, ob es Anhaltspunkte gibt, dass jemals eine hypomane oder manische Episode aufgetreten ist. Es geht nicht um das Vorliegen oder den Schweregrad aktueller manischer oder hypomaner Symptome (Meyer et al., 2011).

MDQ. Der MDQ umfasst 13 Fragen zu maniformen Symptomen plus zwei Fragen zur Einschätzung, ob die gefundenen Symptome klinisch relevant sind. Bei ambulanten Patienten erwies sich ein Wert von 7 als optimal im Hinblick auf die Sensitivität und Spezifität: 70 % der bipolaren Patienten wurden mit dem Instrument als solche erkannt (= Sensitivität) und 90 % der Personen ohne bipolare Störung wurden richtigerweise als »nicht-bipolar« identifiziert (= Spezifität).

HCL. Die HCL umfasst 32 Items plus Fragen zur Stimmung und möglichen Konsequenzen der Hochphasen (siehe Anhang für eine Kurzform, die die für ein Screening wesentlichen Items enhält). Das Anliegen der HCL-32 ist, sensitiver für hypomane Symptome zu sein und somit nicht nur potenziell Patienten mit einer Bipolar-I-Störung zu identifizieren, sondern auch Betroffene mit einer Bipolar-II-Störung oder Zyklothymie. Die Items sind bewusst verhaltensnah und konkret formuliert. Zu den Fragen, die auf maniformes Verhalten hindeuten, werden auch die erlebten Konsequenzen (positiv, negativ) erfasst. Die Sensitivität und Spezifitizität der Skala sind zufriedenstellend. Die Anzahl der »Ja«-Antworten wird addiert und ein Summenwert von mindestens 14 wird als Indiz gewertet, dass eine bipolare Störung vorliegen könnte. (Angst et al., 2005; Meyer et al., 2011). Letzteres trifft aus klinischer Erfahrung insbesondere dann zu, wenn Betroffene angeben, dass es zu negativen oder positiven und negativen Konsequenzen bzw. Reaktionen anderer kam.

Diese Screeninginstrumente sind hilfreich, um Hinweise bzgl. der Wahrscheinlichkeit zu bekommen, dass eine bipolare Störung vorliegen könnte. Sie erlauben jedoch keine Diagnosestellung und ersetzen keine ausführliche Diagnostik.

Interviewverfahren

Da Interviews zeitaufwendiger sind, ist es sinnvoll, eines der beiden Screeninginstrumente von Betroffenen im Vorfeld ausfüllen zu lassen und dann entsprechende Interviewleitfäden zur genaueren Abklärung einzusetzen. Bekannte Instrumente sind:

- Strukturiertes Klinisches Interview für DSM-IV (SKID, Wittchen et al., 1997),
- Diagnostisches Interview bei Psychischen Störungen (DIPS, Schneider & Margraf, 2011),
- Composite International Diagnostik Interview (CIDI) bzw. Diagnostisches Interview (DIA-X, Wittchen & Pfister, 1997)
- Diagnose-Checklisten (IDCL, Hiller et al., 1997).

Strukturiertes Klinisches Interview für DSM (SKID). Das SKID (Wittchen et al., 1997) ermöglicht mithilfe spezieller Fragen, die Kriterien für affektive und psychotische Störungen, Missbrauch und Abhängigkeit (sowohl von Alkohol als auch von Drogen und Medikamenten), für Angststörungen, somatoforme Störungen und Essstörungen zu erfassen. Mögliche komorbide Störungen werden somit immer ebenfalls erfasst. Selbst wenn solche Probleme aktuell nicht im Vordergrund stehen, kann für die meisten Diagnosen auch dokumentiert werden, ob sie in der Vorgeschichte auftraten. Der Fokus des SKID liegt dabei eindeutig auf der Differentialdiagnostik affektiver und psychotischer Störungen. Der große Vorteil ist, dass alle Kriterien für diese Bereiche im Interviewheft abgedruckt sind, wodurch es erleichtert wird, noch in der Interviewsituation eine genaue differentialdiagnostische Abklärung vorzunehmen.

Für eine adäquate Diagnostik ist das SKID sehr gut geeignet, da einerseits im Gegensatz zu manchen anderen Instrumenten dem Kliniker ein gewisser Befragungs- und Gestaltungsspielraum bleibt und andererseits die wichtige Differenzierung in Bipolar I und Bipolar II explizit vorgenommen wird.

Diagnose-Checklisten (IDCL). Zwar bieten die IDCL (Hiller et al., 1997) mit den 32 farblich unterschiedlich gestalteten Blättern für die ICD-10- und DSM-IV-Diagnosen eine vereinfachte und methodisch weniger anspruchsvolle Möglichkeit, diagnostische Entscheidungen zu treffen – die Zuverlässigkeit der Diagnose hängt jedoch sehr stark von der klinischen Erfahrung und dem Training des jeweiligen Klinikers ab. Durch die Fokussierung auf den aktuellen psychopathologischen Befund ist die Gefahr gegeben, bestimmte Bereiche zu übersehen und nicht spezifisch abzufragen – wenn man nämlich für eine umfassende differentialdiagnostische Abklärung alle Checklisten einsetzen wollte, dürfte der Zeitvorteil bei sorgfältigem Vorgehen schnell dahin sein. Es ist zu erwarten, dass in naher Zukunft diese Instrumente und Interviews an die Veränderungen in den Diagnosen und diagnostischen Kriterien im DSM-5 (APA, 2013) angepasst werden.

Selbstbeurteilungsskalen

Es liegt eine Reihe klinisch erfolgreicher, gut validierter, psychometrisch gelungener Selbstbeobachtungsverfahren und Fragebogen zur Bestimmung des Schweregrads der Depressivität, der Manie bzw. Hypomanie, der Messung von Veränderungen während der Behandlung und von Schwankungen der Befindlichkeit vor (Hautzinger & Meyer, 2002, 2011). Nach erfolgter klassifikatorischer Diagnostik können mit diesen die Symptomausprägung und – im Sinne einer multimethodalen Diagnostik auf verschiedenen Ebenen – die möglichen Beeinträchtigungen differenziert werden.

Depressive Symptome. Das *Beck-Depressions-Inventar* (BDI-II, Beck et al., 1996; Hautzinger et al., 2007) stellt international das gebräuchlichste Selbstbeurteilungsinstrument dar. Die 21 Items, die anhand einer vierstufigen Skala von 0–3 hinsichtlich des Auftretens während der letzten Woche und der Intensität beurteilt werden sollen, bilden eine Skala und umfassen Aspekte wie z. B. traurige Stimmung, Pessimismus, Schuldgefühle, Appetit-/Gewichtsverlust, Selbstanklagen und Selbstmordimpulse. Ein BDI-Wert von 20 und mehr Punkten lässt sich bei über 65 % depressiver Patienten finden, wobei ein Wert von über 12 bereits als auffällig gilt. Die Bearbeitungszeit für Patienten beträgt 10–15 Minuten (Hautzinger et al., 2007; Hautzinger & Meyer, 2001). Das BDI-II erlaubt auch die Erfassung typisch depressiver Symptome im Rahmen bipolar affektiver Störungen, wie etwa Hypersomnie, psychomotorische Unruhe bzw.

Bitte kreuzen Sie bei den folgenden Aussagen die Antwort an, die Ihrem Befinden während der letzten Woche am besten entspricht/entsprochen hat.

Antworten:		
	0 selten, überhaupt nicht	(weniger als 1 Tag)
	1 manchmal	(1–2 Tage lang)
	2 öfters	(3–4 Tage lang)
	3 meistens, die ganze Zeit	(5–7 Tage lang)

Während der letzten Wochen …	selten 0	manchmal 1	öfters 2	meistens 3
1 … haben mich Dinge beunruhigt, die mir sonst nichts ausmachen.	☐	☐	☐	☐
2 … hatte ich kaum Appetit.	☐	☐	☐	☐
3 … konnte ich meine trübsinnige Laune nicht loswerden obwohl mich meine Freunde/Familie versuchten, aufzumuntern	☐	☐	☐	☐
4 … kam ich mir genauso gut vor wie andere.	☐	☐	☐	☐
5 … hatte ich Mühe, mich zu konzentrieren.	☐	☐	☐	☐
6 … war ich deprimiert/niedergeschlagen.	☐	☐	☐	☐

Abbildung 4.1 Beispielitems aus der Allgemeinen Depressionsskala (ADS; Hautzinger et al., 2012)

Verlangsamung oder Appetitzunahme, was gegenüber der früheren Version dieses Selbstbeurteilungsmaßes einen deutlichen Vorteil erbringt.

Die *Allgemeine Depressionsskala* (ADS) (Abb. 4.1) mit ihren 20 Items erlaubt das Ausmaß depressiver Verstimmungen zu erfassen, ohne dass es sich dabei notwendigerweise um eine klinisch relevante Depression handeln muss. Bei Verlaufsuntersuchungen sollte ab einem gewissen Wert die Möglichkeit des Vorliegens einer akuten depressiven Episode in Erwägung gezogen werden. Als Normwert gilt, dass Werte über 22 Punkte als auffällig gelten und die Diagnose einer Depression wahrscheinlich machen (vgl. Hautzinger et al., 2012; Meyer & Hautzinger, 2001). Wir setzen die ADS im Rahmen der Behandlung zur wöchentlichen Beurteilung der Stimmung ein, da sie dem Kliniker einen schnellen Überblick über die aktuelle Verfassung der Patienten erlaubt (z. B. Hautzinger, 2001), schnell auszufüllen ist und zudem zur Erfassung maniformer Symptome erweitert wurde (s. u.).

Hypomane und manische Symptome. Auch wenn z. T. immer noch bezweifelt wird, dass Patienten mit einer akuten manischen Episode valide Selbstauskünfte geben können, so sind die Patienten doch die Experten für ihre eigenen Zustände, während externe Beobachter nur Segmente davon zur Kenntnis nehmen können und Schlussfolgerungen aus ihren Beobachtungen ziehen müssen. Als Ergänzung zu Fremdbeurteilungsskalen halten wir entsprechende Selbstbeurteilungen für sinnvoll, wobei im

Bitte kreuzen Sie bei den folgenden Aussagen die Antwort an, die Ihrem Befinden während der letzten Woche am besten entspricht/entsprochen hat.

Antworten:		
	0 selten, überhaupt nicht	(weniger als 1 Tag)
	1 manchmal	(1–2 Tage lang)
	2 öfters	(3–4 Tage lang)
	3 meistens, die ganze Zeit	(5–7 Tage lang)

	Während der letzten Wochen …	selten 0	manchmal 1	öfters 2	meistens 3
I.	… war ich ungewöhnlich glücklich, erregt oder überdreht.	☐	☐	☐	☐
II.	… rasten meine Gedanken.	☐	☐	☐	☐
III.	… war ich sehr reizbar.	☐	☐	☐	☐
IV.	… war ich extrem aktiv und mit vielen Dingen beschäftigt.	☐	☐	☐	☐
V.	… brauchte ich kaum Schlaf oder hatte kein Schlafbedürfnis.	☐	☐	☐	☐
VI.	… redete ich deutlich mehr oder schneller.	☐	☐	☐	☐

Abbildung 4.2 Beispielitems zur Manieerfassung aus der erweiterten Allgemeinen Depressionsskala (ADMS; Meyer & Hautzinger, 2001)

deutschen Sprachraum bislang nur die Manie-Selbstbeurteilungsskala (MSS; Krüger et al., 1997), die Internal State Scale (ISS; Bauer et al., 1991; Meyer, 2011) und die modifizierte Allgemeine Depressionsskala (ADMS; Meyer & Hautzinger, 2001) zur Verfügung stehen (vgl. Hautzinger & Meyer, 2001; 2002).

Die *Allgemeine Depressions- und Manie-Skala* (ADMS) wurde auf der Basis der ursprünglichen ADS (Hautzinger & Bailer, 1993) von uns erweitert, um eine Skala zu haben, die vom Antwortformat und zeitlichen Bezugsrahmen vergleichbare Ergebnisse hinsichtlich hypomaner bzw. manischer Symptome liefert, wie bei der Erfassung depressiver Beeinträchtigungen (Abb. 4.2; s. Meyer & Hautzinger, 2001; 2003c).

Wir setzen die ADMS regulär bei unseren Patienten ein, um wöchentliche Einschätzungen der depressiven und manischen Symptomatik zu erhalten. Unserer Erfahrung nach werden im hypomanen Zustand bzw. bei beginnenden Manien meist zuerst den aus der ursprünglichen Depressionsskala stammenden vier positiv formulierten Items (z. B. »… dachte ich voller Hoffnung an die Zukunft«) voll und ganz zugestimmt, bevor die typisch manischen Symptome bejaht werden.

Bei der *Internal State Scale* (ISS, Bauer et al., 1991) geht es nicht um die Beurteilung der Häufigkeit verschiedener Symptome im Hinblick auf einen bestimmten Zeitraum, sondern um aktuelle Gefühle und Eindrücke am heutigen Tage. Dies bedeutet umgekehrt, dass typische manische Symptome (wie z. B. verringertes Schlafbedürfnis) nicht einbezogen werden. Andererseits wird die aktuelle Depressivität berücksichtigt. Die ISS ist auf dem Prinzip der visuellen Analogskalen aufgebaut, wobei man sie auch als Likertskala vorgeben kann (Glick et al., 2003). Die Patienten sollen mit einem Kreuz auf einer 10 cm langen Linie, die zu einer Aussage gehört, kennzeichnen, wie es ihnen in den letzten 24 Stunden erging, z. B. »Ich fühlte mich innerlich großartig« (Abb. 4.3). Für die Auswertung werden vier unterschiedliche Werte vorschlagen: ein »Depressions-Index«, ein »Wohlbefinden-Index«, die Dimensionen »Aktivierung« und »wahrgenommene Konflikte«, wobei auch entsprechende Grenzwerte für mögliche Manien, Depressionen und gemischte Episoden angegeben werden (vgl. Bauer et al., 2000; Cooke et al., 1996; Hautzinger & Meyer, 2001). Die ISS erweist sich aus klinischer Sicht als sehr nützlicher Bestandteil eines therapeutisch eingesetzten Stimmungstagebuchs.

Fremdbeurteilungsskalen

Diese Verfahren bieten den Klinikern die Möglichkeit, anhand der Angaben der Patienten *und* eigener Beobachtungen die Schwere der aktuellen affektiven Symptomatik zu beurteilen. Die Objektivität und Reliabilität der Fremdbeurteilungen affektiver Symptome lässt sich dadurch verbessern, dass die erforderlichen Informationen anhand eines strukturierten Befragungsleitfadens erhoben werden.

Bech Rafaelsen Melancholie Skala (BRMS). Die auf der Basis der Hamilton Depressionsskala (HAMD; Hamilton, 1960) entwickelte BRMS (Bech & Rafaelsen, 1986) umfasst elf Items und ist eine Skala, die sich für die Beurteilung depressiver Symptome gut eignet. Hinzu kommt, dass seit einigen Jahren auch ein strukturierter Interviewleitfaden zur Verfügung steht (Stieglitz et al., 1998). Die elf Items werden einheitlich anhand einer vierstufigen Skala beurteilt. Zur Interpretation liegen entsprechende Vergleichs-

Machen Sie bei jeder der folgenden Aussagen auf der Linie an einem Punkt ein »X«, das am besten beschreibt, wie Sie sich im Laufe der *letzten 24 Stunden* gefühlt haben. Vielleicht gab es Schwankungen über den Tag hinweg, aber versuchen Sie, ein globales Urteil für jede Aussage abzugeben.

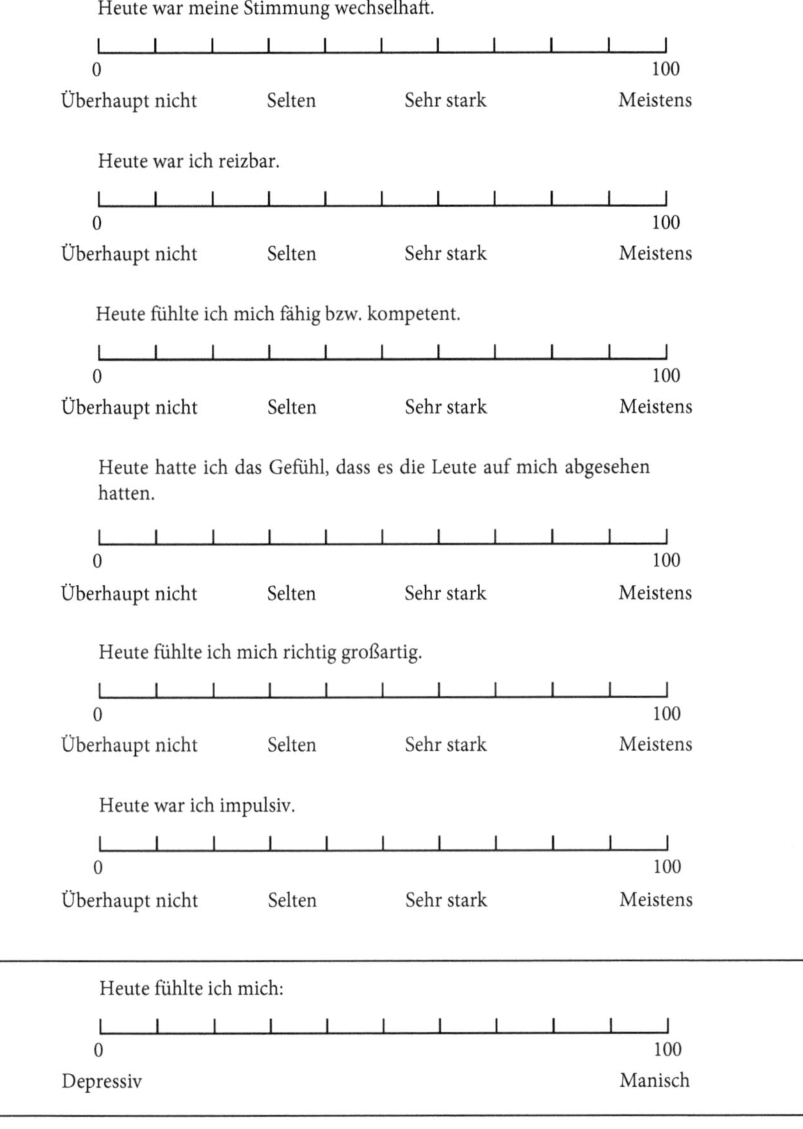

Heute war meine Stimmung wechselhaft.

0 — 100

Überhaupt nicht | Selten | Sehr stark | Meistens

Heute war ich reizbar.

0 — 100

Überhaupt nicht | Selten | Sehr stark | Meistens

Heute fühlte ich mich fähig bzw. kompetent.

0 — 100

Überhaupt nicht | Selten | Sehr stark | Meistens

Heute hatte ich das Gefühl, dass es die Leute auf mich abgesehen hatten.

0 — 100

Überhaupt nicht | Selten | Sehr stark | Meistens

Heute fühlte ich mich richtig großartig.

0 — 100

Überhaupt nicht | Selten | Sehr stark | Meistens

Heute war ich impulsiv.

0 — 100

Überhaupt nicht | Selten | Sehr stark | Meistens

Heute fühlte ich mich:

0 — 100

Depressiv | Manisch

Weitere Items vor dem Abschlussitem zur gesamten Tagesbewertung:
Heute war ich niedergeschlagen. Heute gingen mir die Gedanken schnell durch den Kopf. Heute scheint es, als ob nichts jemals für mich anders wird. Heute war ich übermäßig aktiv. Heute hatte ich ich das Gefühl, als hätte sich die Welt gegen mich verschworen. Heute fühlte ich mich innerlich angetrieben. Heute war ich innerlich unruhig. Heute war ich streitsüchtig. Heute fühlte ich mich voller Energie.

Abbildung 4.3 Die revidierte deutsche Version der Internal State Scale (Bauer et al., 1991)

und Cut-off-Werte vor, die eine Klassifizierung von Patienten hinsichtlich der Schwere der aktuellen Depression erlauben. In Kombination mit der BRMAS (s. u.) eignet sie sich zur gleichzeitigen vergleichenden Beurteilung der Symptomatik im Rahmen bipolar affektiver Störungen.

Bech Rafaelsen Manie Skala (BRMAS). Für die Fremdbeurteilung manischer Symptome steht die BRMAS (Bech et al., 1986) zur Verfügung. Elf Items werden anhand einer fünfstufigen Skala beurteilt, die mit spezifischen Ankern versehen ist. Das Item »Stimmung« wird z. B. anhand folgender Stufen beurteilt: 0 = ausgeglichene Stimmung, 1 = Stimmung leicht gehoben, optimistisch, aber der Situation immer noch angepasst, 2 = Stimmung deutlich gehoben, macht Witze, lacht, 3 = eindeutige Hochstimmung, überschwänglich in Benehmen und Sprache, 4 = extreme Hochstimmung, ohne jeden Bezug zur Situation. Normwerte im engeren Sinne scheinen bislang nicht veröffentlicht worden zu sein, aber aufgrund der Literatur kann ein Wert von < 7 als weitgehende Remission bzw. Fehlen bedeutsamer manischer Symptomatik gewertet werden. Umgekehrt ist ein Wert von mindestens 15 ein Indiz für eine ausgeprägte manische Symptomatik, wobei z. T. auch niedrigere Summenwerte als Anzeichen für eine Manie gewertet werden (z. B. Jensen et al., 1995). Der zeitliche Bezugsraum ist ursprünglich auf den Tag der Exploration sowie die davorliegenden zwei Tage und Nächte bezogen, wird aber oft in Analogie zu anderen Instrumenten auf die vorige Woche erweitert.

Der Vorteil der BRMAS ist sicherlich die Tatsache, dass es mit der BRMS ein Äquivalent bezüglich depressiver Symptomatik gibt. Aufgrund unserer klinischen Erfahrung sind wir uns aber nicht sicher, ob beginnende Manien bzw. Hypomanien sich in den Werten gut abbilden lassen.

Young Mania Rating Scale (YMRS). Die YMRS (Young et al., 1978) wurde in Analogie zur HAMD konstruiert. Wie die BRMAS hat auch diese Skala elf Items, wobei die Punktzahl zwischen 0 und 60 variieren kann. Ein Wert von < 5 auf der YMRS kann als remittiert bewertet werden. Als starke Beeinträchtigung kann man einen Wert von > 17 betrachten. Eine deutsche Fassung ist inzwischen verfügbar (Bernhard & Meyer, 2012). Hautzinger und Meyer (2001) fanden einerseits eine hohe Überlappung zwischen YMRS und BRMAS, aber auch Unterschiede, z. B. berücksichtigt nur die YMRS explizit Wahnvorstellungen und Halluzinationen, und manche Items gehen durch ihre Kodierung stärker in die Gewichtung ein (z. B. Reizbarkeit). Als Grundlage für die Beurteilung sollte ein 15- bis 30-minütiges Interview (Sachs, 1993; Meyer & Hautzinger, 1999) dienen. Man kann die YMRS aufgrund einer freien Exploration einschätzen, doch empfiehlt sich auch hier der Einsatz eines Interviewleitfadens. Im Vergleich mit der BRMAS scheint die YMRS hinsichtlich des Schweregrads einen größeren Bereich – von hypoman bis psychotisch – abzubilden.

5 Erklärungsmodelle für die Entstehung bipolarer Störungen

Vererbte und gelernte Vulnerabilitäten. Es gibt verschiedene Erklärungsmodelle, wenn es um die Ätiologie bipolar affektiver Störungen geht. Es handelt sich dabei auf der Seite der Vulnerabilitäten sowohl um erblich bedingte als auch um bspw. durch Lernprozesse erworbene Anfälligkeiten, die das Risiko erhöhen, affektive Symptome zu entwickeln.

Aktuell kann von einer multifaktoriellen Genese der bipolaren Störungen ausgegangen werden (s. Abb. 5.1), wobei sowohl genetische und neurobiologische als auch psychosoziale Faktoren als relevant angesehen werden. Die meisten Erklärungsmodelle können als Vulnerabilitäts-Stress-Modelle betrachtet werden und gehen somit von einer Wechselwirkung mehrerer Faktoren aus, und genetische Faktoren bilden wahrscheinlich die Grundlage für Suszeptibilität und Schweregrad des klinischen Verlaufs (z. B. Alloy et al., 2006; Depue & Iacono, 1989; Ehlers et al. 1988; Goodwin & Jamison, 2007; Harvey, 2008).

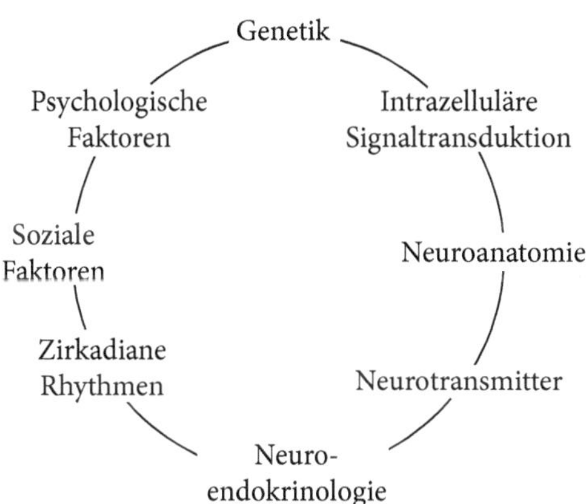

Abbildung 5.1 Einflussfaktoren auf die Entstehung einer bipolaren Störung

Als gemeinsamer Nenner zeichnet sich ab, dass fast alle diese theoretischen Ansätzen annehmen, dass das Kernproblem bipolarer Störungen eine Instabilität oder Dysregulation biologischer Prozesse ist (z. B. Verhaltensaktivierungssystem, zirkadiane Rhythmen/Wach-Schlaf-Zyklus). Aufbauend auf Depue und Iacono (1989) betonen Alloy et al. (2006, 2009) als Ursache z. B. eine fundamentale Störung des Verhaltensaktivierungssystems bzw. einer Dysregulation der Aktivierung. Durch interne und externe Auslöser wird ein neurobehaviorales System aktiviert, das für die Steuerung und Aufrechterhaltung motivationaler und damit zusammenhängender Prozesse zuständig ist. Als externe Auslöser können z. B. berufliche Veränderungen, Konflikte, vermehrte Arbeitsbelastung oder ein Transatlantikflug über Zeitzonen hinweg fungieren. Beispiele für interne Trigger sind hohe Leistungsstandards, Attributionen oder Schlafprobleme.

Die Veränderung des Systems kann dabei je nach Situation sowohl in Richtung einer Erhöhung als auch in Richtung einer Reduktion des Aktivitätsniveaus erfolgen. Normalerweise stellt sich nach einer solchen Auslenkung des Systems wieder ein homöostatischer Zustand ein. Bei Personen, die für bipolar affektive Störungen vulnerabel sind, soll diese Regulation auf das Ausgangsniveau des Systems aber ausbleiben, sodass sich die Spirale entweder in Richtung Manie oder Depression drehen kann. Die Empirie in den letzten Jahren hat gezeigt, dass sich dieses Modell als sehr fruchtbar and valide für das Verständnis bipolarer Störungen erweist (Alloy et al., 2006; Johnson, 2005a; Murray & Harvey, 2010) und auch zu Befunden passt, die als zentrale Dimension der bipolaren Störung nicht die Stimmung sieht, sondern die der Aktivierung bzw. des Antriebs (z. B. Bauer et al., 1991; S. Johnson et al., 2000, 2008).

Behandlungsmodell. In Abbildung 5.2 ist unser Modell zu Ätiologie und Verlauf bipolar affektiver Störungen skizziert (s. a. Meyer & Hautzinger, 2000, 2002). Es stellt den Versuch dar, die bisherige Befundlage und die verschiedenen theoretischen Ansätze zu integrieren und bildet für uns den Ausgangspunkt und Rahmen für die kognitiv-verhaltenstherapeutische Behandlung.

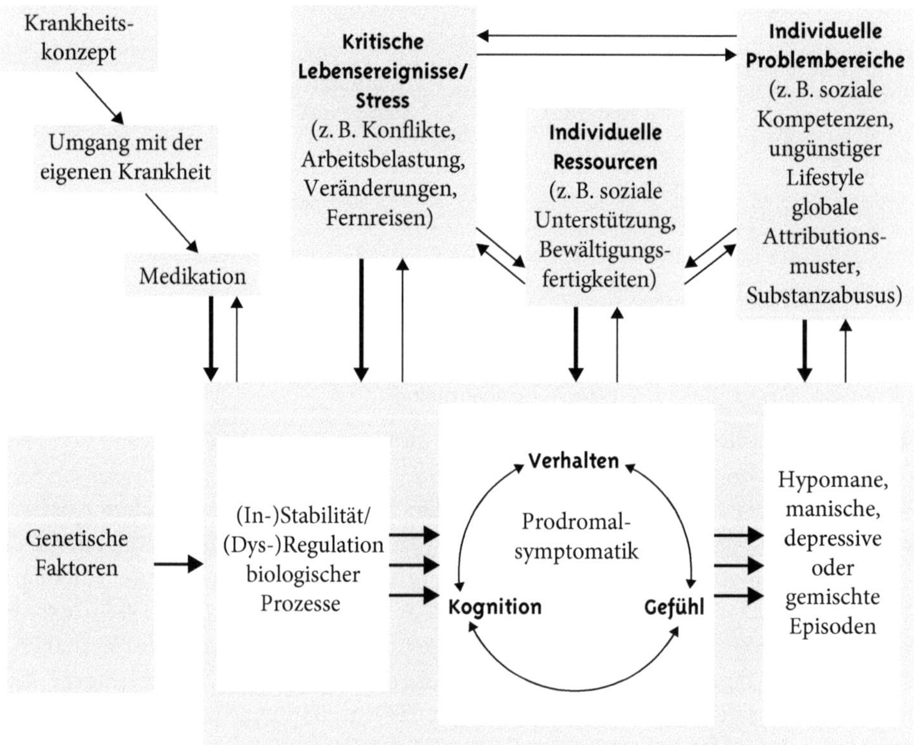

Abbildung 5.2 Modell zur Ätiologie und zum Verlauf bipolar affektiver Störungen

Tabelle 5.1 Erkrankungsrisiko für affektive Störungen in Anlehnung an Goodwin und Jamison (2007) und Craddock und Jones (1999)

	Lebenszeitrisiko für bipolar affektive Störungen	**Lebenszeitrisiko für unipolare Depressionen**
Allgemeinbevölkerung	0,5–1,5 %	5–10 %
Verwandte 1. Grades von Patienten mit einer bipolar affektiven Störung		
insgesamt:	5–15 %	10–20 %
falls Bipolar I:	3,6–8,7 % für Bipolar I 1,8–4,2 % für Bipolar II	11,6–22,8 %
falls Bipolar II:	1,1–3,5 % für Bipolar I 4,5–8,2 % für Bipolar II	17,3–26,2 %
Eineiige Zwillinge	40–70 %	15–25 %

Auch in unserem heuristischen Modell für die therapeutische Arbeit sehen wir in der Instabilität bzw. Tendenz zur Dysregulation biologischer Prozesse die Kernstörung bzw. zentrale Vulnerabilität bipolar affektiver Störungen, die mit sehr großer Wahrscheinlichkeit genetisch mitbedingt ist. Wenn es um die Frage der Beteiligung genetischer Faktoren geht, so zeigen Familien-, Zwillings- und Adoptionsstudien deutlich, dass bipolare Störungen familiär gehäuft auftreten und dabei das Risiko für Verwandte ersten Grades (z. B. Kinder von Betroffenen) im Vergleich zur Allgemeinbevölkerung um das 7-Fache erhöht ist, selbst eine bipolare Störung zu entwickeln. Das Risiko für unipolare Depressionen ist bei Angehörigen ebenfalls erhöht (Tab. 5.1).

Aufgrund von Kopplungsuntersuchungen werden auch bereits verschiedene Gene auf diversen Chromosomen als potenzielle Kandidaten diskutiert, wobei mit Sicherheit mehrere Gene an der Ätiologie beteiligt sind (Goodwin & Jamison, 2007; Wendland & McMahon, 2011). Es scheint dabei auch so zu sein, dass die Manie stärker genetisch mitbedingt ist als die Depression (McGuffin et al., 2003). Vererbt wird aber nicht – wie auch aus der Abbildung 5.2 hervorgeht – direkt die bipolare Störung selbst, sondern vereinfacht gesagt die Neigung der biologischen Prozesse, instabiler zu sein und leichter aus dem Gleichgewicht zu geraten als bei Personen, die nicht zu affektiven Störungen neigen.

Stress und Stressverarbeitung. Eine genetische und neurobiologische Vulnerabilität bildet das Fundament, aber sie interagiert mit frühen Lebenserfahrungen und Ereignissen, die klassischerweise unter den Begriffen Stress oder kritische Lebensereignisse subsumiert werden, wie z. B. wahrgenommene Belastungen, familiäre Konflikte (z. B. Johnson, 2005b; Johnson & Roberts, 1995).

Ähnlich wie bei anderen psychischen Störungen zeigen Studien, dass traumatische Erfahrungen in der Kindheit und familiäre Interaktionsmuster (z. B. Bindungsstile) mit dem Risiko bipolarer Störungen und deren Verlauf assoziiert sind (z. B. Alloy et al., 2005; Daruy-Filho et al., 2011). Relevanter für den Kontext bipolarer Störungen

Trigger (S)
Stress und bedeutsame Lebensereignisse (z. B. Prüfungen, Geburt, Trennung, Arbeitsplatzverlust)
Veränderungen im Alltag (z. B. Dienstreisen, veränderte Arbeitszeiten, Aus-/Umzug wichtiger Bezugspersonen, Pflege von Angehörigen)
Veränderung der Medikamente (z. B. Vergessen der Einnahme, Absetzen, Umstellung)
Probleme/Konflikte mit anderen (z. B. am Arbeitsplatz, mit Partner oder in der Familie)
automatische Gedanken (z. B. »Die anderen brauchen mich«, »Ich muss mich nur noch mehr anstrengen, dann schaffe ich es«, »Ich beweise es den anderen«)
Organismusvariablen (O)
Aktivitäts-/Energieniveau
Verringerung des Schlafs
Verhalten/Reaktion (R)
Steigerung der Aktivitäten und Tätigkeiten
Zunahme des positiven Affekts und/oder der Reizbarkeit
Selbstwert nimmt zu (Selbstüberschätzung)
subjektive Zunahme von Energie und Leistungsfähigkeit
»positive«/optimistische Einstellungen erscheinen bestätigt
Kommentare/Kritik von Bezugspersonen
Medikamenteneinnahme wird unregelmäßig/entfällt
Konsequenzen (C^+, C^-, $\not{C}^+$, $\not{C}^-$)

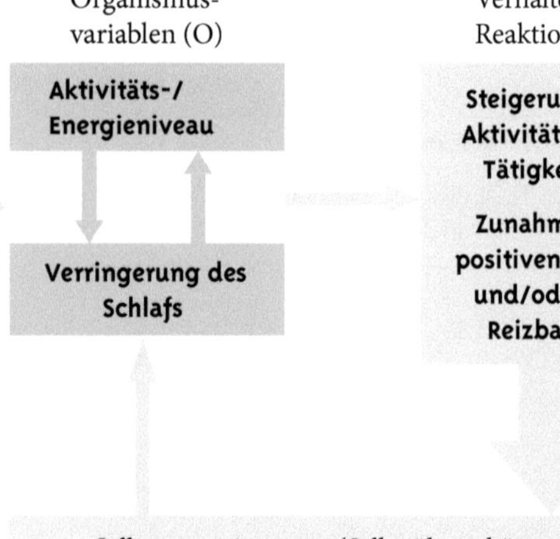

Abbildung 5.3 Kognitiv-verhaltenstherapeutisches Modell der Manie (in Anlehnung an Hautzinger & Meyer, 2012 und Meyer, 2008c)

sind jedoch Studien, die zeigten, dass nicht nur negative Lebensereignsse oder was umgangssprachlich als Stress bezeichnet wird, das Risiko für affektive Episoden erhöhen, sondern auch durchaus als positiv zu beurteilende Ereignisse, wie z. B. Urlaub, Flugreisen über die Zeitzonen hinweg oder berufliche Beförderungen (z. B. Malkoff-Schwartz et al., 1998; S. Johnson et al., 2000, 2008). Lebensereignisse, die mit dem Erreichen persönlicher Ziele zusammenhängen, oder die den Schlaf-Wach-Rhythmus bzw. die übliche Tagesstruktur durcheinanderbringen, haben ein besonders hohes Potenzial, manische Symptome zu begünstigen (Murray & Harvey, 2011; Johnson, 2005a). Obwohl scheinbar zwei unabhängige Bereiche von Stressoren, so ist ihnen gemeinsam, dass das normale Aktivitätsniveau oder der normale gewohnte Rhythmus unterbrochen wird. Unser Modell nimmt an, dass bei entsprechender Vulnerabilität dies zum Auftreten von ersten Prodromalsymptomen, wie z. B. dem Erleben von vermehrter oder verringerter Energie, Veränderungen im Schlafbedürfnis und/oder in der Gesprächigkeit führt (Lam & Wong, 1997; Smith & Tarrier, 1992). Meyer (2008a) hat darauf aufbauend für die therapeutische Arbeit ein Modell (Abb. 5.3) erarbeitet, dass aufzeigt, wie man sich vorstellen kann, dass über eine Steigerung des Aktivitätsniveaus und/oder Störung des Schlafs oder Reduktion des Schlafbedürfnisses Veränderungen in der Stimmung auftreten und ein Teufelskreis entsteht, der in die Manie führt (vgl. auch Hautzinger & Meyer, 2011).

Es ist wichtig, an dieser Stelle kurz das »Kindling-Modell« (Post, 1992) zu erwähnen, da es im Kontext bipolarer Storungen oft zitiert wird. Das Modell postuliert, dass kritische Lebensereignisse primär für die Auslösung der ersten affektiven Episoden von Bedeutung sind, aber dass im weiteren Verlauf der Störung die Manien und Depressionen zunehmend weniger an externe Belastungen geknüpft sind und letztendlich sogar spontan ohne Trigger auftreten würden. Auch wenn einige Studien und manche Fallbeschreibungen von Patienten das Modell stützen, so fanden Bender und Alloy (2011) in einer Übersichtsarbeit, dass methodisch stärkere Studien die Kindling-Hypothese nicht in konsistenter Weise belegen. Es ist deswegen aus therapeutischer Sicht wichtig, das Kindling-Modell nicht vorschnell als wissenschaftlich belegt zu beurteilen.

Individuelle Prodromal- oder Warnsymptome können sehr einzigartig sein und müssen nicht automatisch in klinisch voll ausgeprägte Krankheitsepisoden münden. Ob die Situation eskaliert oder nicht, hängt auch von den individuell verfügbaren Ressourcen (z. B. stabile Partnerschaft, adäquate Bewältigungsstrategien) sowie individuellen Problembereichen ab (z. B. dysfunktionale Einstellungen, ungünstige Attributionsmuster, Impulsivität, Alkohol-/Drogenkonsum). Es zeigte sich z. B., dass Selbstreflexivität in Form der Fähigkeit, frühzeitig die eigenen Warnsymptome für affektive Episoden zu erkennen, mit einem günstigeren Verlauf und Funktionsniveau assoziiert ist (Lam & Wong, 1997). Auch Zusammenhänge zum Attributionsstil lassen sich aufzeigen, d. h. die Art und Weise, wie wir uns Erlebnisse (z. B. Erfolg oder Misserfolg) erklären. In Bezug auf unipolare Depressionen wird seit langem betont, dass Personen, die in Reaktion auf Lebensereignisse negative Rückschlüsse auf sich ziehen und diese auf stabile und globale Faktoren zurückführen (z. B. eigene Unfähigkeit), ein erhöhtes Risiko haben, Depressionen zu entwickeln (Abramson et al., 1989; Alloy et al., 2006). Inzwischen konnte gezeigt werden, dass auch Personen, die anfällig für bipolar affektive Störungen sind und zusätzlich ein solches Attributionsmuster zeigten, in Reaktion auf Lebensereignisse vermehrt depressive und manische Symptome entwickelten (Alloy et al., 1999; Reilly-Harrington et al., 1999). Auch das soziale Umfeld spielt eine wichtige Rolle, wie z. B. die soziale Unterstützung, das emotionale Klima in der Familie oder wie mit Konflikten umgegangen wird (Butzlaff & Hooley, 1998; Johnson et al., 1999; Simoneau et al., 1999).

Ein möglicher Teufelskreis im Kleinen. Unser Verhalten beeinflusst unsere Gedanken und unsere Gefühle und umgekehrt wirken diese wiederum auf unser Verhalten ein. Was im Alltag passiert, gilt auch im Hinblick auf das, was wir in diesem Zusammenhang als Prodromalsymptome für affektive Episoden bezeichnen. Zum Beispiel der Gedanke »die anderen wollen verhindern, dass ich meine Fähigkeiten umsetzen kann und erfolgreich bin«, bei dem sich paranoide und manische Elemente mischen, kann auf der Verhaltensebene zu Vorsicht gegenüber anderen und emotional zu Gereizheit führen. Die auf die Reizbarkeit der Person folgenden Reaktionen der Umwelt (z. B. Unverständnis oder ebenfalls gereiztes Verhalten) verstärken die Annahme des Betroffenen, dass die anderen nur neidisch sind und seinen Erfolg verhindern wollen. Dies bedeutet, dass einerseits ein Teufelskreis von Prodromalsymptomen (Gedanken – Verhalten – Gefühlen) in Gang kommt, der andererseits auch wieder Einfluss auf die Bereiche hat, die sich günstig oder ungünstig auf das Aufschaukeln der Symptome auswirken (z. B. die Reizbarkeit kann zu Konflikten in der normalerweise stabilen Partnerschaft führen, was wiederum einen Wegfall sozialer Unterstützung nach sich ziehen kann) (Meyer, 2008c).

Das individuelle Krankheitskonzept. Für die Ätiologie bipolar affektiver Störungen sicherlich irrelevant, aber für den weiteren Verlauf der Erkrankung von Bedeutung ist ein Punkt, der zwar im Modell integriert ist, aber bislang in den Ausführungen unberücksichtigt blieb: das individuelle Krankheitskonzept. Die Rolle des Wissens über die bipolare Störung sowie auch der subjektiven Vorstellungen, die die Betroffenen von ihrer Problematik haben, sind für das Selbstmanagement und das Einlassen auf die Behandlung nicht zu unterschätzen. Diese werden beeinflussen, inwieweit eine Person sich auf eine in Fachkreisen als notwendig erachtete z. T. längerfristige, medikamentöse phasenprophylaktische Behandlung einlässt. Da wir die Aufklärung der Patienten und das Besprechen ihrer subjektiven Krankheitstheorien als wesentlichen Baustein einer psychologischen Behandlung sehen, haben wir diesen Aspekt hier explizit in unser Modell aufgenommen.

6 Pharmakotherapie

Bei bipolaren Störungen wird eine medikamentöse Behandlung in der Regel empfohlen und international wurden zwischenzeitlich einige Behandlungsrichtlinien publiziert (z. B. National Institute of Clinical Excellence [NICE] UK Guideline, 2006; CANMAT, Yatham et al., 2009; WFSBP, Grunze et al., 2013). Es liegt inzwischen auch eine nationale S3-Leitlinie zur Diagnostik und Therapie bipolarer Störungen vor (Pfennig et al. 2012, s. a. http://www.leitlinie-bipolar.de/).

Viele Betroffene erleben zwar trotz einer entsprechenden medikamentösen Phasenprophylaxe langfristig Depressionen und (Hypo-) Manien (z. B. Beynon et al., 2009a; Gitlin et al., 1995; Kulhara et al., 1999), aber insgesamt zeigen zahlreiche Studien, dass der Erkrankungsverlauf bei Patienten, die Medikamente wie z. B. Lithium einnehmen, deutlich günstiger ist, als wenn sie versuchen, die Erkrankung ohne Medikamente zu kontrollieren. Zum Beispiel treten affektive Episoden seltener auf und das Suizidrisiko sinkt (z. B. Baldessarini et al., 1999a, 1999b; Beynon et al., 2009a; Rybakowski, 2011).

Häufig vergehen bis zu zehn Jahre zwischen den ersten Anzeichen einer bipolar affektiven Störung und deren adäquater Behandlung (NDMDA, 2000). Je mehr Zeit bis zu einer entsprechenden medikamentösen Behandlung verstreicht, desto größer ist das Risiko für suizidales Verhalten, desto schlechter die soziale Integration und umso größer die Anzahl jährlicher stationärer Aufenthalte (z. B. Goldberg & Ernst, 2002). Umgekehrt zeigt sich auch deutlich, dass ein plötzliches Absetzen der Medikamente in 50 % der Fälle zu einer erneuten Episode innerhalb von drei Monaten führt (Faedda et al., 1993; Goodwin, 1994).

Stimmungsstabilisierende Medikamente und Antidepressiva. Oft wird unterschieden zwischen der Behandlung in der akuten Phase (z. B. Manie), der Behandlung in der Stabilisierungsphase (ca. sechs Monate nach einer akuten Episode) und der eigentlichen Phasenprophylaxe, von der erst nach einer hinreichenden Zeit der Stabilisierung und weitgehenden Symptomfreiheit gesprochen werden kann. Von dieser Unterscheidung hängt die von ärztlicher Seite getroffene medikamentöse Strategie ab. Entsprechende Behandlungsalgorithmen bzw. Therapieempfehlungen liegen vor (z. B. Grunze et al., 2013; Pfennig et al., 2012). Um die Symptome bipolar affektiver Störung in den Griff zu bekommen, werden am häufigsten stimmungsstabilisierende Medikamente und Antidepressiva eingesetzt. Die Stimmungsstabilisierer werden unterteilt in Lithium, Antiepileptika und atypische Antipsychotika. Gelegentlich werden insbesondere in akuten Phasen auch andere Medikamente wie z. B. Tranquilizer verordnet, um bei Problemen wie Schlaflosigkeit, Angstzuständen, Unruhe oder psychotischen Symptomen zusätzliche Abhilfe zu schaffen (s. Tab. 6.1).

Tabelle 6.1. Psychopharmaka zur Behandlung depressiver und manischer Episoden im Rahmen einer bipolaren Störungen (nach Benkert et al., 2012)

Präparat	**Indikation**	**Dosis**	**Anmerkungen**
Lithiumcarbonat z. B. Quilonum® retard	▶ Akutbehandlung manischer Syndrome, Phasenprophylaxe, ▶ Rezidivierende depressive und manische Episode ▶ Akuttherapie und Phasenprophylaxe bei schizoaffektiven Störungen ▶ Augmentation bei therapieresistenten Depressionen	Entsprechend Plasmakonzentration	▶ regelmäßige Serumkontrollen ▶ Ab 1,5 mmol/l Gefahr der Intoxikation ▶ bei klassischen (euphorischen Manien) gutes Ansprechen, bei wenigen Vorphasen ist Lithium zu bevorzugen ▶ weniger wirksam bei gemischten Episoden und Rapid Cycling
Carbamazepin z. B. Tegretal®, Timonil®	Phasenprophylaxe Manisches Syndrom	200–800 mg bei Rezidivprophylaxe	regelmäßige Serum- und Blutbildkontrollen
Lamotrigin z. B. Elmendos®	Prävention depressiver Episoden Rapid Cycling bei Überwiegen depressiver Phasen	50–200 mg	Serumkontrollen vor allem bei starken Nebenwirkungen
Valproinsäure Ergenyl®, Orfiril®	Phasenprophylaxe Manisches Syndrom	500–2000 mg	regelmäßige Serumkontrollen
Olanzapin z. B. Zyprexa®	Manisches Syndrom Phasenprophylaxe	5–20 mg (bei Manie 20 mg)	gute Erfahrungen bei psychotischen Symptomen
Quetiapin z. B. Seroquel®	Manisches Syndrom Phasenprophylaxe	50–750 mg (bei Manie > 100 mg)	

Mood stabilizer. Stimmungsstabilisierende Medikamente stellen den Hauptpfeiler in der langfristigen präventiven Behandlung bipolar affektiver Störungen dar, und dies sowohl für maniforme als auch für depressive Symptome. Der Terminus stimmungsstabilisierend wird zunehmend häufiger auch in der deutschsprachigen Literatur in Anlehnung an den englischen Begriff »mood stabilizer« benutzt. Aktuell gibt es hier interessante Entwicklungen, sodass jetzt schon gut verträgliche und wirksame Stimmungsstabilisierung bzw. Phasenprophylaktika zur Verfügung stehen (z. B. Lamotrigin).

Aktuell dominieren folgende Präparate die Behandlung (Benkert et al., 2012):

(1) **Lithium:** Es handelt sich um ein natürlich vorkommendes Salz, das nicht nur im Gestein, sondern auch in manchen Pflanzen, Tiergeweben, See- und Mineralwassern enthalten ist. Lithium ist nach wie vor das Mittel der ersten Wahl, v. a. dann, wenn es sich um »klassische« manisch-depressive Störungen handelt, in denen Symptome wie Euphorie bzw. gehobene Stimmung, gesteigertes Selbstvertrauen oder Größenideen die hervorstechenden Symptome sind (Grunze et al., 2002; Schou, 2001). Bei der Einnahme von Lithium gibt es jedoch einige Regeln zu beachten, da der für die Phasenprophylaxe therapeutisch wirksame Bereich des Lithiumspiegels im Blut mit 0,6–0,8 mmol/l sehr klein ist und durch Faktoren wie z. B. unregelmäßige Einnahme, vermehrtes Schwitzen oder erhöhte Flüssigkeitszufuhr beeinflusst werden kann. Bei Plasmaspiegeln von über 1,2 mmol/l ist das Risiko für Vergiftungserscheinungen hoch (Bandelow et al., 2000; Walden & Grunze, 2000; vgl. auch Tab. 6.2). Lithium ist z. B. unter folgenden Handelsnamen erhältlich: Hypnorex® retard, Li 450 Lithium-Aspartat®, Quilonum®.

(2) **Carbamazepin:** Dieses Medikament ist seit über 30 Jahren ein bewährtes Antikonvulsivum, d. h. es wird erfolgreich zur Behandlung von Anfallsleiden/Epilepsie angewandt. In Deutschland wird Carbamazepin meistens dann verschrieben, wenn die Therapie mit Lithium versagt, nicht hinreichend ist oder Kontraindikationen wie z. B. Unverträglichkeit zu dessen Anwendung bestehen. Vor allem bei Vorliegen sog. gemischter Symptome bzw. Episoden scheint Carbamazepin gegenüber Lithium einen gewissen Vorteil in der Wirksamkeit zu haben. Wenn es sich nicht um eine akute Manie handelt, wird meistens versucht, einen Blutplasmaspiegel von 6–12 µg/ml zu erreichen, wobei die benötigte Tagesdosis individuell zwischen 600 und 1800 mg/Tag schwanken kann. Handelsübliche Bezeichnungen sind z. B. Carbagamma®, Carbamazepin 200 Heumann®, Carbamazepin neuraxpharm 200®, Carbamazepin-ratiopharm 200®, Finlepsin®, Fokalepsin®, Neurotrop®, Sirtal®, Tegretal®, Tegretol®, Timonil®.

(3) **Valproinsäure:** Es handelt sich hierbei um eine Fettsäure, die 1981 erstmals synthetisiert wurde. Valproat ist wie das Carbamazepin ein Antikonvulsivum und ist zur Behandlung manischer Symptome und zur Phasenprophylaxe zugelassen. Es ist gut verträglich, scheint einen schnellen Wirkungseintritt zu haben und aufgrund der Literatur insbesondere bei vorliegenden gemischten Symptomen, psychotischen Manien und Rapid Cycling (d. h. mindestens vier Episoden pro Jahr) indiziert zu sein. Der angestrebte Blutplasmaspiegel liegt zwischen 50 und 100 µg/ml, wobei die benötigte Tagesdosis individuell zwischen 600 und 2400 mg/Tag schwanken kann. Erhältlich ist es in verschiedener Form unter Handelsnamen wie z. B. Ergenyl®, Orfiril®, Convulex®, Mylproin®, Convulsofin®.

(4) **Lamotrigin:** Dies ist ein Antikonvulsivum, das sich bei der Phasenprophylaxe bipolarer Störungen und bei Rapid Cycling gut bewährt hat, vor allem dann, wenn im Verlauf der Erkrankung depressive Phasen überwiegen. Lamotrigin muss, ähnlich wie Carbamazepin, sehr langsam aufdosiert werden. Die Dosierung und

die erforderliche Plasmakonzentration sind bislang nicht klar definiert, sie richten sich daher nach klinischen Erfahrungswerten.

Substanzkombinationen. Wenn eine Monotherapie (z. B. Lithium) nicht ausreicht, um eine Besserung und Stabilisierung zu erreichen, sind auch Kombinationen verschiedener Phasenprophylaktika nicht selten (Pfennig et al., 2012). Wichtig ist, dass die Betroffenen sich bewusst sind, dass der Arzt ggf. unterschiedliche Dosierungen eines Medikaments oder auch verschiedene Kombinationen ausprobieren wird. Es handelt sich hierbei nicht um Unerfahrenheit oder Unsicherheit des Arztes, sondern es geht darum, die optimale Behandlungsstrategie zu finden. Damit ist gemeint: maximale, bestmögliche Wirkung bei möglichst geringen unerwünschten Begleiterscheinungen bzw. Nebenwirkungen!

Blutuntersuchungen. Bei allen Medikamenten sind insbesondere zu Beginn der Behandlung regelmäßige Blutuntersuchungen sehr wichtig, um einerseits die richtige Dosis zu bestimmen und um möglicherweise auftretende medizinische Komplikationen rechtzeitig zu erkennen. Wie bei fast allen Psychopharmaka wirken diese meist nicht sofort, sondern brauchen einige Zeit. Meistens stellen sich die Verbesserungen in der akuten Symptomatik jedoch innerhalb von einigen, meist zwei bis drei, Wochen ein.

Antidepressiva. Obwohl die stimmungsstabilisierenden Medikamente wie Lithium auch bei Depressionen helfen können, kann es sein, dass bei akuter depressiver Symptomatik auch noch zusätzlich ein spezifisches Antidepressivum verschrieben wird, z. B. trizyklische Antidepressiva oder selektive Serotonin-Wiederaufnahmehemmer (SSRI). In den meisten Fällen werden Antidepressiva aber nur vorübergehend verordnet. Bei der Einnahme von Antidepressiva ist auch für die Therapeuten zu beachten, dass es zu sog. »Switchs« kommen kann (Bottlender et al., 2001; Pfennig et al., 2012). Das bedeutet, dass die depressive Stimmung plötzlich in eine hypomane oder manische Episoden umschlagen kann. Auch die Induktion schneller Phasenwechsel zwischen (Hypo-) Manie und Depression wird berichtet (Rapid Cycling). Aus diesem Grund werden bei Personen mit bipolar affektiven Störungen Antidepressiva fast immer in Kombination mit den bereits erwähnten stimmungsstabilisierenden Medikamenten verordnet.

Dauer der Einnahme und Absetz-Tendenz. Was die Einnahmedauer der Medikamente betrifft, so muss man sich vor Augen halten, dass es sich bei bipolar affektiven Störungen um Erkrankungen handelt, die einen das ganze Leben lang begleiten können. Entsprechend nehmen viele Betroffene die stimmungsstabilisierenden Medikamente über Jahrzehnte ein. Es hängt aber vom Einzelfall ab, wie lange eine Rezidivprophylaxe zumindest fortgeführt werden sollte, v. a. bei einer Erstmanifestation. Es wird bei den Betroffenen mit großer Sicherheit Zeiten geben, in denen sie stark versucht sind, die Medikamente abzusetzen. Die häufigsten Gründe für diese Versuchung, es »ohne« zu probieren, bestehen darin (Jamison & Akiskal, 1983), dass

- die Betroffenen sich wieder gesund fühlen,
- die Hochstimmungen oder die immense Energie vermisst werden, die in (hypo-) manischen Phasen auftreten können,

- Stimmungsschwankungen oder erneute manische, depressive oder gemischte Krankheitsepisoden Enttäuschung hervorrufen und der Gedanke auftaucht, dass »das alles mit den Medikamenten sowieso keinen Sinn hat«, oder
- Nebenwirkungen auftreten.

Ein Problem, das in ähnlicher Weise auch bei anderen prophylaktisch eingesetzten Medikamenten auftaucht, ist, dass das Weglassen bzw. Absetzen in den seltensten Fällen dazu führt, dass sofort in den nächsten Tagen eine akute maniforme oder depressive Episode auftritt. Meist ist zunächst gar nichts zu bemerken oder die als unangenehm erlebten Nebenwirkungen der Medikamente (z. B. Sedierung, Wasserretention) lassen nach, was sogar als angenehm empfunden wird. Jedem Patienten muss aber bewusst sein, dass ein Absetzen der Medikation mit hoher Wahrscheinlichkeit irgendwann zu einem Aufleben der Krankheit führt und das Risiko für einen solchen Rückfall bei einem plötzlichen Absetzen der Medikamente ansteigt.

Folgendes sollte man bedenken: Wenn in der Familie von Betroffenen bereits ähnliche Erkrankungen bekannt sind, zwei oder mehr manische bzw. depressive Phasen in der Anamnese zu finden sind, empfehlen Experten mit Nachdruck, die Medikamente regelmäßig und ohne zeitliche Begrenzung zu nehmen (z. B. Goodwin & Jamison, 2007; Grunze & Walden, 2001). Wichtig ist, sich darüber im Klaren zu sein, dass die Medikamente zwar die Symptomatik kontrollieren, die bipolare affektive Störung aber nicht heilen können.

Nebenwirkungen. Wie bei allen Medikamenten kann es auch bei stimmungsstabilisierenden Mitteln zu Nebenwirkungen kommen. In Tabelle 6.2 sind mögliche Nebenwirkungen von Lithium, Valproat und Carbamazepin aufgeführt. Bei etwa 50 % der Patienten, die diese Medikamente einnehmen, treten Nebenwirkungen auf. Ob und welche Nebenwirkungen auftreten, hängt von verschiedenen Faktoren ab, z. B. Art und Dosierung des Medikaments, körperliche Verfassung (z. B. Wasserverlust an heißen Tagen, Durchfall), Wechselwirkungen mit anderen Medikamenten (z. B. Diuretika/harntreibende Mittel). Unerwünschte Nebenwirkungen sind vor allem dann häufig, wenn die Dosis sehr hoch ist oder Kombinationen von Medikamenten (z. B. bei der Akutbehandlung) notwendig sind. Oft verschwinden solche anfangs auftretenden Nebenwirkungen wieder mit der Zeit. Es ist für alle an der Behandlung beteiligten Personen wichtig, die potenziellen Nebenwirkungen zu kennen, aber man muss sich vor Augen halten, dass auch bei anderen, und sogar frei verkäuflichen Medikamenten wie Kopfschmerzmitteln, solche Nebenwirkungen im Beipackzettel aufgeführt sind. Glücklicherweise kommt es bei regelmäßiger, ärztlich verordneter Einnahme sehr selten zu ernsthaften Problemen.

Medikamente bei Schwangerschaft. Abschließend soll hier noch auf das Thema stimmungsstabilisierende Medikamente und Schwangerschaft eingegangen werden, da unter den Nebenwirkungen der Medikamente auch mögliche teratogene Effekte, d. h. mögliche Missbildungen, aufgeführt sind, deren Risiko in den ersten zwölf Wochen am größten ist. Gleichzeitig ist das Risiko für erneute affektive Episoden gerade während und nach einer Schwangerschaft sehr hoch, z. B. in Form sog. Wochenbettpsychosen (Krüger & Bräunig, 2002; Kunze & Rodhe, 2013). Hier gilt für

Tabelle 6.2 Nebenwirkungen, die bei der Einnahme von stimmungsstabilisierenden Medikamenten auftreten können*

	Unangenehme Nebenwirkungen, die zu Beginn der Behandlung auftreten können	Probleme, die langfristig auftreten können	Sehr seltene, aber potenziell gefährliche Nebenwirkungen
Lithium	leichtes Zittern, Magenbeschwerden (z. B. Völlegefühl, Übelkeit, Durchfall), vermehrter Durst (Polydipsie), vermehrtes Wasserlassen (Polyurie), subjektive Konzentrationsschwierigkeiten, Müdigkeit, Schwindel, Muskelschwäche	Gewichtszunahme, Schilddrüsenprobleme (v. a. Unterfunktion, Bildung eines Kropfs), Nierenprobleme (v. a. durch Wasserverlust), Akne, Hautprobleme, zeitlich begrenzter, reversibler Haarausfall, subjektiv erlebte Konzentrationsstörungen, vermeintlicher Verlust von Produktivität und schöpferischer Kraft	Lithium-Vergiftung (starkes Zittern, Übelkeit, Erbrechen, Durchfall, Schwindel, verwaschene Sprache, Bewegungsunsicherheiten, Muskelzuckungen, Schreibkrampf Krampfanfälle); bei Schwangerschaft: Missbildungen möglich
Carbamazepin	Müdigkeit, Erschöpfungsgefühl, Schwindel, Kopfschmerzen, verschwommenes Sehen, Übelkeit, Erbrechen, Appetitmangel, Hautveränderungen (z. B. allergische Reaktionen, Sonnenempfindlichkeit)	Veränderungen in den Leberwerten, »Pille«: Gefahr der reduzierten Wirkung der »Pille« bzw. Schwangerschaftsverhütung	sehr selten: extremer Abfall in der Anzahl weißer Blutkörperchen; Schwangerschaft: Missbildungen möglich
Valproat	Übelkeit, Erbrechen, Durchfall, Müdigkeit, Schwindel, Zittern	Gewichtszunahme, reversibler Haarausfall, Veränderungen in den Leberwerten	sehr selten: Leberschaden; Veränderungen des Blutbilds; Schwangerschaft: Missbildungen möglich
Atypische Antipsychotika	Gewichtszunahme Schläfrigkeit, Sedierung, Schwindel,	sexuelle Funktionsstörungen, Frühdyskinesien, parkinsonoide Symptome, Sitz- und Stehunruhen	Spätdyskinesien, malignes neuroleptisches Syndrom
Vorsorge- und Notfallmaßnahmen	regelmäßige Kontrollen des Blutspiegels des Medikaments beachten! ausreichende Flüssigkeits- und Nahrungszufuhr! Arzt informieren!	regelmäßige Kontrollen des Blutspiegels des Medikaments! Beobachten! Ausreichende Flüssigkeits- und Nahrungszufuhr! Arzt informieren!	nächste Dosis des Medikaments nicht einnehmen! Sofort zum Arzt!

* Im Einzelfall können auch andere Nebenwirkungen auftreten. Es wurden nur diejenigen genannt, auf die generell in der Literatur hingewiesen wird

die Betroffenen, gemeinsam mit dem Arzt die Risiken einer kontinuierlichen medikamentösen Behandlung gegen die Risiken einer erneuten Manie oder schweren Depression (z. B. Suizidalität) abzuwägen (s. a. http://www.leitlinie-bipolar.de/).

Aktuellen Empfehlungen (vgl. Benkert et al., 2012) zufolge sollten Frauen, die Lithium einnehmen, grundsätzlich Kontrazeptiva einnehmen. Bei geplanter Schwangerschaft sollte mindestens zwei Wochen vor Beendigung der Kontrazeption Lithium abgesetzt werden. Während des ersten Trimenon einer Schwangerschaft sollte auf Lithium verzichtet werden. Vom Stillen unter Lithium ist abzuraten. Carbamazepin, Lamotrigin und Valproinsäure sollten während der gesamten Schwangerschaft nicht eingenommen werden. Vom Stillen ist unter diesen Präparaten abzuraten.

7 Psychotherapie – Forschungsstand

Lange Zeit dominierte die Vorstellung, dass eine ausschließliche medikamentöse Akutbehandlung und Phasenprophylaxe mit z. B. Lithium und ggf. zusätzlicher Psychopharmaka in der Behandlung bipolar affektiver Störungen hinreichend sei. Inzwischen wird die Frage, ob eine psychotherapeutische Behandlung bei diesen Patienten überhaupt Sinn macht, aber kaum noch gestellt. Dennoch sollen kurz exemplarisch verschiedene Gründe, die den Nutzen einer zusätzlichen Psychotherapie offensichtlich machen, genannt werden.

Depressionen und subjektives Leiden lindern. Der Fokus der ersten Psychotherapiestudien lag primär auf einer Verbesserung der Rezidivprophylaxe, da eine alleinige pharmakologische Therapie sich oft nicht als ausreichend für eine langfristige Stabilisierung erwies. Obwohl dies das primäre Ziel war, wurde schnell deutlich, dass unabhängig von der Rezidivprophylaxe sich generell positive Effekte auf das Befinden der Betroffenen zeigten, z. B. weniger depressive Symptome, weniger Stimmungsschwankungen, mehr Hoffnung und besserer Umgang mit Stress. Inzwischen wissen wir, dass bipolare Depressionen genauso gut auf psychotherapeutische Interventionen ansprechen wie unipolare Depressionen.

Akzeptanz der chronischen Vulnerabilität. Es ist hilfreich, wenn die Patienten lernen zu akzeptieren, dass sie mit großer Wahrscheinlichkeit ein Leben lang eine erhöhte Anfälligkeit für das Erleben manischer, hypomaner und depressiver Episoden haben werden. Dieses Thema, die eigene Vulnerabilität zu akzeptieren und mit ihr umzugehen, kann durch eine reine Pharmakotherapie nicht angemessen angegangen werden. Betroffene müssen oft die Erfahrung machen, dass die Medikation sie nicht hinreichend vor Rezidiven schützt und nur ein verantwortungsvoller Umgang mit sich und der Erkrankung eine langfristige Verbesserung der Lebensqualität ermöglicht. Psychotherapie kann in diesem Kontext nicht nur dazu beitragen, das Selbstmanagement und die Selbstregulation zu verbessern, sondern auch dabei helfen, einer Selbststigmatisierung als ›bipolar‹ oder ›gestört‹ entgegenzuarbeiten.

Ein angemessenes Störungskonzept erarbeiten. Die Bereitschaft, eventuell über viele Jahre Medikamente einzunehmen, oder auch die Motivation, langfristig Veränderungen im Lebensstil vorzunehmen und Gewohnheiten aufzugeben (z. B. bewussterer Umgang mit Alkohol oder Koffein, regelmäßiger Schlaf, Vermeidung von Überforderung), ist generell kein einfaches Unterfangen. Dies gilt auch für chronische körperliche Erkrankungen. Das Stigma und die antizipierte Diskriminierung kann dies im Fall einer bipolaren Störung noch erschweren. Entscheidend ist für alle anvisierten Veränderungen ein realistisches, angemessenes und nicht-fatalistisches Verständnis der Störung. Ein angemessenes Störungskonzept erlaubt den Betroffenen, die Möglichkeiten des Selbstmanagements zu sehen, ein Gefühl von Kontrolle und Verantwortung für das eigene Wohlbefinden zu stärken und sich nicht als Opfer genetischer und neurobiologischer Prozesse zu erleben.

Neue Denk- und Verhaltensweisen ausprobieren. Es wurde schon darauf hingewiesen, dass eine positive Haltung gegenüber der eigenen Störung sowie das Erleben von Kontrolle über die Störung entscheidend sind. Dies kann nur durch Veränderungen des Verhaltens und des Denkens gelingen. Auf die notwendigen Änderungen von Einstellungen und Handlungen wird im Rahmen einer reinen Pharmakotherapie nicht hingewirkt, diese sind jedoch Voraussetzung für eine langfristige Stabilisierung und Verbesserung der Lebensqualität.

Compliance. Am Anfang der Psychotherapieforschung im Bereich bipolarer Störungen stand das Ziel, die häufig festzustellende mangelnde bzw. fehlende Compliance bezüglich der Einnahme der Medikamente zu beseitigen. Abgesehen davon, dass »Compliance« nicht unbedingt ein idealer Begriff ist (s. Teil III, Kap. 13), fanden einige Psychotherapiestudien interessanterweise, dass der Umgang mit den Medikamenten nicht immer verbessert wurde, aber dennoch positive Effekte auf den Verlauf der bipolaren Störung erzielt wurden. Nicht »Compliance« im Sinne eines Befolgens therapeutischer Anordnungen ist das Entscheidende, sondern der selbstverantwortliche bewusste Umgang mit der eigenen Störung.

Der Nutzen psychotherapeutischer Interventionen

Seit den 1990er Jahren haben sich etliche Studien der Evaluation der Effektivität psychologischer Interventionen bei bipolaren Störungen gewidmet. Entsprechende Übersichtsarbeiten kommen generell zu der Schlussfolgerung, dass Psychotherapie den Verlauf bipolarer Störungen positiv beeinflusst (z. B. Beynon et al., 2009b; Hautzinger & Meyer, 2007; Schöttle et al., 2011). In einer Metaanalyse kommen Lynch et al. (2010) zu dem Ergebnis, dass Psychotherapie, speziell kognitive Verhaltenstherapie, einer unspezifischen Behandlung bezüglich der Verhinderung von Rezidiven nicht überlegen sei. Die Studienauswahl war hierbei allerdings sehr selektiv, zudem wurde als ausschließliches Kriterium zur Wirksamkeit von Psychotherapie die Zeit bis zum ersten Rezidiv herangezogen. Es ist jedoch fraglich, ob dieses alleinige Kriterium haltbar ist. So muss, selbst wenn Rezidive auftreten, die Reduktion multipler Rezidive oder der Schwere eines Rezidivs oder die Verkürzung eines stationären Aufenthalts als ein Erfolg gewertet werden (z. B. Rea et al., 2003; Lam et al., 2000).

Zu den bekanntesten und am besten evaluierten Programmen der Rückfallprophylaxe bipolarer Störungen zählen die »Familien-fokussierte Therapie« (FFT, Miklowitz, 2010), die Interpersonelle und Soziale Rhythmustherapie (IPSRT, Frank, 2005), sowie die Kognitive Verhaltenstherapie (KVT, Basco & Rush, 1996; Meyer & Hautzinger, 2004; Lam et al., 2010).

FFT. Bei der FFT handelt es sich um eine 21 Sitzungen umfassende, manualisierte verhaltenstherapeutisch orientierte Familientherapie. Ausgangspunkt dieser Intervention ist, dass bestimmte familiäre Interaktionsmuster das Risiko für Rezidive erhöhen. Zusätzlich zu einem psychoedukativen Modul liegt der Schwerpunkt der FFT auf einem Training der Betroffenen mit ihren Bezugspersonen sowohl im Hinblick auf kommunikative als auch auf Problemlösefertigkeiten. Miklowitz et al. (2003) sowie Rea et al. (2003) konnten die rezidivprophylaktische Wirkung der FFT eindrücklich zeigen.

IPSRT. Bei der IPSRT handelt es sich im Gegensatz zur FFT um ein einzeltherapeutisches Setting. Es ist eine an die Besonderheiten bipolarer Störungen adaptierte Version der Interpersonellen Psychotherapie nach Klerman et al. (1984) mit einem entsprechenden Manual (Frank, 2005). Die IPSRT versucht auf drei Wegen das Auftreten erneuter affektiver Episoden zu verhindern:

(1) einen eigenverantwortlichen und bewussten Umgang mit der Medikation,
(2) eine Stabilisierung des Alltags (z. B. regelmäßige Tagesstruktur, Schlaf-Wach-Rhythmus), und
(3) Abbau interpersoneller Schwierigkeiten.

Sie kombiniert zu diesem Zweck Techniken aus der Interpersonellen Psychotherapie (z. B. Reflexion von Beziehungen, Analyse von Kommunikationsprozessen) und verhaltenstherapeutische Techniken. Frank et al. (2006) konnten zeigen, dass sich bei Patienten, die in der Akutphase (z. B. depressiv) mit IPSRT behandelt wurden, auch langfristig positive Effekte auf den Verlauf zeigten. In einer Pilotstudie erwies sich IPSRT als genauso wirksam wir Quetiapin bei akuter Depression im Rahmen einer Bipolar-II-Störung (Swartz et al., 2012).

KVT. Im Vordergrund der KVT steht eine genaue Verhaltens- und Bedingungsanalyse der aktuellen Probleme (z. B. Depression) oder früherer affektiver Episoden, um u. a. die Auslöser, die ersten Frühwarnsymptome sowie vorherige erfolgreiche und weniger erfolgreiche Bewältigungsstrategien zu identifizieren. Dies umfasst sowohl behaviorale als auch kognitive Elemente (z. B. Lam et al., 2010, s. a. in Teil II und III dieses Buches). Eine Übersicht zu den in der Zwischenzeit veröffentlichten randomisierten kontrollierten Studien zur KVT findet sich in Tabelle 7.1. Bezüglich detaillierter Darstellung der einzelnen Studien sei auf andere Übersichtsarbeiten verwiesen (z. B. Hautzinger & Meyer, 2007), aber zusammenfassend lässt sich feststellen, dass die Mehrheit der Studien positive Effekte auf den Verlauf bipolarer Störungen zeigen. Dies ist nicht immer im Hinblick auf die Rezidivraten im Katamnesezeitraum zutreffend, was mit verschiedenen Faktoren zusammenhängt. So hatten beispielsweise Ball et al. (2006) ein sehr kurzes Follow-up-Intervall, eine relativ kleine Stichprobe und die Rezidivraten waren mit 20–30 % eher niedrig. Scott et al. (2006) hingegen hatten die größte Stichprobe, aber konzipierten ihre Studie als Effektivitätsstudie unter regulären klinischen Bedingungen. Das bedeutet, dass sie im Gegensatz zu vielen anderen Studien auch Patienten einschlossen, die aktuell deutliche affektive Symptome unterschiedlicher Polarität aufwiesen. Scott et al. (2006) weisen auch darauf hin, dass es sich bei ihrer Studie um Patienten mit schweren und rezidivierenden bipolaren Störungen handelte. Umso bedeutender ist die Studie, denn sie zeigte zum ersten Mal, dass es wichtig ist, psychotherapeutisch möglichst früh im Verlauf einzugreifen: Nur bei Patienten, die weniger als 12 affektive Episoden in der Vorgeschichte hatten, zeigte sich ein rezidivprophylaktischer Effekt der KVT. Ein kleiner Teil der Patienten war aus verschiedenen Gründen nicht medikamentös eingestellt, und post-hoc-Analysen zeigten, dass diese

Tabelle 7.1. Kontrollierte Therapiestudien zur Einzelbehandlung bipolar affektiver Störungen mit kognitiver Verhaltenstherapie

Studie	Stichprobe Anzahl (Frauenanteil)	Diagnose	Behandlung Therapiemodalität	Sitzungen	Katamnesen (in Monaten)	Zentrale Ergebnisse (KVT-Bedingung)
Ball et al. (2006)	52	Bipolar	1 Kognitive Therapie 2 Standardbehandlung	20	6	KVT Gruppe zeigte insgesamt besseren Zustand am Ende der Katamnese, aber kein Unterschied in den Rezidivraten.
Cochran (1984)	28 (17)	21 Bipolar I, 4 Bipolar II, 3 Zyklothymie	1 Kognitive Therapie 2 Standardbehandlung (15–30 Min)	6	6	Compliance höher (laut Arzturteil), seltener in der Klinik aufgenommen, weniger Rückfälle infolge von Absetzen von Lithium
Lam et al. (2000)	25	Bipolar I	1 Kognitive Verhaltenstherapie 2 Standardbehandlung	12–20 (in 6 Monaten)	12	KVT Gruppe hatte durchschnittlich weniger affektive Episoden, weniger Stimmungsschwankungen, weniger Hoffnungslosigkeit und einen besseren Umgang mit Medikamenten
Lam et al. (2003, 2005)	103 (58)	Bipolar I	1 Kognitive Verhaltenstherapie 2 Standardbehandlung	12–18 (in 6 Monaten; M = 13.9)	6–18	weniger affektive Episoden im Follow-up (v. a. im ersten Jahr), weniger manische und depressive Symptome, weniger Stimmungsschwankungen, besserer Umgang mit Frühsymptomen,
Meyer & Hautzinger (2012)	76	Bipolar I Bipolar II	1 Kognitive Verhaltenstherapie 2 Unspezifische, unterstützende Therapie	20 (in 9 Monaten)	24	Trend, dass weniger Episoden während der Therapie, aber im weiteren Verlauf kein Unterschied. In beiden Bedingungen allgemeine Verbesserungen über die Zeit

Tabelle 7.1. (Fortsetzung)

Studie	Stichprobe Anzahl (Frauenanteil)	Diagnose	Behandlung Therapiemodalität	Sitzungen	Katamnesen (in Monaten)	Zentrale Ergebnisse (KVT-Bedingung)
						Anzahl der Therapiesitzungen positiv assoziiert mit besserem Verlauf
Scott et al. (2001)	42 (25)	34 Bipolar I 8 Bipolar II	1 Kognitive Verhaltenstherapie 2 Standardbehandlung als Warteliste	25 (in 6 Monaten)	6 + 12	Reduktion der selbstberichteten Symptomatik, Verbesserung des allgemeinen Funktionsniveaus, Verbesserung im Bereich sozialer Aktivitäten
Scott et al. (2006)	253	138 Bipolar I 15 Bipolar II	1 Kognitive Verhaltenstherapie 2 Standardbehandlung	20 (in 6 Monaten) plus 2 Booster-Sitzungen	12	Nur Patienten mit weniger als 12 Episoden profitierten von KVT Insgesamt kein Unterschied in den Rezidivraten zwischen den Bedingungen
Zaretsky et al. (2008)	79	52 Bipolar I 27 Bipolar II	1 Kognitive Verhaltenstherapie 2 Kurze Psychoeduaktion	20 7	12 (incl. treatment period)	Depressive Symptome deutlich reduziert in der KVT-Gruppe verglichen zur Psychoedukation Kontrollgruppe hatte gleichzeitig mehr Antidepressiva-Verschreibungen in der Zeit als die KVT-Gruppe Keine Unterschiede in den Rezidivraten

Anmerkung: Eine medikamentöse Behandlung wurde in allen Studien durchgeführt und zum Teil kontrolliert; * E = Einzeltherapie; G = Gruppentherapie

von der KVT profitierten (Jan Scott, persönliche Mitteilung, Dezember 2011). Dies eröffnet die Option, auch Patienten psychotherapeutische Hilfe anzubieten, bei denen entweder aus medizinischen Gründen eventuell eine Kontraindikation für eine Pharmakotherapie besteht (z. B. schwere Nierenprobleme, Schwangerschaft) oder die aktuell eine medikamentöse Behandlung ablehnen.

Unsere eigene Studie (Meyer & Hautzinger, 2012) zeigte nur einen tendenziellen rezidivprophylaktischen Effekt der KVT, während die Behandlung andauerte. Dieser Vorteil der KVT verschwand allerdings während der Katamnese, die zudem länger war als in allen anderen psychotherapeutischen Studien. Die wahrscheinlichste Erklärung für diesen Befund ist, dass wir in der Supportiven Therapie (ST), die unsere Kontrollbedingung darstellte, alle Faktoren umsetzten, die als unspezifisch für die KVT, jedoch als allgemein gültige Wirkfaktoren von Psychotherapie gelten. Die KVT und die ST waren nicht nur bei der Anzahl und Häufigkeit der Sitzungen identisch, sondern vor allem auch darin, dass eine positive therapeutische Beziehung gestaltet wurde, eine ausführliche Psychoedukation stattfand und zur kontinuierlichen Selbstbeobachtung (STB) des Befindens und der täglichen Aktivitäten angeleitet wurde.

Neben den in Tabelle 7.1 zusammengestellten kognitiv-verhaltenstherapeutischen Wirksamkeitsstudien wurden einige unkontrollierte Gruppentherapiestudien veröffentlicht. Zum Beispiel Palmer et al. (1995), Patelis-Siotis et al. (2001) und Bernhard et al. (2006) gingen der Frage nach, inwieweit eine entsprechende Gruppentherapie von den Patienten angenommen wird. Das Programm von Patelis-Siotis et al. (2001) umfasste 14 wöchentliche Sitzungen, die jeweils zwei Stunden dauerten. In der Symptomatik fanden sich keine Veränderungen, was auch nicht erwartet worden war, da alle Patienten entweder nur leicht depressiv oder euthym waren. Bernhard et al. (2006) evaluierten ebenfalls ein 14 Sitzungen umfassendes kognitiv-psychoedukatives Programm. Sie fanden, dass die Patienten nach Abschluss der Behandlung mehr über ihre Störung wussten und mit der Behandlung zufriedener waren. Am Ende der Katamnese hatten sich auch familiäre Interaktionsmuster verbessert, wobei die Angehörigen in einer separaten Gruppe Unterstützung erhalten hatten. Die Studien zielten primär darauf zu prüfen, ob eine kognitiv-verhaltenstherapeutische Gruppe machbar und für die Betroffenen akzeptabel war. Castle et al. (2010) randomisierten 84 remittierte Patienten auf eine manualisierte 12 Sitzungen umfassende Intervention, die nicht eindeutig kognitiv-verhaltenstherapeutisch ist, aber entsprechende Elemente umfasste (z. B. das Setzen spezifischer, erreichbarer Ziele). Im Vergleich zur Standardbehandlung mit Medikamenten hatten die gruppentherapeutisch behandelten Patienten über das Jahr hinweg weniger Rezidive, v. a. depressiver Natur, und waren an weniger Tagen krank. Gomes et al. (2011) randomisierten 50 remittierte Patienten auf eine Gruppen-KVT versus Standardbehandlung. Es ergaben sich für den Ein-Jahreszeitraum keine signifikanten Unterschiede in den Rezidivraten oder in der Zeit bis zum ersten Rezidiv in den Intent-to-Treat-Analysen. Wenn nur die Patienten berücksichtigt wurden, die bis zum Ende teilnahmen, dann zeigte sich, dass die mit KVT behandelten länger remittiert blieben. Auch DaCosta et al. (2011) evaluierten KVT im Gruppensetting und randomisierten

41 bipolare Patienten. Die Gruppentherapie reduzierte signifikant das Ausmaß depressiver, manischer und Angstsymptome.

Insgesamt legen diese ersten Studien zur Effektivität von kognitiv-verhaltenstherapeutischen Gruppen nahe, dass positive Effekte zu erwarten sind, aber die Studien haben alle methodische Mängel, angefangen bei den Stichprobengrößen bis hin zu kurzen oder fehlenden Katamnesen. Es gibt allerdings Evidenz für die Wirksamkeit intensiver, länger andauernder psychoedukativer Gruppenprogramme, wobei die rezidivprophylaktischen Effekte bis zu fünf Jahre nach Abschluss der Behandlung nachweisbar sind (Colom et al., 2003, 2009).

Auch Achtsamkeitstherapie in Kombination mit KVT wird inzwischen als Behandlungsoption bei bipolaren Störungen evaluiert. Angesichts der Wirksamkeit bei rezidivierenden Depressionen (Piet & Hougaard, 2011) sowie unseren Erfahrungen mit der Akzeptanz und dem Umgang mit Gefühlen bei Betroffenen macht dies auch durchaus Sinn. Zu Lernen, im Hier und Jetzt zu sein und dadurch Grübeln und Rumination zu unterbrechen, negative Gefühle und Gedanken als passagere Ereignisse und nicht als Fakten zu erleben sind Strategien, die vielen Patienten mit bipolaren Störungen helfen können, mit Stimmungsschwankungen und residualen depressiven Symptomen umzugehen. Erste Untersuchungen legen nahe, dass es sich hier um einen vielversprechenden Ansatz in der Behandlung handeln könnte (z. B. Deckersbach et al., 2011, Miklowitz et al., 2009; Weber et al., 2010).

Die drei bislang dominierenden Formen von Psychotherapie – FFT, IPSRT und KVT – haben unterschiedliche thematische Schwerpunkte, die mit dem zugrunde liegenden theoretischen Modell korrespondieren, aber sie ähneln sich sehr im Vorgehen, z. B. beinhalten sie einen psychoedukativen Teil, betonen die individuelle Selbstverantwortung und räumen behavioralen Strategien einen großen Raum ein. In einer Studie von Miklowitz et al. (2007) wurden alle drei Therapieformen zur Behandlung akuter bipolarer Depressionen mit einer Kontrollbedingung verglichen. Alle drei Interventionen beschleunigten signifikant die Remission depressiver Symptome, aber unterschieden sich nicht signifikant voneinander, was angesichts der vorherigen Bemerkungen nicht verwundern mag. Die S3-Leitlinie zur Behandlung bipolarer Störungen kommt insgesamt deswegen auch zu der Schlussfolgerung, dass es Kernelemente effizienter Psychotherapie für die Behandlung Bipolarer Störungen gibt, die eingesetzt werden sollten (Pfennig et al., 2012):

- Psychoedukation
- Selbstbeobachtung von Befindens- und Stimmungsveränderungen, von Aktivitäten, Ereignissen, Verhalten und Denken
- Reflexion von Erwartungen und Maßstäben
- Förderung von Kompetenzen zum Selbstmanagement von Stimmungsschwankungen und Frühwarnzeichen
- Normalisierung und Stabilisierung von Schlaf-Wach- und sozialem Lebensrhythmus
- Stressmanagement
- Aktivitätenmanagement und Alltagsstrukturierung

- Steigerung der Selbstwirksamkeitsüberzeugung
- Einbezug der Angehörigen
- Vorbereitung auf Krisen und Notfälle (Rückfälle).

Indikation psychotherapeutischer Interventionen

Die Indikation psychotherapeutischer Interventionen bei bipolaren Störungen beschränkte sich lange auf das Angebot einer Rezidivprophylaxe nach einem stationären Aufenthalt, nach Abklingen einer affektiven Episode oder im remittierten Zustand. Aufgrund der Befundlage und klinischen Erfahrungen wurde auch beschlossen, in der S3-Leitlinie die Indikation zu erweitern (Pfennig et al., 2012). Psychotherapie sollte bei bipolaren Störungen auch angeboten werden, wenn akute Depressionen vorliegen, und sie ist einen Versuch wert, wenn leichte manische oder hypomane Symptome vorliegen. Einige der zentralen Empfehlungen aus der S3-Leitlinie sind zusätzlich in Tabelle 7.2. aufgelistet.

Tabelle 7.2 Selektion von Empfehlungen der S3-Leitlinie Bipolare Störungen von 2012 zum Bereich Psychotherapie (vgl. http://www.leitlinie-bipolar.de)

(1) **Akute Depression:**
»Zur Behandlung akuter depressiver Episoden im Rahmen einer bipolaren Störung sollte eine Psychotherapie angeboten werden. Empirische Belege liegen für die kognitive Verhaltenstherapie (KVT), die Familien-fokussierte Behandlung (FFT) und die Interpersonelle und Soziale Rhythmustherapie (IPSRT) vor«.

(2) **Akute maniforme Symptome:**
»Bei **leichten Manien** und **Hypomanien** kann eine Psychotherapie (kognitive Verhaltenstherapie, Psychoedukation, Familien-fokussierte Behandlung) angeboten werden, um positive Effekte auf die Dauer und Intensität der Symptome zu erzielen, indem gemeinsam verhaltensnahe Maßnahmen erarbeitet werden (z. B. konkrete tagesbezogene Aktivitätenpläne, klare Tagesstruktur, eindeutige und umrissene Zielvereinbarungen)«.
Aber: Es gibt aber bislang keine randomisierten kontrollierten Untersuchungen, welche Effekte eine spezifische Psychotherapie oder eine Psychoedukation bei der Behandlung einer akuten manischen Episode hat.

(3) **Rezidivprophylaxe**
a) »Zur rezidiv-prophylaktischen Behandlung einer Bipolaren Störung sollte eine ausführliche und interaktive Gruppenpsychoedukation durchgeführt werden«.
b) »Eine rezidiv-prophylaktische Behandlung einer Bipolaren Störung mit einer manualisierten, strukturierten kognitiven Verhaltenstherapie kann bei aktueller Stabilität und weitgehend euthymer Stimmungslage empfohlen werden.«

Teil II
Psychotherapie

8 Besonderheiten in der Behandlung bipolar affektiver Störungen

Bis vor wenigen Jahren war bei der Behandlung bipolarer Störungen die Rezidivprophylaxe das primäre und fast ausschließliche Ziel.

Inzwischen ist evident, dass die Verhinderung von Rezidiven nicht das einzige Ziel sein sollte und darf, sondern vielmehr die individuellen Bedürfnisse der Betroffenen im Vordergrund stehen müssen. Einer der Hauptgründe bipolarer Patienten, Psychotherapie aufzusuchen, sind depressive Symptome. Umso wichtiger ist, dass mit gewissen Modifikationen z. B. kognitive Verhaltenstherapie, die zur Behandlung unipolarer Depressionen entwickelt wurde, auch bei bipolaren Depressionen effektiv und indiziert ist. Bevor wir in diesem Teil des Buches zur Darstellung der möglichen psychotherapeutischen Interventionen bei bipolaren Störungen kommen, sollen hier zunächst einige Besonderheiten in der Behandlung und bei der Anwendung von Psychotherapie für diese Patientengruppe angesprochen werden.

Behandlungsmotivation. Wenn die Patienten von sich aus psychotherapeutische Hilfe aufsuchen, steht dies meistens – wie bereits erwähnt – im Zusammenhang mit akuten Depressionen. Die Indikation für Psychotherapie von Seiten der ärztlichen Kollegen ist oft eine die medikamentöse Rezidivprophylaxe unterstützende psychologische Betreuung, wenn die Patienten als weitgehend remittiert eingeschätzt werden. Aber aus Sicht der Betroffenen stehen auch in diesem Fall subjektiv oft subsyndromale depressive Symptome oder andere Probleme im Vordergrund wie z. B. Scham und Schuldgefühle über Verhaltensweisen in Manien oder Depressionen.

Wenn Manien keine drastischen negativen Konsequenzen (wie z. B. Konflikte mit Polizei, Zwangsunterbringung, finanzielle Disaster, gerichtlich bestimmte Betreuung) mit sich bringen oder wenn es sich um Hypomanien handelt, werden diese von den Betroffenen meist positiv und angenehm bewertet. Die Probleme und zwischenmenschlichen Konflikte, die dadurch dennoch entstehen, sind meistens wieder korrigierbar und nicht von langfristiger Dauer, sodass die positiven Aspekte dieser Hochphasen, wie z. B. vermehrte Energie oder gesteigertes Selbstvertrauen, in Erinnerung bleiben. Als Therapeut ist es wichtig, diese positiven Aspekte maniformer Episoden nicht zu ignorieren und dem Gegenüber Verständnis zu signalisieren.

Warum besteht speziell bei Bipolar-II-Störungen eine Notwendigkeit, psychotherapeutisch einzugreifen? Diese ergibt sich primär aus der Tatsache, dass sie in vielen Fällen einen chronischeren Verlauf zeigen als Bipolar-I-Störungen (Parker, 2006) und dass die Zeiten vermeintlich erhöhter Produktivität und Energie nicht ohne den Preis der Depressionen »erkauft« werden.

Konfliktträchtige Situationen. Wenn Patienten mit unipolaren Depressionen oder Angststörungen z. B. von Urlaubsplänen berichten oder erzählen, sie haben sich verliebt oder sie ziehen eine berufliche Umorientierung in Betracht, so löst dies auf therapeutischer Seite selten Besorgnis aus. Bei Patienten mit bipolaren Störungen kann das anders sein, und viele Therapeuten berichten über Ängste und Bedenken, was passiere, wenn einer ihrer Patienten manisch wird, »Dummheiten« macht oder kaum kalkulierbare Risiken eingeht.

Wichtig ist sich klar zu machen, dass wir als Therapeuten nur Angebote machen können (z. B. gemeinsame Diksussion, ob bestimmte Aktionen oder Entscheidungen eventuell vertagt werden sollten; Angebot, Dritte einzuschalten), aber nur im Fall akuter Selbst- oder Fremdgefährdung besteht Handlungsbedarf. Pläne, einen Kredit aufzunehmen, ein Auto zu kaufen, die Kündigung einzureichen oder eine luxuriöse Fernreise zu machen haben zwar das Potenzial für schmerzliche und z. T. langfristige negative Konsequenzen für die Betroffen und Angehörigen, aber sie fallen nicht per se in die Kategorie Selbst- oder Fremdgefährdung.

Man kommt als Therapeut tatsächlich immer wieder in die für alle Beteiligten potenziell konfliktträchtige Situation, mit den Patienten abzuklären, ob es sich beim aktuellen Befinden bzw. den Aktionen de facto nur um Ausdruck einer gebesserten, guten Stimmung oder um Anzeichen hypomaner bzw. manischer Episoden handelt.

! Sprechen Sie von Therapeutenseite von Anfang an offen darüber und erinnern Sie ggf. die Patienten daran, dass es Situationen geben kann, in denen diese positiv gestimmt in die Sitzung kommen, Sie sich als Therapeut jedoch in der schwierigen Situation befinden, abklären zu müssen, ob alles in Ordnung ist, die Medikamente eingenommen werden oder möglicherweise frühe Anzeichen einer Krankheitsepisode vorliegen.

Pharmakotherapie. Bislang wird Psychotherapie bei bipolaren Störungen immer nur als Ergänzung und nicht als Alternative zur medikamentösen Behandlung verstanden. Da sich der Verlauf ohne medikamentöse Behandlung massiv verschlechtern und die Erkrankung sogar tödlich verlaufen kann (z. B. Suizid), ist eine Pharmakotherapie in vielen Fällen ratsam und unvermeidbar (z. B. Goodwin & Jamison, 2007). Wenn Betroffene eine medikamentöse Behandlung ablehnen, sollte dies aber nicht zur Bedingung für eine Psychotherapie gemacht werden. Es ist angemessener, die Motivation zur Psychotherapie als eine Chance zu sehen, eine etwaige Pharmakotherapie zum Thema machen zu können. Das heißt konkret, man macht zur Bedingung, dass Zeit in der Therapie auch dazu verwendet wird, das Für und Wider einer Pharmakotherapie zu besprechen.

! Die Pharmakotherapie, in welcher Form auch immer, ist immer Thema einer Psychotherapie bei bipolaren Störungen. Das Für und Wider bedarf der ausführlichen Abklärung und Besprechung. Hierzu gehört auch der Kontakt zum behandelnden Arzt.

Ein anderer Aspekt der medikamentösen, phasenprophylaktischen Behandlung ist, dass sie oft nicht zeitlich befristet ist, was in den meisten Fällen bedeutet, die Medikamente über Jahrzehnte, ggf. ein Leben lang einzunehmen. Wie bei vielen chronischen Erkrankungen ergeben sich hier motivationale Probleme, wenn es entweder den Patienten lange Zeit gut ging und keine neuen affektiven Episoden auftraten oder wenn leichte Symptome und Beeinträchtigungen trotz Medikamenteneinnahme weiter bestehen. Auch Nebenwirkungen der Medikamente wirken sich nicht motivationsfördernd aus und sollten ernst genommen werden. Das Thema »Medikamente« mit dem Für und Wider nimmt aus diesen Gründen oft einen großen Raum in der Therapie ein. Dies erfordert von den Psychotherapeuten, sich selbst entsprechend über die Pharmakotherapie bipolar affektiver Störungen zu informieren (s. dazu Kap. 6). Man sollte sich als Psychotherapeut auch der eigenen Einstellung gegenüber Psychopharmaka in der Behandlung psychischer Störungen bewusst sein, da wir diese verbal wie nonverbal in die Therapie einbringen und somit auch das Denken und Verhalten des Gegenübers beeinflussen.

Balance und Stabilität. Ein weiteres Spezifikum ist, dass bei allen Interventionen das Ziel im Vordergrund steht, Balance und Stabilität angesichts der wechselhaften Symptomatik zu erzielen. Damit ist gemeint, dass generell sowohl ein Zuwenig als auch ein Zuviel problematisch ist. So kann beispielsweise ein Zuwenig an Aktivitäten einen Teufelskreis in Richtung Depressivität begünstigen und ein Zuviel kann ein Abgleiten in maniforme Symptome fördern. Ein Zuwenig an Selbstbeobachtung kann bedeuten, nicht rechtzeitig Warnsymptome für affektive Episoden zu erkennen, ein Zuviel kann Grübeln, Selbstzweifel, Unsicherheit und Ängste auslösen und dadurch Stress erzeugen, der das Risiko affektiver Episoden erhöht.

Es geht auf allen Ebenen darum, eine Ausgewogenheit anzustreben, z. B. Schlaf, soziale Kontakte, Verhältnis von Freizeit und Arbeit, Ruhephasen, Urlaub, Verpflichtungen, familiäre Aufgaben. Normalerweise wird in Psychotherapien unter dem Aspekt »Rezidivgefahr« insbesondere auf kritische Lebensereignisse und Alltagsbelastungen (sog. »daily hassles«) geachtet. Alltägliche positive Erfahrungen (sog. »daily uplifts«), wie z. B. das Erreichen persönlich wichtiger Ziele, Lob, gute Leistungen (z. B. Noten, Boni am Arbeitsplatz), werden u. U. dazu genutzt, kognitive Umstrukturierungen bei dysfunktionalen negativen Überzeugungen durchzuführen, positive Erfahrungen bewusster zu machen oder Ressourcen des Patienten zu aktivieren. In der Behandlung von Patienten mit bipolar affektiven Störungen aber müssen alle Beteiligten auch vor, während und nach solchen positiven Ereignissen (wie z. B. bestandene Prüfung, Beförderung, erfolgreiche Bewerbung, Heirat, Urlaub) darauf achten, dass das Pendel nicht in Richtung Manie oder Depression ausschlägt.

9 Psychotherapie depressiver Symptome

Eines der häufigsten Probleme bipolarer Patienten sind chronische oder rezividierende depressive Symptome, die entweder leicht oder auch intensiv genug sein können, um die Kriterien für eine depressive Episode zu erfüllen. Deswegen stellen wir dieses Kapitel auch der Rezidivprophylaxe voran.

Immer wieder wird darauf hingewiesen, dass Depressionen im Rahmen unipolarer und bipolarer Störungen sich unterscheiden und bipolare Depressionen häufiger mit Symptomen wie psychomotorischer Verlangsamung, vermehrtem Schlaf und melancholischen Zügen einhergehen (z. B. Mitchell, 2001, 2011). Dies mag für Bipolar-I-Störungen gelten, aber nicht unbedingt für Bipolar-II-Störungen (Parker & Fletcher, 2009). Therapeutisch gesehen ist wichtiger, dass, wie etliche Studien nahelegen, trotz potenzieller symptomatischer Unterschiede die Prozesse, die die Genese und den Verlauf bipolarer Depressionen beeinflussen, denen unipolarer Depressionen ähneln (z. B. Cuellar et al., 2005). Deswegen ist es auch nicht verwunderlich, dass prinzipiell dieselben psychotherapeutischen Techniken auch bei bipolaren Depressionen greifen (z. B. Miklowitz et al., 2007; Zaretsky et al., 1999).

Psychotherapeutisches Vorgehen. Das therapeutische Vorgehen entspricht generell dem für unipolare Depressionen (Hautzinger, 2003, 2010; Risch et al., 2012; Brakemeier et al., 2012; vgl. auch Kap. 14). Es sollen deswegen hier nur Aspekte beschrieben werden, die sich in unserer Arbeit mit bipolaren Patienten zusätzlich immer wieder als hilfreich erwiesen haben.

Schnelle Stimmungsänderungen in Richtung Depression. Fallbeispiel: Ines (56, promovierte Biologin, Bipolar-I-Störung) war seit Jahren wegen ihrer bipolaren Störung berentet. Sie kam knapp eine Woche nach Neujahr zur nächsten Sitzung und war in Tränen aufgelöst. Sie berichtete, seit dem 4. Januar wieder depressiv zu sein, dass sie nicht mehr aufstehen möchte und es ihr schwer falle, ihren Alltag zu bewältigen. Sie war besonders verzweifelt, weil sie die erneuten depressiven Symptome a) als Anzeichen dafür sah, dass die Umstellung der Medikamente vor 6 Monaten nicht geholfen habe, und sie b) ihr Konzept bestätigt sah, dass es sich bei ihren Depressionen um endogen-biologische Prozesse handele, da sie »fast immer über Nacht kommen« und sie »auch keinen Anlass hatte, gestresst zu sein«.

Dieses Konzept, dass bipolare Depressionen qualitativ anders sind, findet sich häufig bei den Patienten. Es ist ratsam, sich in diesen Fällen die Zeit zu nehmen und eine genaue Bedingungsanalyse durchzuführen. Dies hilft, das Muster im Einzelfall zu erleuchten, das zu den scheinbar aus dem Nichts auftauchenden Depressionen führt. Hilfreich für die Analyse und das Verständnis erweist sich hier das Modell zu Stimmungsschwankungen von Mansell et al. (2007), wie es auch in Abbildung 9.1 dargestellt ist.

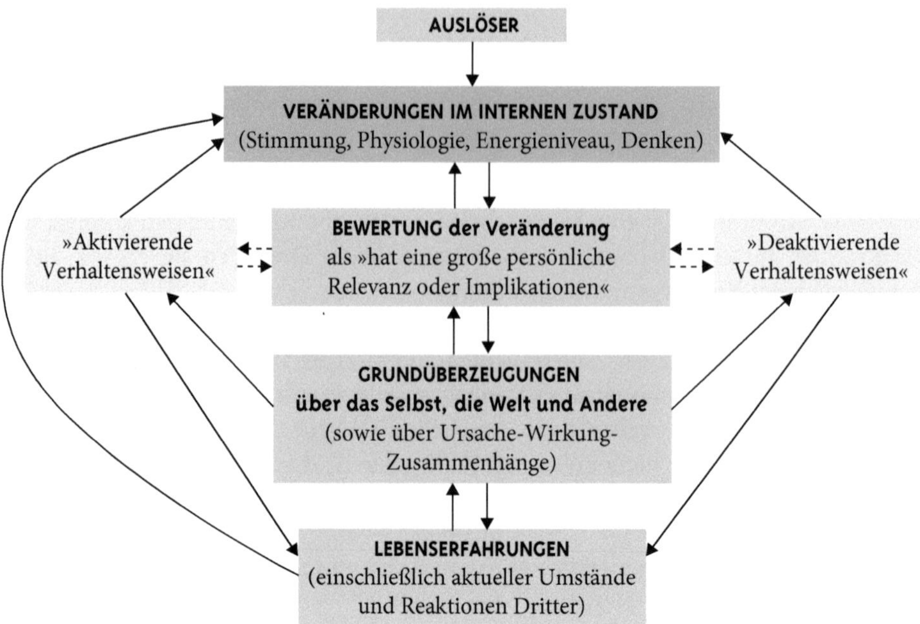

Abbildung 9.1 Modell zu Stimmungsschwankungen (in Anlehnung an Mansell et al., 2007)

Das Modell geht kurz gesagt davon aus, dass ein »Trigger« zu Veränderungen interner Zustände führt (z. B. Müdigkeit, Aktivierung, Stimmungsveränderung, etc.), die aufgrund der individuellen Lebensgeschichte und den daraus entstandenen Schemata und Überzeugungen in besonderer Weise bewertet werden. Die Bewertung beinhaltet dabei eine Einschätzung, dass die wahrgenommene Veränderung im internen Zustand persönliche Relevanz hat und hoch bedeutsam ist. Je nach Bewertung werden Verhaltensweisen initiiert, die entweder aktivierend oder deaktivierend auf den aktuellen internen Zustand einwirken.

Obwohl es in diesem Kontext um Depressionen geht, erlaubt das Modell zu beschreiben, wie eine Person durch eine positive Bewertung von vermehrter Energie oder verfrühtem Aufwachen an einem Morgen Verhaltensweisen (z. B. Pläne schmieden, Überstunden machen) initiiert, die die Gefahr einer manischen Entgleisung erhöhen. Eine negative Bewertung solcher Veränderungen als »bedrohlich« und daraus resultierende Ängste, manisch zu werden, kann, je nachdem, was die Person tut, das Risiko einer Eskalation reduzieren (deaktivierende Verhaltensweisen wie z. B. Stimulation reduzieren, Pausen einlegen, Bedarfsmedikation einnehmen) oder erhöhen (aktivierende Verhaltensweisen wie z. B. Grübeln, nervöses Auf-und-Ab-Laufen mit Kettenrauchen, vor lauter Unruhe nicht schlafen können). Analog können minimale Veränderungen z. B. in Richtung Müdigkeit, abnehmende Motivation, Appetiteinschränkungen oder unbestimmtes Unwohlsein in Abhängigkeit von der Bewertung und der daraus resultierenden Verhaltensweisen das Risiko einer Intensivierung depressiver Zustände reduzieren (durch aktivierende Verhaltensweisen wie z. B.

Ablenkung, Ignorieren des aktuellen Zustands und Aufrechterhaltung der üblichen Routine) oder erhöhen (durch deaktivierende Verhaltensweisen wie z. B. Vermeiden sozialer Kontakte, sich krank melden bei der Arbeit, Alkoholkonsum).

Im Fall von Ines wurde gemeinsam mit der Patientin die in Abbildung 9.2 dargestellte Fallkonzeption erarbeitet. Sie hatte Freunde zu Silvester zu sich eingeladen und blieb, was für sie unüblich war, bis morgens um 3:00 Uhr auf. An Neujahr deswegen auszuschlafen und den ganzen Tag im Pyjama zu bleiben war akzeptabel für sie und fiel aus ihrer Sicht – auch im Hinblick auf ihre bipolare Störung – unter Psychohygiene. Dass sie am darauffolgenden Tag immer noch nicht pünktlich um 7:00 Uhr aufstehen wollte und sich müde fühlte, löste die ersten Sorgen aus, dass etwas nicht in Ordnung sein könnte. Der 3. Januar war ein Werktag und sie hatte immer noch das Bedürfnis, im Bett zu bleiben und länger zu schlafen. Da aus ihrer Sicht alle anderen, die berufstätig sind, an einem Werktag ohne großes Nachdenken aufstehen und ihren Pflichten nachgehen, stiegen Schuldgefühle in ihr hoch. Diese waren gepaart mit der Überzeugung, dass die Depression sie wieder im Griff habe. Sie blieb im Bett liegen und fühlte sich zunehmend elend, weinerlich und enttäuscht von sich selbst.

Ihr Zustand zu Beginn der Sitzung war von ihrem emotionalen Verhalten, Ausdruck und ihrer Psychomotorik psychopathologisch eindeutig »depressiv«. Durch die Analyse der Umstände konnte mit Ines erarbeitet werden, inwieweit ihre Annahmen angemessen sind und ob es gerechtfertigt ist, so kritisch und bewertend zu sich zu sein. Ein Aspekt des Prozesses war die *Normalisierung ihrer Erfahrungen.* Zum Beispiel

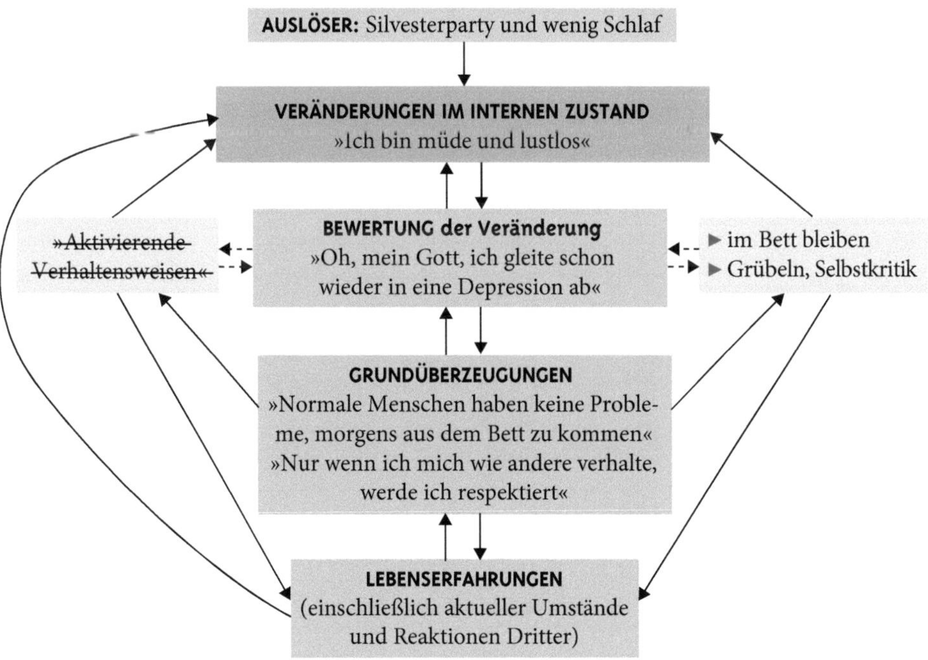

Abbildung 9.2 Bedingungsanalyse von Ines' depressiven Symptomen

wurde diskutiert, inwieweit es altersbedingt eventuell länger dauert, sich von einer langen Partynacht zu erholen, und inwieweit sie im Zustand der Berentung wirklich morgens immer um 7:00 Uhr mit einem Gefühl des Ausgeruhtseins aufstehen muss. In ihrem Fall reichte diese eine Sitzung aus, die vermeintliche Depression zu behandeln und als weiteres Behandlungsziel abzuleiten, achtsamer und akzeptierender gegenüber der eigenen Person zu sein.

Chronische Depressivität. Im Fall chronischer depressiver Symptome hat sich klinisch eine Strategie als effektiv erwiesen, die eine Modifikation des als »Verhaltensaktivierung« bekannten Ansatzes darstellt (Martell et al., 2010) oder auch unter dem Begriff der »Situationsanalyse« Verbreitung gefunden hat (Brakemeier et al. 2012). Die Grundidee besteht darin, dass man nicht unbedingt zugrunde liegende Schemata oder den Inhalt dysfunktionaler Denkmuster bearbeiten muss, um depressive Symptome zu lindern, sondern dass eine funktionale Analyse des Verhaltens oder der Symptome hinreichend sein kann, um den Teufelskreis der Depression zu durchbrechen. Entscheidend ist ein Bedingungsmodell zu erarbeiten, aus dem ersichtlich wird, welche Bedingungen das jeweilige Verhalten verstärken und aufrechterhalten (s. Abb. 9.3). Im Modell (Martell et al., 2010) geht es darum, das dysfunktionale Verhalten durch ein anderes zu ersetzen, wobei Denkprozesse (z. B. Grübeln, Rumination) als eine Form des Verhaltens aufgefasst werden. Von primärem Interesse ist allerdings nicht der Inhalt der Gedanken, sondern ihre Funktionalität.

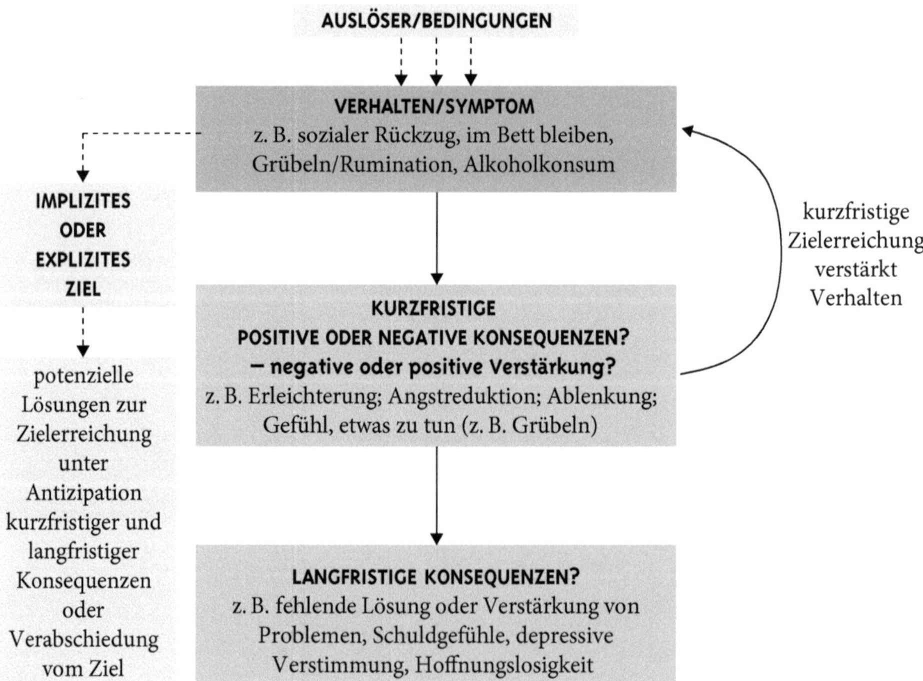

Abbildung 9.3 Erweiterte funktionale Bedingungsanalyse des depressiven Verhaltens (nach Barton & Meyer, 2011)

Modifizierte »Verhaltensaktivierung«. Die weitgehende Außerachtlassung des Inhalts von Gedanken sowie die ausschließliche Fokussierung auf das Verhalten und seine Funktionalität ist für Therapeuten, die sich als »kognitive Verhaltenstherapeuten« verstehen, oft keine so leichte Übung. Wir sind es gewohnt, automatische Gedanken (z. B. »Ich habe versagt«) und dysfunktionale Überzeugungen (z. B. »Wenn ein Mensch um Hilfe bittet, dann ist das ein Zeichen von Schwäche«) gemeinsam mit den Patienten bezüglich ihrer Angemessenheit zu evaluieren. Die Fokussierung alleine auf die Funktionalität bzw. Zielführung (»wird das erwünschte Ziel damit erreicht?«) von Denken und Handeln erscheint reduktionistisch und zu »behavioral«. Wir (Meyer & Barton, 2012) haben diesen Vorschlag von Martell für bipolare Patienten adaptiert und ergänzen das Verhaltensaktivierungsmodell dahingehend, dass wir betonen, dass es wichtig ist, neben dem problematischen depressogenen Verhalten auch das implizite oder explizite Ziel der Betroffenen, das das Verhalten erreichen soll, gemeinsam zu eruieren (vgl. Barton et al., 2008). Wenn das übergeordnete Ziel deutlich wird, können gemeinsam mögliche Lösungsstrategien erarbeitet und im Hinblick auf ihre kurz- und langfristigen Konsequenzen besprochen werden. Letzteres ist wichtig, um ein Überschießen des Verhaltens, das zu einer Zielerreichung führen könnte, antizipieren und ein Abgleiten ins Maniforme vermeiden zu können. Manchmal, wenn das implizite oder explizite Ziel des Problemverhaltens nicht realistisch ist, geht es auch darum, sich von einem Ziel trennen zu können (»Akzeptanz«).

Zur Verdeutlichung sei Joe (48, verheiratet, Investment Banker, Bipolar-II-Störung) angeführt. Eine schwere depressive Episode hatte einen stationären Aufenthalt zur Folge. Als er an seinen Arbeitsplatz zurückkam, war er gegenüber seinem Chef ehrlich und offenbarte seine »bipolare Störung«. Das Management sagte ihm Unterstützung zu und holte medizinschen Rat ein. Man besprach mit ihm, dass man sein Stressniveau reduzieren wollte und deswegen in Zukunft seine früheren Investmentgeschäfte mit dem Fernen Osten und den USA an andere Kollegen delegieren werde. Durch die Beschränkung auf den europäischen Markt würden seine Arbeitszeiten regulärer und auch die Risiken aufgrund der Investitionen kalkulierbarer. Einerseits war Joe bewusst, dass diese Adaptationen prinzipiell für sein Wohlbefinden von Vorteil sein könnten, aber andererseits konnte er das Gefühl nicht loswerden, dass es nicht um sein Wohlbefinden ging, sondern dass seine Vorgesetzten mit ihm kein Risiko für die Bank eingehen wollten. Er fühlte sich diskriminiert und in seiner Position degradiert. Er sprach seine Vorgesetzten an, dass er ihre Intentionen schätze, aber die Geschäfte in Fernost und USA nicht aufgeben möchte. Man sagte ihm zu, nach angemessener Zeit die Situation zu überdenken, was aber trotz wiederholter Versuche seinerseits nicht passierte.

Als er wegen depressiv-gereizter Verstimmung ca. 6 Monate später Psychotherapie aufsuchte, war ersichtlich, dass er stundenlang mit Grübeln verbrachte und dass Kleinigkeiten, die ihn im Alltag an die Arbeit erinnerten, das Grübeln, Wut und Enttäuschung auslösen. In Gedanken ging er dabei immer und immer wieder mögliche Gespräche mit seinen Vorgesetzten durch, um irgendwie zu erreichen, dass die Ungerechtigkeit rückgängig gemacht würde und er wieder seinen alten Job und

Verantwortlichkeiten zurückbekäme. Bilder, die er zur Beschreibung der Situation benutzte, waren »David gegen Goliath« oder »Gladiator in der Arena«. Die funktionale Analyse ergab, dass sein Grübeln ihm das Gefühl gab, in seiner subjektiv aussichtslosen Situation als »gebrandmarkter psychisch Kranker« etwas zu tun (kurzfristig positiv). Auch die mit dem Grübeln einhergehende Wut erlebte er als angenehmer als die subjektive Diskriminierung. Langfristig verstärkte das Grübeln aber sein Gefühl von Hoffnungslosigkeit und Depressivität. Gemeinsam erarbeiteten wir, dass sein explizites Ziel war, seine alte Position wieder zu erhalten. Eine Diskussion, was das Erreichen dieses Ziels bedeuten würde, machte ersichtlich, dass damit die Situation für ihn subjektiv nicht hinreichend bereinigt wäre. Was er wirklich wollte, war eine Entschuldigung von Seiten des Managements (implizites Ziel) dafür, wie sie ihn behandelt haben.

Zwei Behandlungsstrategien wurden daraus angeleitet: a) Bewusstes Wahrnehmen des Grübelns und aktiv alternative Verhaltensweisen einsetzen, um den langfristigen negativen Konsequenzen entgegenzuarbeiten. In seinem Fall identifizierte er folgende Strategien als hilfreich: ins Fitnessstudio gehen, Stimuluskontrolle (z. B. Raum verlassen), eine Runde auf dem Motorrad drehen, Achtsamkeitsübungen einsetzen (z. B. Drei Minuten Atem-Übung); b) Identifikation von möglichen Lösungen (z. B. formelle Beschwerde, Arbeitsgericht, Kündigung) und deren jeweiligen Vor- bzw. Nachteile sowie deren Realisierbarkeit für sein explizites und implizites Ziel. Die Wahrscheinlichkeit einer Entschuldigung von Seiten des Managements schätzte er realistischerweise als niedrig ein, und rechtliche Schritte einzuleiten erwies sich aufgrund der schwierigen Beweislage als ein Unterfangen, das ihn eventuell mehr aufreiben als ihn seinem Ziel näher bringen würde. Das Ergebnis des Prozesses war, dass Joe entschied, mittelfristig seinen Lebenslauf aufzufrischen und langfristig einen neuen Arbeitsplatz zu finden. Dies ging einher mit »Trauerarbeit« über die erlebten Verletzungen und Auseinandersetzung mit dem subjektiven Stigma, eine psychische Störung zu haben und somit letztendlich um eine Validierung und Zulassung seiner Gefühle.

Eine Fallkonzeption in Anlehnung an Abbildung 9.3 sollte entscheiden helfen, welcher Ansatz zur Behandlung depressiver Symptome im individuellen Fall am schnellsten Erfolg verspricht. Es ist aber wichtig zu beachten, dass eine solche Fallkonzeption jederzeit aufgrund von neuen Informationen angepasst oder auf ihre Angemessenheit mit dem Patineten gemeinsam überprüft werden sollte.

Situationsanalysen: Die Situationsanalyse ist eine strukturierte, mehrstufige Problemlösungsaufgabe bzw. eine funktionale Situation-Reaktion-Konsequenz-Technik (vgl. Brakemeier et al., 2012). Dadurch wird die Aufmerksamkeit der Patienten auf den Umgang mit konkreten Situationen gelenkt, wodurch das ungenaue Beobachten verbunden mit dem globalen, transsituationalen, dysfunktionalen Denken (z. B. »Ich erreiche eh nie, was ich will« oder »Alles, was ich anfange, geht schief.«) allmählich aufgelöst wird. Mit der Situationsanalyse werden drei Ziele verfolgt: Patienten sollen lernen,

- genau hinzuschauen, ihre Wahrnehmung zu verbessern und Wahrnehmungsverzerrungen aufzulösen.

- sich realistische (erreichbare) und die bipolare Störung berücksichtigende Ziele setzen.
- dass sie durch konstruktives, auf die Situation bezogenes, angemessenes Verhalten diese Ziele auch erreichen können.

Die Situationsanalyse ist ein sehr strukturiertes Verfahren, welches aus einer Explorations- und einer Lösungsphase besteht. Während der Explorationsphase werden die individuellen interpersonellen, kognitiven und verhaltensbezogenen Probleme der Patienten deutlich herausgearbeitet. Diese werden dann während der Lösungsphase bearbeitet und so lange verändert, bis neues adaptives Verhalten zu einem gewünschten Ergebnis führt.

Patienten werden im ersten Schritt der Situationsbeschreibung gebeten, ein belastendes, häufiges Ereignis mit einem klar definiertem Anfangs- und Endpunkt zu beschreiben. Es ist oft hilfreich für sie, sich die Situation als einen Filmausschnitt vorzustellen. Nach dieser Beschreibung werden die Patienten im zweiten Schritt aufgefordert, die wichtigsten Interpretationen der Situation zu nennen. Hier kann auch vom »inneren Film« oder »automatischen Gedanken« gesprochen werden. Im dritten Schritt wird das genaue, detaillierte Verhalten bzw. der Verhaltensablauf analysiert. Im vierten Schritt wird das in der Situation tatsächlich erreichte Ziel bzw. Ergebnis benannt. Im fünften Schritt geht es dann um das erwünschte Ergebnis, also darum, was ein Patient in der konkreten Situation gerne erreicht hätte. Im sechsten Schritt wird das tatsächlich eingetretene Ergebnis mit dem erwünschten verglichen (»habe ich mit meinem Verhalten und meinem Denken erreicht, was ich wollte?«). Im siebten Schritt werden dann Lösungen, d. h. Alternativen zu den Interpretationen und Verhaltensweisen für die konkrete Situation erarbeitet und trainiert. Der achte Schritt führt zum Transfer in den Alltag, also die Anwendung des neuen, eingeübten Verhaltens unter realen Bedingungen. Gegebenenfalls sind in der Folgesitzung weitere Ergänzungen und Alternativen zu erarbeiten und erneut im Alltag zu erproben.

Auch wenn wir hier selektiv auf neue, hilfreiche Strategien im Umgang mit depressiven Symptomen fokussierten, so sei noch einmal betont, dass die klassische kognitive Verhaltenstherapie der Depression (Beck et al., 1986; Hautzinger, 2003, 2012) unverändert ihren Stellenwert hat.

! Bei der Behandlung depressiver Episoden im Rahmen einer bipolaren Störung sollten plötzliche Remissionen zwischen Sitzungen immer ein Signal für Therapeuten sein, mit viel Wertschätzung und Akzeptanz abzuklären, ob es sich lediglich um eine Verbesserung der Depression handelt oder das Pendel in Richtung Manie ausschlägt.

10 Behandlung manischer und hypomaner Symptome

Nur selten kommen Patienten im Zustand akuter hypomaner oder manischer Symptome erstmalig in Psychotherapie. Wenn dies der Fall ist, handelt es sich meistens um bereits im Vorfeld vereinbarte Termine, die die Betroffenen trotz maniformer Symptome einhalten. Warum? Möglicherweise, um Angehörigen zu beweisen, dass alles in Ordnung ist, oder in der Hoffnung, von professioneller Seite bestätigt zu bekommen, dass es keinen Anlass zur Sorge gibt. In einem Fall wandte sich eine Frau an uns, die »bei Experten eine privat bezahlte Psychotherapie zur Rückfallprophylaxe depressiver Phasen haben wollte«. Im Umgang wirkte sie selbstsicher und extrovertiert, mit klaren Zielvorstellungen – passend zu einem Stereotyp einer unabhängigen und berufstätigen Frau im mittleren Alter. Ihr Verhalten war weder grenzüberschreitend, expansiv noch grandios oder auffällig. Eventuell mag man ihr Auftreten als etwas dramatisierend und ichbezogen beschrieben haben, aber zu diesem Zeitpunkt hatte niemand Anlass, anzunehmen, dass sie in diesem Moment hypoman war.

! Verstehen Sie es als Chance, wenn Patienten im akuten hypomanen oder manischen Zustand zur Sitzung kommen. Es impliziert Vertrauen und meistens ein Bedürfnis nach Valdidierung oder Rückversicherung, dass alles in Orndung ist, auch wenn alle bereits spüren, dass etwas aus dem Lot geraten ist. Nicht umsonst kommt auch die S3-Leitlinie bipolarer Störungen zu dem Schluss, dass Psychotherapie auch im hypomanen oder leichten manischen Zustand einen Versuch Wert ist (Pfennig et al., 2012).

In der Literatur wird oft beschrieben, dass Hypomanien und Manien sich innerhalb von kürzester Zeit entwickeln, was oft auch diesen Anschein hat, wenn man eine offensichtlich gehobene Stimmung oder Reizbarkeit als Kriterien heranzieht. Eine genaue Analyse zeigt jedoch häufig, dass sich die Vorboten einer Manie früher zeigen, oft subtil in Form von gesteigertem Interesse, vermehrten Plänen, Unternehmungen und Aktivitäten. Es handelt sich um Veränderungen, die oft unbemerkt bleiben und normalerweise auch kein Anlass zur Sorge sind, wenn im individuellen Fall nicht das Risiko einer schweren, eventuell sogar psychotischen Manie besteht. Dies bedeutet aber auch, dass im Fall einer Hypomanie bei Bipolar-II-Störungen kein wirklicher Anlass zur Sorge bestehen muss!

Zudem gestalten sich manische Symptome individuell sehr unterschiedlich. Manche zeigen ein Bild, wie man es sich von bipolaren Störungen vorstellt, mit Großspurigkeit, offensichtlich übertriebenen, von Größenideen geprägten Ideen und Plänen, grenzüberschreitender Vertraulichkeit, Unfähigkeit, still zu sitzen, oder spontanem Lachen. Bei anderen hingegen ist es auf den ersten Blick weniger typisch.

Ein Beispiel: Ellen, 39, verheiratet, Mutter zweier Kinder, Diagnosen Bipolar I und selbstunsichere Persönlichkeitsstörung. Im euthymen Zustand war ihre Stimme leise, kaum verständlich, sie vermied fast jeglichen Blickkontakt, hatte hochgezogene Schultern und wirkte extrem schüchtern. Wenn sie manisch wurde, war sie selbstbewusst, sprach mit lauterer Stimme, erwiderte Blickontakt und drückte ihre Meinung und Gefühle mehr oder weniger unverblümt aus. Nur wenn sie manisch wurde, gab es zu Hause Konflikte mit ihrem Ehemann, wenn sie ihm z. B. in Fragen der Kindererziehung widersprach oder seinen Vorschlägen, was man an einem Sonntagnachmittag unternehmen könne, nicht einfach ohne Nachfragen zustimmte.

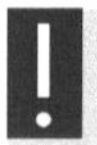

Das Erkennen hypomaner oder manischer Symptome ist in jedem einzelnen Fall eine gemeinsame Lernerfahrung für Therapeuten und Patienten.

Konfliktträchtige Situationen. Wir haben bereits darauf hingewiesen (s. Kap. 8), dass man als Therapeut gelegentlich in die für alle Beteiligten potenziell konfliktträchtige Situation kommt, mit den Patienten abklären zu müssen, ob z. B. aktuelle Urlaubspläne, Verliebtheiten oder Pläne für eine berufliche Umorientierung nur Ausdruck einer guten oder ausgeglichenen Stimmung verbunden mit differenzierten Überlegungen sind oder ob es sich um Anzeichen hypomaner bzw. manischer Episoden handelt.

Viele Therapeuten berichten von Ängsten und Bedenken, was passiere, wenn einer ihrer Patienten manisch würde. Wie bereits erwähnt ist es wichtig, sich vor Augen zu halten, dass wir als Therapeuten nur Angebote machen können (z. B. gemeinsame Diksussion, ob bestimmte Aktionen oder Entscheidungen eventuell vertagt werden sollten; Angebot, Dritte einzuschalten). Wir sollten weiter bedenken, dass das Kommen des Patienten bereits ein gewisses Maß an Bereitschaft anzeigt, sich mit allen, damit auch konfliktträchtigen Themen zu beschäftigen.

Typischerweise und basierend auf unseren Erfahrungen gestaltet sich die Situation meist folgendermaßen, wenn Betroffene im hypomanen oder manischen Zustand in die Sitzung kommen:

Therapeut:	»Bevor wir wie üblich die Agenda für die heutige Sitzung bespechen, ein kurzes Blitzlicht: Wie geht es Ihnen und wie war die Woche?«
Patient:	»Mir ging es endlich mal wieder richtig gut. Meine Frau denkt ja schon wieder das Schlimmste, aber es ist alles im grünen Bereich.«
Therapeut:	»hmmm ...?«
Patient:	»Ich war einkaufen, aber alles halb so schlimm – nur ein paar Hemden, und wofür hat man die Kreditkarte. Es war ja auch Sommerschlussverkauf. Und ach ja, ich habe meine alten Klassenkameraden wieder kontaktiert – man darf das alles nicht so schleifen lassen, irgendwann ist es zu spät [*lacht*] – zu spät für alles. Aber meine Frau spielt mal wieder Spaßbremse. Das sehen Sie doch sicher auch so?«
Therapeut:	[*kurz abwartend, Zeit lassend, aber bevor man wirklich etwas sagen kann.*]

▶

Patient:	»Ach, ja, ich habe Ihnen noch gar nicht erzählt, dass ich überlege, vielleicht doch noch zu promovieren. Warum auch nicht? Ein Doktortitel würde doch gut klingen?! Vielleicht brauche ich da Ihre Hilfe. Sie sind ja ein Doktor, Sie wissen wie das geht. [*das kann so für einige Zeit und mit variierenden Themen weitergehen, bis meistens Folgendes passiert:*] … Sie sind heute so still? Keine Agenda für die Sitzung?«
Therapeut:	»Ich hatte das Gefühl, Sie hatten heute viel zu berichten, Sie sprudelten förmlich, und ich hielt es für angemessener, Ihnen diesen Raum zu geben.«
Patient:	[*eventuell leicht skeptisch oder gereizt*] »Denken Sie wie meine Frau, ich sei manisch?«
Therapeut:	»Was denken Sie? Was mir heute in der Sitzung auffiel, ist, dass Sie viel gemacht haben, dass Sie viel zu berichten hatten, dass Sie viele neue Ideen zu haben scheinen.«
Patient:	»Aber das heißt doch nichts.«
Therapeut:	»Vielleicht haben Sie recht, aber eventuell sollten wir uns heute doch etwas Zeit lassen, uns gemeinsam genauer anzusehen, was gerade passiert und ob alles in Ordnung ist.«
Patient:	»Ich denke das ist reine Zeitverschwendung.«
Therapeut:	»Ich kann das verstehen, aber mir wäre es wichtig. Eventell hilft es uns beiden, zu verstehen was gerade passiert. Ich mache mir etwas Sorgen um Sie, angesichts dessen, wie die Sitzung heute bislang verlief und was Sie mir erzählten.«
Patient:	»Okay, und vielleicht hat meine Frau ja recht, dass ich etwas über dem Strich bin …«
Therapeut:	»Ich habe auch die Befürchtung, dass Sie eventuell etwas über dem Strich sind. Lassen Sie uns jetzt gemeinsam sehen, wie die Situation aussieht«.

Erste Regel: Lassen Sie die Patienten reden, wenn der Verdacht besteht, sie seien manisch! Früher oder später, sofern die Manie nicht schwer oder psychotisch ist, registrieren die Patienten, dass unser Verhalten als Therapeut nicht dem üblichen Prozedere entspricht (z. B. gemeinsam Agenda festlegen, Hausarbeiten der letzten Sitzung besprechen).

Zweite Regel: Bewahren Sie als Therapeut Ruhe! Aktivismus als Therapeut (z. B. Notfallplan einzuleiten oder ohne vorherige gemeinsame Übereinkunft den Arzt einschalten wollen), um Kontrolle über die Situation zu behalten, beinhaltet eher das Risiko, die Lage zu eskalieren und die therapeutische Beziehung zu belasten. Im Gegensatz zu vielen unserer psychiatrischen Kollegen haben wir 50 bis 60 Minuten Zeit.

Dritte Regel: Autonomie ist für die Patienten sehr wichtig! Viele Patienten haben die Erfahrung gemacht, dass andere besser zu wissen glauben, wie der Zustand, in dem sie sich gerade befinden, genannt werden sollte. Es ist nachvollziehbar, dass es aversiv sein muss, wenn ein subjektiv angenehmer Zustand als pathologisch und krankhaft bezeichnet wird und man das Gefühl bekommt, dass dieses Urteil unabhängig vom eigenen Befinden gefällt wird. Therapeutisch hat es sich bewährt, in diesen Situationen oft den Konjunktiv oder Wörter wie z. B. »eventuell« oder »möglicherweise« zu benutzen, da sie dem Gegenüber signalsieren, dass kein Gefälle in der Patient-Therapeut-Beziehung existiert und dass wir den Patienten wahrlich als Experten seiner eigenen Gefühle akzeptieren.

Vierte Regel: Das Wort »Manie« oder »Hypomanie« sollte nicht benutzt werden, bevor es der Patient nicht selbst benutzt. Obwohl dies auch unter den Aspekt der Autonomie fällt, ist es uns wichtig, dies separat anzuführen. Sich auf die Sprache des Patienten einzustellen, ist in diesem Zusammenhang ein nicht zu unterschätzender Faktor. Das Ziel sollte nicht sein, den Patienten davon zu überzeugen, dass er manisch oder krank ist, sondern ein gemeinsames Arbeitsbündnis zu erreichen, um die Option zu haben, eine potenziell schwierige Situation mit psychotherapeutischer Hilfe zu meistern. Wenn ein Patient den eigenen Zustand als »potenziell leicht über dem Strich« beschreibt, benutzen Sie den gleichen Begriff. Dasselbe gilt, wenn jemand sagt »überdreht«, »überspannt« oder »nicht mehr im grünen Bereich«.

Sprechen Sie ggf. offen an, dass es sich auch für Therapeuten nicht um eine angenehme Situation handelt, die subjektiv als normal oder positiv erlebte Stimmung zu hinterfragen. Wenn Sie dies bereits zu Beginn der Therapie thematisiert haben (s. Kap. 8), können Sie darauf Bezug nehmen.

! Oberstes Ziel muss sein, das Arbeitsbündnis in dieser potenziell schwierigen Situation aufrecht zu erhalten bzw. zu erreichen, gemeinsam die nächsten Schritte planen zu können. Das oberste Ziel darf nicht »Krankheitseinsicht« oder »Abstempelung« des Zustands als »manisch« sein.

Wenn die Bereitschaft gegeben ist, genauer hinzusehen, können alle Möglichkeiten ausgeschöpft werden, die unter anderem im Rahmen der bisherigen Behandlung besprochen worden waren, z. B. gemeinsames Durchgehen der Frühwarnlisten oder Kriterien für Manie (s. Kap. 13), um etwas mehr Klarheit über den aktuellen Zustand zu bekommen, verstärkte Selbstbeobachtung, Reduktion von Stimulation etc. (s. Kap. 14). Was immer den Betroffenen in der Situation subjektiv helfen könnte, eine Eskalation zu verhindern oder eine Stabilisierung zu erreichen, kann gemeinsam implementiert werden. Wichtig ist aber, sich immer bewusst zu sein, dass Manie und Hypomanie mit Selbstüberschätzung einhergehen kann, und es deswegen eventuell indiziert ist, Grenzen zu besprechen, z. B. kann ein Gang ins Fitnessstudio überschüssige Energie und Unruhe abbauen, sollte aber zeitlich beschränkt bleiben. Es besteht das Risiko, dass im Zustand der Manie ein Betroffener über mehrere Stunden trainiert, die eigenen physischen Grenzen überschreitet oder die Manie – eventuell sogar über zusätzliche Endorphinausschüttung – eher ankurbelt als überschüssige Energie abzuarbeiten. Falls es im Rahmen der Möglichkeiten ist, sind auch häufigere, aber kürzere therapeutische Kontakte oder Telefonkonsultationen über einen gewissen Zeitraum sinnvoll.

Nicht immer sind Betroffene bereit, den eigenen Zustand genauer zu beleuchten. Eine Strategie, die sich hier als förderlich erwiesen hat, ist, die eigene Situation als Therapeut anzusprechen. Es ist hilfreich, den Betroffenen zu vermitteln, dass wir als Therapeuten nicht nur professionelle Helfer sind, sondern auch Menschen, die zwischenmenschliche Beziehungen zu ihren Patienten entwicklen. Oft reagieren

Patienten sehr erstaunt und betroffen, wenn sie zu hören bekommen, dass ihr Therapeut sich Sorgen macht, aber es hilft ihnen auch, Akzeptanz und Wertschätzung als echt zu erleben und sich auf die Behandlung in dieser schwierigen Situation einzulassen.

Fallkonzeption der Manie. Wenn eine akute Krisensituation überstanden ist, ist es die ideale Situation, zeitnah zu analysieren, wie die Entgleisung ins Manische zustande kam. In Kapitel 5 haben wir ein Makromodell der Manie vorgestellt (s. Abb. 5.3), das für diese konkrete Analyse benutzt werden kann. Es besteht jedoch auch die Möglichkeit, ein detaillierteres Verständnis manischer Symptome zu besprechen.

Bereits früher (Hautzinger & Meyer, 2011) haben wir ein ausführliches Beispiel einer kognitiven Fallkonzeption eines Patienten mit einer reizbar-euphorischen Manie vorgestellt. Hier soll dies nun anhand des zuvor kurz erwähnten Falls von Ellen, die sowohl eine Bipolar-I-Störung als auch eine selbstunsichere Persönlichkeitsstörung aufwies, illustriert werden. Eine retrospektive Analyse zweier Manien ergab das in Abbildung 10.1 dargestellte Bild.

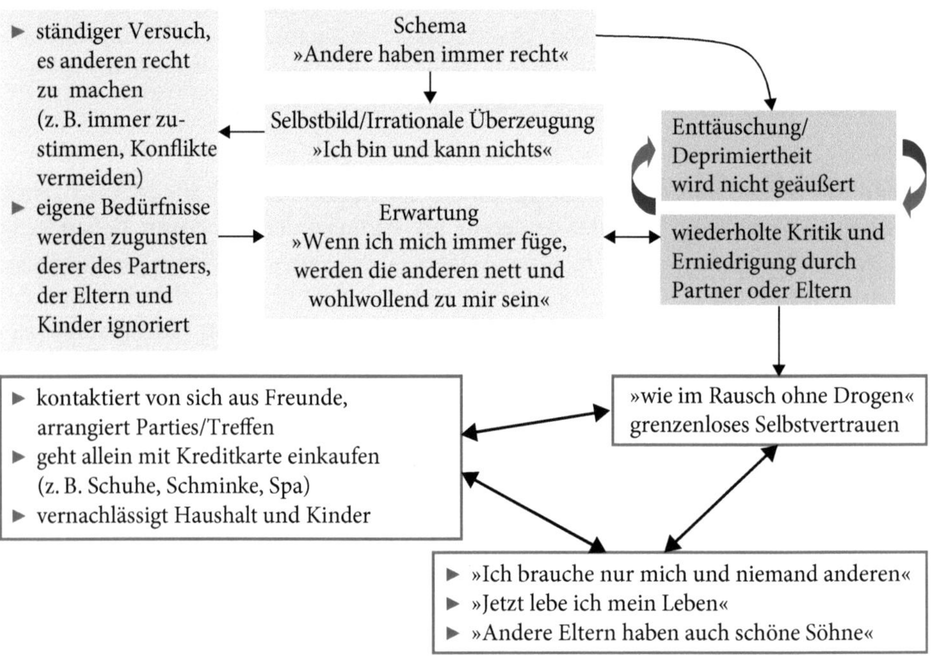

Abbildung 10.1 Kognitive Fallkonzeption manischer Symptome (Beispiel): Ellen, 49 J. (Bipolar I, selbstunsichere Persönlichkeitsstörung)

Aus der Abbildung wird ersichtlich, wie ihr Bild von sich und anderen, die daraus resultierenden Verhaltensweisen und Erwartungen, die im Kontext ihrer sehr ausgeprägten Selbstunsicherheit zu verstehen sind, immer wieder den Nährboden für Manien darstellte. Subjektiv erlebte sie sich oft von ihrem Partner und ihren Eltern kritisiert und erniedrigt, was zumindest teilweise auch der Realität entsprach. Wenn sie beispielsweise zaghaft Vorschläge machte, wie man den Sonntag verbringen könnte, sodass es sowohl ihrem Sohn als auch der Tochter gefallen könnte, wurde dies von ihrem Ehemann als »völlig unsinnig« bezeichnet. Wenn sie bei ihren Eltern Bestätigung suchte, war die zentrale Botschaft, dass sie »ihren Mann nicht genügend schätze und er aufgrund ihrer Erkrankung so viel durchgemacht« habe. Sie berichtete, dass sie nie für etwas gelobt werde, aber regelmäßig kritisiert (z. B. »zu viel oder zu wenig Salz im Essen, aber nie genug«). Aufgrund ihrer Schilderungen ergab sich das Bild, dass die z. T. subtilen Enttäuschungen und Gefühle der Deprimiertheit sich über Monate aufstauten und quasi innerhalb von Stunden dann in grenzenloses Selbstvertrauen kippten, was sie wie einen angenehmen Rausch erlebte. Die damit assoziierten Verhaltensweisen reichten von vermehrter Geselligkeit und dem Bedürfnis, sich etwas Gutes zu tun, bis hin zu Fremdgehen und Prostitution. Letzteres war mit starken Schuldgefühlen gekoppelt, sodass auch für sie die Anzeichen von Selbstbehauptung und Selbstsicherheit inzwischen angstbesetzt waren.

Als Behandlungsplan wurde aufgrund dieser Fallkonzeption vereinbart, den Partner in die Therapie zu einzubeziehen, um Kommunikations- und Problemlösestrategien gemeinsam unter therapeutischer Anleitung zu erarbeiten. Parallel schien es indiziert, sie in ein Selbstsicherheitstraining zu integrieren, um die Erfahrung in der Gruppe machen zu können, dass assertives Verhalten kein hinreichender Indikator für Manie ist.

Wichtig ist zu betonen, dass unser Modell nicht annimmt, durch die therapeutischen Interventionen die Vulnerabilität für manische Episoden zu beseitigen, sondern dass wir einen Problembereich adressieren und zu verändern suchen, der die Dynamik der Entwicklung von Manien beeinflusst. Vereinfacht ausgedrückt nehmen wir damit »Druck aus dem Kessel«, wenn es uns gelingt, eines der Kernprobleme zu identifizieren und zu verändern.

Teil III
Rezidivprophylaxe

11 Rückfallprophylaxe und Erhaltungstherapie

Wenn die Betroffenen nach einem stationärem Aufenthalt oder einer affektiven Episode Psychotherapie aufsuchen, ist neben der weiteren Stabilisierung des aktuellen Zustands das *primäre Ziel* die Verhinderung von Rückfällen und Rezidiven. Die Betroffenen lernen, ihr eigenes Verhalten, Denken und Fühlen besser zu beobachten und bei Veränderungen in Richtung maniformer oder depressiver Zustände in Abhängigkeit von der jeweiligen Situation angemessen zu reagieren. Steht die Rezidivprophylaxe im Vordergrund, halten wir es für sinnvoll, die geplanten 20–25 Sitzungen nicht massiert in einem kurzen Zeitraum durchzuführen, sondern nach anfänglichen wöchentlichen Kontakten über mehrere Monate zu verteilen (vgl. Abb. 11.1). Denkbar ist auch, das gesamte Programm auf mehr als 25 Sitzungen und auf einen längeren Zeitraum zu verteilen. Abhängig von der individuellen Fallkonzeption (z. B. Verlauf und Schwere der bipolaren Störung, Vorliegen multipler Problembereiche wie zusätzliche Angst- oder Persönlichkeitsstörungen) kann eine längerfristige, über zwei oder mehr Jahre gehende psychotherapeutische Betreuung sinnvoller und angemessener sein. Kürzer als sechs Monate sollte eine Rückfallverhinderungs- und Erhaltungstherapie definitiv nicht sein.

Vier Phasen. Unser ursprüngliches (Meyer & Hautzinger, 2004) und aktuelles rezidivprophylaktisches Programm gliedert sich grob in vier Phasen, die im Rahmen kognitiv-verhaltenstherapeutischer Behandlungen als wesentlich angesehen werden. Um verstärkt auch den Bedürfnissen mancher Patienten zu entsprechen, haben wir das vierte Modul um die Interventionen zur Achtsamkeit und Emotionsregulation ergänzt. Die in Abbildung 11.1 angegebenen Sitzungsnummern können als Orientierung dienen. Je nach Fall sollten Anpassungen und auch Umstellungen hinsichtlich der Abfolge der Module erfolgen. Auch die Priorisierung einzelner Interventionen oder Bausteine aus diesen Modulen kann aufgrund der individuellen Fallkonzeption indiziert sein.

Der Schwerpunkt der ersten Sitzungen liegt dabei auf der Psychoedukation und gemeinsamen Erarbeitung von Informationen. Integraler Bestandteil dieses Teils sind die für Patienten und Angehörige erstellten Informationen, die teilweise als Anhang, aber insgesamt auch online zum Download verfügbar sind. Alternativ können auch andere Materialien und Informationen für Betroffene und deren Angehörige eingesetzt werden (z. B. Meyer, 2005). Während der Ablauf und Inhalt der ersten Sitzungen (insbesondere 1–8) bei verschiedenen Patienten eher ähnlich sein dürfte, sollte die individuelle Fallkonzeption mit den identifizierten Zielen, Kompetenzen und Problembereichen pirmär den weiteren Therapieverlauf bestimmen. Bei z. B. ausgeprägten zwischenmenschlichen Konflikten sollte also der Fokus der weiteren Behandlung auf diesem Bereich liegen, während bei anderen Patienten die Bearbeitung subjektiver Situationsbewertungen oder dysfunktionaler Überzeugungen im Vordergrund stehen

Anzahl der Therapiesitzungen	20–25
Zeitliche Verteilung der Sitzungen: **1.–3. Monat** **4.–5. Monat** **6.–9. Monat**	 wöchentliche Sitzungen 14-tägige Sitzungen monatliche Sitzungen
Dauer der Sitzungen	50–60 Minuten
Module	I. Motivation und Psychoedukation (Sitzung 1–4) II. Selbstbeobachtung und Warnsignale (Sitzung 5–8) III. Aktivitätsniveau und Kognition in der Manie und Depression (Sitzung 9–15) IV. Aufbau zusätzlicher Fertigkeiten/Ressourcen und Notfallplan - Problemlösen - interpersonelles Verhalten - Emotionsregulation - Achtsamkeit - Notfallplan (Sitzung 16–25)
Ziele des Therapieprogramms	(1) Vermittlung und gemeinsame Erarbeitung eines einheitlichen Wissenstands (2) Identifikation potenzieller Anzeichen und Auslöser für erneute depressive und manische Phasen und der Umgang damit (3) Bewältigung und Umgang mit individuellen Kognitionen und Verhaltensweisen, die im Rahmen von depressiven und manischen Episoden auftreten (4) Stärkung individueller Ressourcen und Bearbeitung individueller Problembereiche (5) Selbstverantwortlicher Umgang mit Medikamenten

Abbildung 11.1 Übersicht über das Programm zur Rezidivprophylaxe

kann. Bei anderen Patienten wiederum sind eventuell das Aushalten und die Akzeptanz von unangenehmen Gefühlen, wie wir sie alle erleben, ein Thema für die Behandlung.

Zusammengefasst sei noch einmal betont, dass Therapeuten generell im Hinblick auf die im Rahmen der Module eingesetzten Strategien prüfen sollten, inwieweit bei dem jeweiligen Patienten in diesem Bereich Behandlungsbedarf besteht. Nach entsprechender Abklärung und Abwägung können die Prioritäten dann zugunsten des einen oder anderen Moduls verschoben werden. Die individuelle Fallkonzeption, die gemeinsam mit den Patienten erarbeitet und besprochen wird, sollte die Behandlung leiten.

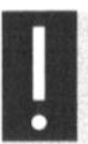

Aktuelle Probleme und Krisen haben Vorrang! Sie rechtfertigen immer, das Therapieprogramm anzupassen bzw. Umstellungen vorzunehmen.

Paar- und familientherapeutische Aspekte. Das Programm ist als Einzeltherapie konzipiert. Der Hintergrund für diese Entscheidung ist, dass wir uns an den Erfordernissen im ambulanten Bereich orientierten, in dem das Einzelsetting dominiert.

Wichtig erscheint uns der Hinweis, dass nachweislich die Einbeziehung von Angehörigen bzw. wichtigen Bezugspersonen wie Lebenspartnern sich sehr positiv auf den Therapieverlauf auswirken kann und daher unbedingt wünschenswert ist. Obwohl wir die Behandlung nicht als Paar- oder Familientherapie konzipierten, bieten wir allerdings den Betroffenen immer an, dass gemeinsame Sitzungen mit wichtigen Bezugspersonen möglich sind. Dies erweist sich oft als sehr fruchtbar für alle Beteiligten – selbst wenn es auch nur ein oder zwei Sitzungen sein sollten. Entsprechende Motivationsarbeit kann vonnöten sein, um die Bereitschaft bei Betroffenen zu erhöhen, sich auf gemeinsame Sitzungen mit wichtigen Bezugspersonen einzulassen. Entscheidend muss aber immer der Wille der Patienten sein.

Paar- und Familiengespräche erfordern viel von den jeweiligen Therapeuten, da man sowohl die Reaktionen der Partner bzw. Familienangehörigen aufeinander als auch die Reaktionen auf das, was man als Therapeut tut, beachten und entsprechend

(1) Selbstverständnis als Therapeut im Sinne eines »Coach« verständlich machen
(2) Vermitteln des Therapieziels: Stabilisierung des Zustands der betroffenen Patienten und damit in der Folge die Stabilisierung der Beziehung bzw. Familie; gleichzeitig führt die Stabilisierung zwischenmenschlicher Beziehungen zu mehr Stabilität bei den Betroffenen
(3) Vermitteln des Kommunikationsmodells von Sender und Empfänger sowie Aufstellen von Regeln für die Kommunikation in der Sitzung (vgl. Teil III: Folie 3 und Kap. 15. Modul IV)
(4) Allen Beteiligten die Möglichkeit geben, ihre Erfahrungen einzubringen!
(5) Deutlich machen, dass alle ein gemeinsam es Ziel haben: potenzielle Konflikte und Schwierigkeiten, die vorhanden sind oder auftreten könnten, verringern
(6) Eingehen auf das Thema »Schuld«, da Angehörige oft die Befürchtung haben, die Schuld für die Erkrankung zugewiesen zu bekommen
(7) Es geht darum, gemeinsam die anstehenden Probleme zu lösen!
(8) Als Arbeitsmaterialien, die je nach Bedarf zum Kommunikationsmodell (Folie 3) auch im Rahmen von Paar- und Familiengesprächen sehr gut eingesetzt werden können, dienen folgende:
   - Folie 2: Vulnerabilitäts-Stress-Modell
   - Arbeitsblätter 4 und 5: Kriterien für Depression und Manie
   - Arbeitsblatt 6: Lifechart
   - Arbeitsblätter 8 und 9: Frühwarnsymptome
   - Arbeitsblatt 16: Problemlöseansatz
   - Arbeitsblatt 19: Notfallplan.

Abbildung 11.2 Einige Tipps für Paar- oder Familiengespräche

berücksichtigen muss. Diese Sitzungen sollten sorgfältig vorbereitet werden (vgl. Abb. 11.2). Vor allem wenn die Therapie nicht von Anfang an als Paar- bzw. Familientherapie geplant ist, sollte auch offen und direkt mit dem Patienten besprochen werden, welche Themen in Paar- oder Familiensitzungen besprochen werden sollten und können. Aus therapeutischer Sicht bieten solche Gespräche aber die einzigartige Möglichkeit,

(1) Paar- bzw. Familieninteraktionen zu beobachten,
(2) durch Information und Psychoedukation aller Beteiligten Missverständnisse und Ängste abzubauen sowie mehr gegenseitiges Verständnis aufzubauen und
(3) Regeln der Kommunikation zu vermitteln.

Sitzungsstruktur. In Abbildung 11.3 ist ein typischer Sitzungsablauf dargestellt. Ein Kernelement der Therapie ist, von der ersten Sitzung an gemeinsam eine Agenda für die Sitzungen festzulegen. Das gemeinsame Festlegen einer Tagesordnung und die Einhaltung einer solchen Sitzungsstruktur geben den Patienten Mitbestimmungsmöglichkeiten, vermitteln ihnen aber auch Stabilität und Verlässlichkeit hinsichtlich dessen, was sie erwarten können. Ein wichtiger Hinweis bezüglich der Sitzungsstruktur betrifft die Besprechung des Stimmungstagebuchs (STB, Arbeitsblatt 2). Selbst wenn aus Zeitgründen – vor allem in späteren Phasen der Therapie – nicht immer im Detail auf das STB eingegangen werden kann, sollte darauf Bezug genommen werden, da es sich um einen integralen Bestandteil der Behandlung handelt. Es ist entscheidend, auch als Therapeut zu verstehen und zu vermittelm, dass mit dem STB von Anfang an – vor allem im Hinblick auf den späteren Therapieverlauf – die Grundlagen für Selbstbeobachtung und Selbstkontrollfertigkeiten gelegt werden. Wir setzen zusätzlich zu diesen im STB erfragten regelmäßigen Tages- und Stimmungsprotokollen auch wöchentlich die um manische Symptome erweiterte Allgemeine Depressionsskala ein (Hautzinger & Bailer, 1993; Hautzinger & Meyer, 2011).

Typische Sitzungsstruktur

(1) Blitzlicht (z. B. »Wie sah es mit der Stimmung aus?«) mit Bezug auf das Stimmungstagebuch (STB, Arbeitsblatt 2)
(2) Brücke zur letzten Sitzung schaffen
(3) Agenda für die heutige Sitzung festlegen (Themen der Sitzungen, aktuelle Probleme)
(4) Hausaufgaben besprechen
(5) Bearbeiten der Sitzungsthemen, ggf. jeweils passende neue Hausaufgabe absprechen, und kurze Zusammenfassungen nach den einzelnen Themenblöcken
(6) Zusammenfassung der Sitzung und Rückmeldung von Klienten einholen

Abbildung 11.3 Struktur der einzelnen Sitzungen

Abschluss der Sitzungen und Hand-outs. Aus klinischer Sicht hat es sich als nützlich erwiesen, am Ende jeder Therapiesitzung von den Patienten eine kurze Zusammenfassung dessen einzuholen, was sie aus dieser Sitzung für sich mitnehmen. Wichtige Aspekte bzw. Themen, die der Patient spontan nicht erwähnt, können dann vom Therapeuten ergänzt und der Bezug zu den Hausaufgaben oder Übungen ggf. erneut hergestellt werden. Oft erweist es sich zudem als sinnvoll, zu klären, ob man ein gemeinsamens Verständnis der vereinbarten Hausaufgabe oder Übung hat und ob das Gegenüber weiß, wie er oder sie diese umsetzen kann. Dies betont den kollaborativen Aspekt der Behandung, was einerseits die Transparenz der Behandlung sowie die therapeutische Beziehung stärkt.

Außerdem: Es ist sinnvoll, den Patienten von allen aktuell eingesetzten Arbeitsblättern Kopien mitzugeben. Man sollte entsprechende Vervielfältigungen der Sitzungsunterlagen bereithalten (s. Anhang und Online-Materialien). Dies ermöglicht, immer wieder auf bereits besprochene Aspekte zurückzukommen! Als Beispiel: Im Rahmen der Sitzung 2 werden die depressiven und (hypo-) manischen Symptome, die der Betroffene selbst erlebt hat, besprochen und festgehalten. Wenn im Rahmen der Behandlung affektive Symptome auftreten, hat es sich als lohnenswert erwiesen, genau anhand dieser Arbeitsblätter erneut für den aktuellen Zustand durchzugehen, ob die Kriterien für eine entsprechende Episode erfüllt sind.

12 Modul I: Motivation und Psychoedukation

In Modul I geht es insbesondere darum, Motivation zu entwickeln und zu fördern, und zwar durch Erarbeitung und Vermittlung der relevanten Informationen über bipolare Störungen, deren Ursachen bzw. Risikofaktoren sowie der Erläuterungen zur Psychotherapie (s. Abb. 12.1; alle genannten Folien und Arbeitsblätter finden Sie entweder im Anhang oder online).

Sitzung 1

Ziele	*Methodik/Übungen*
▶ Aufbau der therapeutischen Beziehung ▶ Darstellung des Therapiekonzepts ▶ Festlegen von Regeln für die gemeinsame Zusammenarbeit	▶ Warming up ▶ Darstellung des Therapiekonzepts: formal und inhaltlich ▶ Stimmungstagebuch (STB) besprechen ▶ Festlegen von Regeln für die gemeinsame Zusammenarbeit ▶ Hausaufgabe: Informationen lesen; STB

Sitzung 2–4

Ziele	*Methodik/Übungen*
▶ Vermittlung von Basiswissen zur manisch-depressiven Störung ▶ Erarbeitung des Vulnerabilitäts-Stress-Modells ▶ Informationsvermittlung: Schwerpunkt Medikation	▶ Blitzlicht ▶ STB besprechen ▶ Informationen über bipolar affektive Störungen und ihre Behandlung ▶ Hausaufgabe: Informationen lesen; STB

Abbildung 12.1 Kurzübersicht über den Inhalt der Sitzungen 1–4

Sitzung 1

Ziel. Aufbau und Stabilisierung der therapeutischen Beziehung; Darstellung des Therapiekonzepts; Festlegen von Regeln für die gemeinsame Zusammenarbeit; ggf. kurze Anamnese.
Benötigtes Material. Folie 1. Arbeitsblätter 1, 2, 3. »Informationen für Patienten und Angehörige«.

Warming up

Wenn sich Patient und Therapeut bereits kennen, kann dies im Sinne eines ausführlichen Blitzlichts (s. Sitzung 2–4) genutzt werden. Ansonsten sollte mit der Vorstellung des Therapeuten begonnen werden. Für den Fall, dass kein Vorgespräch stattgefunden hat bzw. die diagnostischen Sitzungen von einer anderen Person durchgeführt wurden, ist es sehr wichtig, sich – möglichst bereits vor der ersten Sitzung – die Erlaubnis für den Zugang zu den Informationen aus den früheren diagnostischen Sitzungen einzuholen. Eine schriftliche Information und ggf. Einwilligungserklärung, die ersichtlich macht, dass diese Informationen nur therapeutisch genutzt werden, kann bei Ambivalenz der Patienten Misstrauen abbauen helfen und sollte Standard im Umgang mit persönlichen Informationen sein. Auf jeden Fall vermittelt dies Offenheit, Transparenz und die Vermeidung von Redundanz (Ökonomieaspekt; Dauer ca. 10 Min.).

Darstellung des Therapiekonzepts

Formale Aspekte. Um ein Arbeitsbündnis zu etablieren oder zu fördern, kann es an dieser Stelle sinnvoll sein, auch noch einmal auf formale Aspekte einzugehen – und sei es verkürzt:

- zeitlich begrenzte Behandlung (z. B. 25 Sitzungen über 9 Monate).
- Intensität der Behandlung wird variieren. Anfangs werden wöchentliche Treffen stattfinden (z. B. für 2–3 Monate), dann 14-tägige Sitzungen für einige Zeit (z. B. 2–3 Monate) und dann schließlich monatliche Sitzungen.
- Falls erforderlich, können Anpassungen im Zeitrahmen nach gemeinsamer Besprechung erfolgen.

Gründe für diese zeitliche Aufteilung:

- Wöchentliche Sitzungen zu Beginn erlauben, massiert Themen zu bearbeiten. Gleichzeitig erlauben die längeren Abstände gegen Behandlungsende therapeutische Unterstützung über einen längeren Zeitraum.
- Mehr Zeit, zwischen den Sitzungen neue Strategien und Verhaltensweisen auszuprobieren.
- Langsame »Entwöhnung« von den regelmäßigen Terminen.

Inhaltliche Aspekte. Ziel der Therapie ist die Auseinandersetzung und das Selbstmanagement mit der bipolaren Störung zu fördern und dadurch das Risiko von Rezidiven zu reduzieren. Falls gewünscht, kann hier die Folie 1 eingesetzt werden, die die Inhalte der vier Module in patientenfreundlicher Form wiedergibt (Formulierungsvorschlag s. Kasten).

Therapeut:	»Es hat sich bewährt, die Therapie in vier Phasen einzuteilen. Nicht mit allen Patienten gehe ich durch alle Phasen. Vor allem die späteren hängen davon ab, was wir gemeinsam als Bereiche identifizieren, die für Sie von Bedeutung sind. Ist das in Ihrem Sinne?«
Patient:	»Ich glaube schon«
Therapeut:	»Okay, zunächst wird der Schwerpunkt darauf liegen, gemeinsam sicher zu stellen, dass Sie alle Informationen bekommen, die Sie über die bipolare Störung haben sollten und dass Fragen, die Sie haben, beantwortet sind. Zum Beispiel kann es um Fragen gehen wie: Was bedeutet ›bipolar‹ für mich, für andere, für meine Kinder …? Was bringen mir die Medikamente? – In der nächsten Phase wäre es gut, wenn wir uns genauer ansehen, was Anzeichen für Depressionen und Manien sind und welche

▶

	Situationen und Symptome in Ihrem Fall Risikofaktoren für eine erneute Episode sein könnten. Wie klingt das?«
Patient:	»Eigentlich weiß ich ja schon viel über meine bipolare Störung.«
Therapeut:	»Das finde ich gut und das wird uns helfen, denn letztendlich sind Sie der Experte für Ihre Erkrankung. Was für uns wichtig ist, ist gemeinsam herauszufinden, was für Sie davon relevant ist und was Sie für sich tun können, um das Risiko zukünftiger affektiver Episoden zu verringern. Zum Beispiel können wir aufgrund Ihrer Erfahrungen erarbeiten, worauf Sie achten sollten, was Sie für sich tun können, was Sie in Ihrem Verhalten und Denken möglicherweise ändern können oder worin wir eventuell auch Unterstützung anderer für Sie sinnvoll nutzen können. Falls nötig, werden wir uns im vierten und letzten Abschnitt ansehen, ob Ihnen bestimmte zusätzliche Fertigkeiten im Umgang mit Problemen oder sozialen Situationen helfen können. Haben Sie Fragen dazu oder sind Sie damit einverstanden?«

Da im Rahmen der kognitiven Verhaltenstherapie die Therapie nicht nur auf die Sitzungen beschränkt sein sollte, sondern viel von der aktiven Mitarbeit der Patienten zwischen den Sitzungen abhängt, ist es notwendig, dieses Thema so früh wie möglich anzusprechen.

Therapeut: »Ein weiterer Punkt ist wichtig zu besprechen. Wie Sie wissen, haben wir 50 bis 60 Minuten in jeder Therapiesitzung zur Verfügung. Wir werden gemeinsam versuchen, die Zeit so effektiv wie möglich zu nutzen. Aber wenn Sie zwischen den Sitzungen an bestimmten gemeinsam besprochenen Themen arbeiten oder Übungen im Alltag umsetzen, kann dies erheblich zu Ihrem Fortschritt in der Therapie beitragen.

Sehr wahrscheinlich werden wir auch an Verhaltens- und Denkmustern arbeiten, die sich im Verlauf unseres Lebens entwickelt haben und für deren Veränderung 50–60 Minuten pro Sitzung nicht viel sind. Deswegen ist es wichtig, dass wir die Zeit zwischen den Sitzungen entsprechend nutzen. Wenn Sie das in den Sitzungen Erarbeitete durch Ihre Mit- und Weiterarbeit zu Hause fortsetzen, können wir anhand Ihrer neuen Erfahrungen dort in der nächsten Sitzung wieder einsteigen und weiterarbeiten. Aus diesem Grund würde ich mit Ihnen jeweils sogenannte Hausaufgaben oder Übungen vereinbaren, die Sie in der Zeit zwischen den Therapiesitzungen machen können.«

Festlegen von Regeln für die gemeinsame Zusammenarbeit

Bei suizidalen Patienten wird oft ein entsprechender Vertrag zwischen Patient und Therapeut geschlossen. Um die Mitarbeit und das Engagement der Patienten zu stärken und klare Absprachen zu ermöglichen, halten wir es für sinnvoll, Regeln der Zusammenarbeit festzulegen, die von allen Beteiligten unterzeichnet werden und von der jeder eine Kopie erhält (Arbeitsblatt 1). Vier Absprachen sind vorgegeben und können nach Bedarf ergänzt werden:

(1) Vertrauensregel: Keine Weitergabe von vertraulichen Informationen an Dritte (mit Ausnahme derjenigen, gegenüber denen der Therapeut von der Schweigepflicht entbunden wurde).
(2) Störungen haben Vorrang: Falls der Patient emotional durch bestimmte Dinge sehr aufgewühlt wird (z. B. sich missverstanden fühlt), aktuell dominierende Probleme hat oder sich während der Sitzung überfordert fühlt, soll er dies unbedingt berichten.
(3) Anwesenheit ist sehr wichtig: Falls ein Termin nicht wahrgenommen werden kann, muss spätestens 24 Stunden vorher abgesagt werden.
(4) Bezugsperson nennen: Falls der Klient ohne Entschuldigung fehlt, sich nicht meldet und telefonisch nicht erreicht werden kann, darf der Therapeut sich an eine genannte Bezugsperson wenden. (Obwohl wir ursprünglich erwarteten, dass wir auf diese Vereinbarung im Rahmen neu auftretender maniformer Zustände zurückgreifen müssten, war dies selten der Fall. Dennoch halten wir es für sinnvoll, diesen Aspekt weiterhin als Teil der Vereinbarungen beizubehalten.)

Auch von Seiten der Patienten kann der Wunsch nach bestimmten zusätzlichen Vereinbarungen bestehen, die entsprechend aufgenommen werden sollten. Oft kann sinnvoll sein, von Patienten Rückmeldung einzuholen, warum Sie denken, dass solche Vereinbarungen von Bedeutung sein könnten. Der Hintergrund hierfür ist zu klären, ob das Gegenüber die Relevanz solcher Vereinbarungen sieht. Beispiele für weitere Vereinbarungen sind:

- Ich werde meine Medikamente, die ich vom Arzt verschrieben bekommen habe, regelmäßig einnehmen. Ich weiß, dass dies ein wesentlicher Teil der Behandlung ist.
- Ich werde gegenüber meinem Therapeuten offen sein bei Beschwerden, Problemen und anderen auftretenden Schwierigkeiten.
- Ich habe das Recht und es wird von mir erwartet, dass ich, wenn mir etwas unklar ist, ich Fragen oder Bedenken habe, diese anspreche.

Stimmungstagebuch (STB)

Das STB (Arbeitsblatt 2 und Beispiel für ein individualisiertes STB: Abb. 12.2) stellt einen besonders wichtigen Aspekt der Behandlung dar, da es je nach Konzeption mehrere Funktionen erfüllt:
(1) Es ermöglicht den Patienten, kurz- und mittelfristig zu lernen, sich selbst, ihre tägliche Stimmung, ihren täglichen Rhythmus systematisch zu beobachten sowie die im Wochenrückblick aufgetretenen affektiven Symptome zu dokumentieren;
(2) langfristig kann dies zentral im Selbtstmanagement der Störung werden,
(3) es kann Zeit sparen, da es dem Therapeuten erlaubt, sich gemeinsam mit dem Patienten zu Beginn der Sitzung schnell einen Überblick über den aktuellen Zustand sowie den Verlauf der letzten Woche zu verschaffen.

Aus Berichten unserer Patienten über frühere Episoden und Rückschläge zeigt sich, dass vor allem beginnende Manien bzw. Hypomanien mit Symptomen wie z. B. gesteigerte Energie, vermehrte Aktivitäten und Ideen selbst von Fachleuten oft nicht rechtzeitig erkannt wurden. Dies lag meistens daran, dass (1) die Symptome nicht systematisch abgefragt, sondern eher allgemeine Fragen zum Befinden gestellt wurden, und (2) hypomane Symptome von Patienten subjektiv oft verständlicherweise nicht als problematisch wahrgenommen und somit nicht spontan berichtet wurden. Das STB wird und kann in verschiedenen Kontexten der Therapie immer wieder von Relevanz sein. Als Beispiele seien folgende angeführt:

- Das Erlernen, zwischen täglichen Stimmungsschwankungen und Symptomen affektiver Episoden zu differenzieren
- Das Aufzeigen von Zusammenhängen zwischen Aspekten des Alltags bzw. täglichem Rhythmus (z. B. Schlafenszeiten, Arbeit) und Veränderungen in der Stimmung
- Das Identifizieren von Umständen, die mit der regelmäßigen Einnahme von Medikamenten interferieren
- Das Hinterfragen und die Realitätsüberprüfung dysfunktionaler Überzeugungen (z. B. »Ich war die ganze Woche immer niedergeschlagen« im Abgleich mit den täglichen Beurteilungen).

Entscheidend für die Bereitschaft und Zuverlässigkeit beim Ausfüllen des STB sind unserer Erfahrung nach folgende Punkte:

- Man sollte sich hinreichend Zeit nehmen, mit den Patienten ausführlich zu besprechen und zu erarbeiten, warum das Ausfüllen des STB so wichtig ist. Es kann z. B. hilfreich sein, als »Teufel« die Rolle des »Teufels Advokat« einzunehmen und das Gegenüber zu bitten, einem zu erklären, ob und warum es Sinn machen könnte, ein solches STB regelmäßig zu führen.
- Gehen Sie das STB Punkt für Punkt mit den Patienten durch und besprechen Sie, wie man es am besten ausfüllt. Wird beispielsweise der im Manual enthaltene Vordruck benutzt, ist es wichtig, klar zu machen, dass idealerweise für jeden Tag zwei Blätter auszufüllen sind (Arbeitsblatt 2):
  (1) *Stimmung:* Täglich wird die Stimmung anhand einer Skala von 0–100 eingeschätzt (inkl. einer Gesamteinschätzung depressiv versus manisch). Wichtig: Jeder Patient muss hier für sich erst lernen, wie ein normaler, durchschnittlicher Tag aussieht und was somit als Abweichungen in der Stimmung bewertet werden kann. Machen Sie deutlich, dass ein Wert von 100 hier nicht mit »manisch« gleichzusetzen ist. Betroffene müssen verstehen oder lernen, dass jeder sich einen Tag lang »voller Energie« oder »reizbar« fühlen kann und es hier ausschließlich um die Beurteilung des aktuellen Tages geht. Es kann sinnvoll sein, mit den Patienten jedes Item für den aktuellen Tag oder die letzten 24 Stunden exemplarisch durchzugehen.
  (2) *Täglicher Rhythmus:* Da wir wissen, wie wichtig der Schlaf-Wach-Rhythmus sowie die Regelmäßigkeit des Alltags für bipolare Störungen sind, denken wir, dass es hilfreich sein kann, z. B. die Zeit des Zubettgehens, Einschlafens, Mittagessens etc. zu dokumentieren. Die »Soziale Rhythmus-Skala« wird immer im Hinblick auf die letzten 24 Stunden ausgefüllt, d. h., wenn ein Patient montagabends diese Eintragungen vornimmt, beziehen sich die Fragen zum Einschlafen und Aufstehen auf die vergangene Nacht von Sonntag auf Montag. Dies hat mehrere Gründe: Erstens erleichtert es das Ausfüllen, weil man abends rückblickend das STB

ausfüllen kann und nicht am nächsten Tag die Schlafenszeiten nachtragen muss, und zweitens sieht man direkter mögliche Zusammenhänge zwischen Schlaf, Arbeit, regelmäßigen Aktivitäten und der Stimmung am Tag darauf. Hierzu gehört auch die Dokumentation der Medikamenteneinnahme – und dies ggf. getrennt für morgens, mittags und abends.

- Vielen Patienten bereitet es am Anfang Schwierigkeiten, sich an die Uhrzeiten zu erinnern. Es ist nicht Zweck der Sache, bei allen Tätigkeiten zwanghaft auf die Uhr zu sehen. Man kann den Betroffenen versichern, dass man nach einiger Zeit und mit etwas Übung die Uhrzeiten relativ gut einschätzen kann.
- Es ist sehr hilfreich, mit den Patienten zu besprechen, wann und wo sie das STB am besten aufbewahren bzw. ausfüllen. Je besser es in den allgemeinen Tagesablauf eingeplant wird, desto wahrscheinlicher wird es sein, dass sie das STB regelmäßig führen.
- Wenn die Eintragung abends vergessen wurde, ist es möglich, dies am nächsten Morgen nachzutragen, aber die Patienten werden die Erfahrung machen, dass das Erinnern deutlich schwerer fällt.
- Als Regel gilt ferner, dass es besser ist, Tage unausgefüllt zu lassen als aus falschem Scham- oder Pflichtgefühl Informationen nachzutragen – im Extremfall für die gesamte Woche. Dies verfälscht das Bild und kann dazu führen, dass Wichtiges von beiden Seiten übersehen oder nicht rechtzeitig registriert wird.
- Zusätzlich zu den täglich auszufüllenden Stimmungsbeurteilungen und Ankern des sozialen Rhythmus ist es ratsam, auch als Wochenrückblick depressive und manische Symptome im Hinblick auf die Häufigkeit des Auftretens beurteilen zu lassen. Wir setzen zu diesem Zweck wöchentlich die um manische Symptome erweiterte Allgemeine Depressionsskala ein (ADS, Hautzinger et al., 2012); ADMS, Meyer & Hautzinger, 2001, vgl. Kap. 4).

Das Besprechen des STB wird bei seiner Einführung einige Zeit in Anspruch nehmen, wobei es am besten ist, mit den Patienten gemeinsam die Felder so weit auszufüllen, wie dies bereits an diesem Tag möglich ist.

Es bedeutet etwas mehr Arbeit für Therapeuten und Patienten, aber unsere Erfahrung zeigt, dass ein individuell gestaltetes STB die Akzeptanz und Motivation deutlich erhöhen kann, das STB regelmäßig auszufüllen. Dies erlaubt, die Betroffenen stärker in den Prozess einzubinden, ihre individuellen Vorerfahrungen und Ziele zu berücksichtigen, z. B. wenn im Vordergrund akut depressive Symptome stehen und der Vordruck (Arbeitsblatt 2) eventuell auch als Überforderung erlebt wird (s. Kap. 9). Beispielsweise identifizierten wir gemeinsam mit einem Patienten, welche Verhaltensweisen am besten indizieren, dass seine Stimmung aus dem Lot in Richtung Manie oder Depression gerät und kreierten sein individuelles STB (vgl. Abb. 12.2) plus einiger Items aus der Sozialen Rhythmus-Skala). Es handelte sich um zwei Items der ADS, zwei der Hypomanie-Checkliste und ein Item aus der Skala zur Erfassung dysfunktionaler Einstellungen (DAS, Hautzinger et al., 2006). Diese Items erwiesen sich tatsächlich im Verlauf der Behandlung als hoch sensitiv für Veränderungen und erlaubten ein sehr schnelles therapeutsches Eingreifen.

Heutiges Datum: ______ / _______ / _________

Mein täglicher Rhythmus	Ja oder Nein?		Wann? Ungefähre Zeitangabe	Anmerkungen?
	Ja	Nein		
Zu Bett gegangen				
Aufgestanden				
Habe ich gefrühstückt?				
Rechtzeitig zur Arbeit gegangen?				
Alkohol getrunken?				
War ich joggen/beim Sport?				

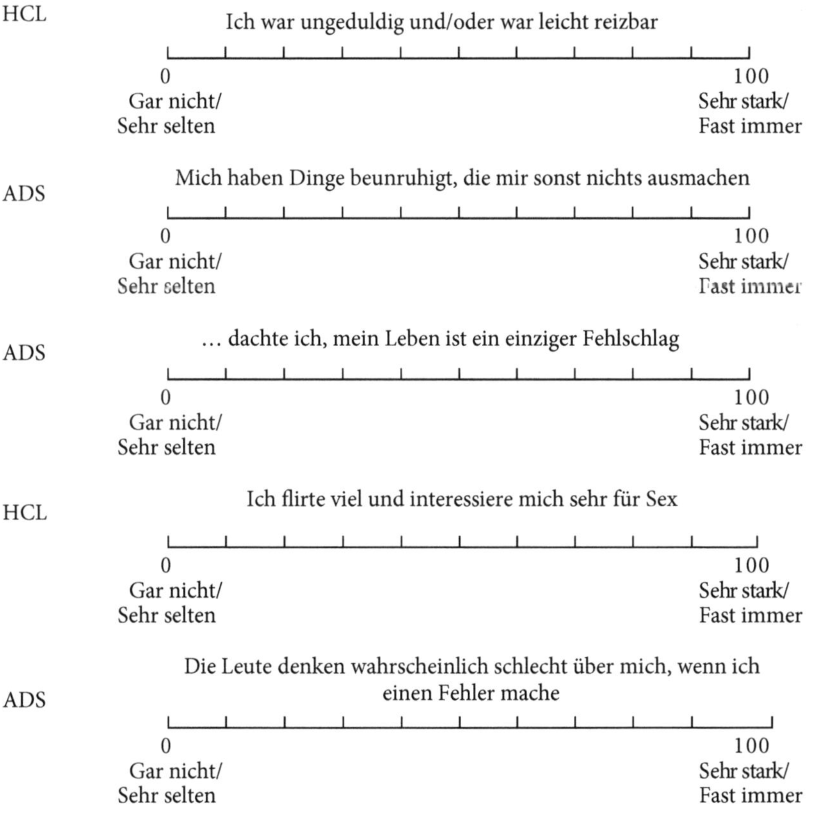

Abbildung 12.2 Individualisiertes STB (Beispiel)

Hausaufgaben und Übungen

Allgemein gilt: Zu Beginn der Behandlung sollte mit den Patienten besprochen werden, wie sie mit den Materialien, seien es Arbeitsblätter oder Hausaufgabennotizen, umgehen können und wollen, z. B. wie und wo man sie abheften könnte, um sie immer für die Sitzungen parat zu haben. Ideal wäre es, einen Ordner oder eine Mappe zur Verfügung zu stellen.

In der ersten Sitzung ist die gemeinsame Planung und Festlegung der Termine von Bedeutung. Unsere Erfahrung zeigt, dass ein regelmäßiger Termin (mit festem Wochentag und Zeit) von Vorteil ist und aus therapeutischer Sicht sinnvoll, da er im Sinne des Therapiemodells auch bereits einen Beitrag zur Strukturierung des Alltags leistet.

Als Hausaufgaben bzw. Übungen im engeren Sinn gelten einerseits das bereits besprochene STB sowie andererseits das Lesen einiger Informationen als Vorbereitung auf die nächste Sitzung. Hierfür eignen sich unsere »Informationen für Patienten und Angehörige« (s. online), die speziell für diese Zielgruppen entwickelt wurden. Es ist ratsam, mit dem Patienten zu besprechen, welche Seiten im Hinblick auf den Inhalt der nächsten Sitzung sinnvollerweise auf jeden Fall gelesen werden sollten und ob dies vorstellbar ist. Außerdem kann das Arbeitsblatt 3 mitgegeben werden, um Fragen, die den Patienten persönlich besonders interessieren, zu notieren. Als Therapeut hat man dann die Möglichkeit, sich auf Anliegen des Patienten speziell vorzubereiten (z. B. sich über die Nebenwirkungen eines bestimmten Medikaments informieren).

Sitzung 2–4

Ziel. Gemeinsame Erarbeitung von Basiswissen zur bipolaren Störung (Ursachen und Verlauf erklären, Missverständnisse abbauen); Informationsvermittlung mit Schwerpunkt Medikation; Fördern des Problembewusstseins durch die Beschäftigung und Konfrontation mit der eigenen Störung; Vermittlung des grundlegenden Therapiemodells (Vulnerabilitäts-Stress-Modell; s. Abb. 5.2) unter Einarbeitung der vom Patienten berichteten Geschichte und Erfahrungen.
Benötigtes Material. Folie 2. Arbeitsblätter 2, 4, 5. »Informationen für Patienten und Angehörige« (s. online).

Blitzlicht

Am Anfang jeder Sitzung sollte ein (kurzes) Blitzlicht stehen. Dies umfasst zum einen eine kurze Rekapitulation dessen, was in der letzten Sitzung gemacht und besprochen wurde (z. B. Nachträge zu den gemeinsam festgelegten Regeln) sowie das Durchgehen der Stimmungstagebücher und Besprechung aufgetretener Fragen oder Probleme. Außerdem sollte gemeinsam eine Agenda mit entsprechender Zeitplanung für die aktuelle Sitzung festgelegt werden (ca. 15 Min.).

Psychoedukation

Hier geht es um Informationen, die der Patient aufgrund von bereits gelesener Literatur oder durch die »Informationen für Patienten und Angehörige« hat. Es gilt, diese in Abhängigkeit vom Vorwissen systematisch zu ergänzen und den Bezug zur individuellen Biographie herzustellen. Als Therapeut können Sie diese Informationen als Leitlinie für das weitere Vorgehen einsetzen (s. mögliche Einleitung im Kasten).

Therapeut. »Viele Patienten wissen nicht, wie sie mit der Diagnose ›Bipolare Störung‹ umgehen sollen und fühlen sich oft allein gelassen. Es ist normal, dass Ängste und Fragen auftauchen, wie z. B. ›Bin ich verrückt?‹, ›Welche Konsequenzen hat die Erkrankung für meine Kinder?‹ oder ›Muss ich mein Leben lang Medikamente nehmen?‹ Ich hatte Ihnen das letzte Mal einige Informationen zum Lesen sowie ein Blatt mitgegeben, um vorhandene oder eventuell auftretende Fragen aufschreiben zu können. Ich würde jetzt gern auf diese Dinge zu sprechen kommen.«

Falls konkrete Fragen seitens des Patienten bestehen, sollte zuerst auf diese eingegangen werden. Entscheidend ist dabei, solche Informationen – wie in Teil I »Störungsbild« dargestellt – verständlich und klar zu vermitteln (z. B. Vermeidung von Fremdwörtern bzw. Erklärung entsprechender Fachbegriffe). Oft beziehen sich die Fragen weniger auf eigentliche Wissensaspekte, sondern auf die für die betreffende Person subjektiv wichtigen Themen wie z. B. das Für und Wider von Medikamenten oder Konsequenzen für Partnerschaft und Kinder.

Als Beispiel sei die Frage einer Patientin angeführt (s. Kasten).

Patientin: »Bin ich geisteskrank und unzurechnungsfähig?«

Therapeut: »Ich kann verstehen, warum Sie sich diese Frage stellen. Das tun viele, die mit der Diagnose konfrontiert werden« [= *Normalisierung der Erfahrung*]. Vielleicht sollten wir uns mal ansehen, woran Sie festmachen würden, dass Sie ›geisteskrank und unzurechnungsfähig‹ sind.«

Patientin: »Man weiß nicht mehr, was man tut. Man hat keine Kontrolle mehr darüber, was man tut. Man verhält sich offensichtlich abnormal und auffällig …«

Therapeut: »Okay, dann lassen Sie uns mal ansehen, inwieweit diese Kriterien auf Sie zutreffen. Wie sieht es damit aus, dass Sie nicht mehr wissen, was Sie tun?« [= *Realitätsüberprüfung*]

Patientin: »Wenn ich richtig manisch bin, dann … Naja, ich weiß auch dann, was ich tue, aber schätze es nicht als so schlimm ein.«

Therapeut: »Und wie steht es damit aktuell, wenn Sie nicht manisch sind?«

Patientin: [*lacht*] »Ich hoffe doch, dass ich weiß, was ich tue.«

[*Gemeinsam wurden alle Kriterien durchgegangen*]

Therapeut: »Wenn Sie sich vor Augen halten, was wir gerade besprochen haben, wie wahrscheinlich ist es dann, dass Sie verrückt, geisteskrank oder unzurechnungsfähig sind«?

▶

Patientin: »Nicht sehr wahrscheinlich – zumindest nicht, wenn es mir so geht wie jetzt. Und in der Manie, naja, da bin ich schon etwas verrückt, aber nicht unbedingt unzurechnungsfähig.«

Therapeut: »Ich denke, es ist prima, dass Sie sehen können, dass es Phasen wie in einer Manie gibt, in denen Sie Verhaltensweisen an den Tag legen können, die eventuell aus dem Rahmen sind, aber dass dies kein Grund dafür ist, sich selbst generell für geisteskrank oder unzurechnungsfähig zu halten. Vielleicht versuchen Sie sogar, nicht mehr zu sagen ›ich bin bipolar‹, sondern ›ich habe eine bipolare Störung‹, denn die bipolare Störung bezieht sich nur auf die Depressionen und Manien und nicht auf Sie als Person?« [= *Distanzierung*]

In der Psychotherapie geht es auch darum, einem Trend entgegenzuwirken, der sich immer wieder in der Literatur findet. Dort wird oft betont, wie schwerwiegend und ernsthaft die bipolare Störung sei und dass etwa ein Drittel der Betroffenen eine schlechte Prognose habe. Häufig wird nicht zugleich erwähnt, dass es durchaus einen nicht zu unterschätzenden Anteil an Patienten gibt, die zwischen den Phasen zu ihrem früheren Funktionsniveau zurückkehren, in den Intervallen weitgehend symptomfrei sind und eine günstige Prognose aufweisen. Es ist für die Zuversicht, mithilfe der Therapeuten ein angemessenes Selbstmanagement der eigenen Störung aufbauen zu können, essenziell, immer wieder auch solche eher positiven Nachrichten sowie die Stärken und Ressourcen des Patienten zu betonen.

Zu Fragen ermutigen. Wenn keine Fragen gestellt werden, sollten die Therapeuten entsprechende Themen ansprechen: Was von dem Gelesenen war für Sie neu? Was hat Sie am meisten beschäftigt? – Je nachdem, welche Informationen zuvor bearbeitet wurden, sind auch spezifischere Fragen möglich: Wenn Sie sich selbst die Diagnose geben müssten, wäre es dann Bipolar I oder II? Die Nebenwirkungen der Medikamente sind ja in der Information beschrieben; haben Sie bei sich solche Nebenwirkungen von [Medikamenten] bemerkt? – Dieses Vorgehen erlaubt auch zu beurteilen, ob die entsprechenden Informationen wirklich verstanden wurden.

Informationsstand hinterfragen. In Einzelfällen kann es passieren, dass Patienten angeben, bereits viel gelesen zu haben und alle nötigen Informationen zu kennen. In vielen Fällen sind die Betroffenen tatsächlich die wahren Experten, nicht nur im Hinblick auf die subjektien Erfahrungen. Es ist dennoch wichtig, dass Patienten und Therapeuten sich darüber austauschen, um a) für alle Beteiligten sicherzustellen, dass man von den gleichen Informationen ausgeht, und b) um Missverständnisse besprechen sowie ihnen vorbeugen zu können. Fragen Sie auch nach, woher die Informationen stammen. An dieser Stelle sei angemerkt, dass speziell das Medium Internet nützlich sein, doch auch Schaden anrichten kann. Es ist nicht selten der Fall, dass Patienten in maniformen Zuständen sich aufgrund ihres Befindens darin bestärkt fühlen, Texte ins Internet zu stellen, die z. B. dafür plädieren, dass eine medikamentöse Behandlung unnötig sei, oder die Manien als spezielle von Gott gegebene Gaben darstellen, die von Fachleuten verteufelt würden. Derartige Informationen müssen aufgegriffen und besprochen werden. Bei der Psychoedukation gelten generell folgende Regeln:

- Gemeinsames Erarbeiten der entsprechenden Informationen (z. B. mithilfe von Materialien)
- Anknüpfung an das Wissen und die Erfahrungen der Patienten und Ergänzung in Abhängigkeit vom Vorwissen
- Nicht zu viele Informationen auf einmal, und keine Angst vor Redundanzen bzw. Wiederholungen.
- Vermeidung eines belehrenden, vortragsähnlichen Stils.

Symptome der Depression und der Manie: der Kriterien-Fragebogen

Ein zentrales und wiederkehrendes Thema im Rahmen der Behandlung der bipolaren Störung ist die Unterscheidung zwischen Symptomen einer klinisch relevanten Depression bzw. (Hypo-) Manie und alltäglichen Stimmungsschwankungen. Hilfreich sind hier der Einsatz der Arbeitsblätter 4 (Depression) und 5 (Hypo-/Manie). Anhand dieser Materialien können die Kriterien einer depressiven und (hypo-) manischen Episode nach DSM bearbeitet werden. Am besten liest man den Patienten die entsprechenden Kriterien vor und prüft gemeinsam, ob sie das jeweilige Symptom aus einer Krankheitsepisode kennen. Für jedes erfüllte Kriterium kreuzt man dann »Ja« an und zählt später wie in einem Fragebogen jedes »Ja« als einen Punkt.

Es ist nicht ungewöhnlich, dass Patienten den Aussagen nicht eindeutig zustimmen oder sich nicht sicher sind, ob das Kriterium auf sie selbst zutrifft. In solchen Fällen ist es ratsam, mit dem Patienten zu klären, ob man dann zwischen »Ja« und »Nein« ankreuzen sollte. Dies erlaubt einem später, dies als »halbe Punkte« bei der Aufsummierung zu zählen. Oft weiß man aus Vorgesprächen oder Informationen von Dritten (z. B. Arztbriefen), wie ein Symptom zu beurteilen ist. Durch das Nennen von Beispielen, die für das Erfüllen des Kriteriums sprechen könnten, wird eine eindeutigere Zuordnung möglich.

Nach dem Addieren der ganzen und halben Punkte wird der Summenwert in (fast) allen Fällen über dem Cut-off für eine Manie bzw. Hypomanie (mit mind. drei Symptomen) oder Depression (mit mindestens fünf Symptomen) liegen. Sofern der Summenwert darunter liegt, ist zu beachten, dass man z. B. bereits ab zwei erfüllten Kriterien bei Depressionen von einer leichten Depression (sog. unterschwelligen Depression oder »minoren Depression« nach DSM) sprechen kann.

Diese direkte Konfrontation kann für die Betroffenen manchmal schmerzhaft sein, vor allem wenn die Diagnose »bipolar« von ihnen noch angezweifelt oder in Frage gestellt wird. Um dies zu klären und ggf. zum Gegenstand der Sitzung machen zu können, ist es gut, dies mit den Patienten direkt anzusprechen.

Therapeut: »Damit Ärzte und Psychologen im klinischen Sinn von einer Manie sprechen, müssen drei Kriterien erfüllt sein. Sie erfüllen hier, wenn wir das aufsummieren, X [z. B. 4,5 Punkte]. Was bedeutet das für Sie?«

Vermittlung des Therapiemodells

In der Literatur finden sich verschiedene sog. Vulnerabilitäts-Stress-Modelle zum Verständnis bipolarer Störungen. Manche sehen die Ursache in einer fundamentalen Störung der Verhaltensaktivierung bzw. einer Dysregulation der Aktivierung. Andere sprechen allgemeiner von einer Instabilität biologischer Rhythmen, die Symptomen wie z. B. den Antriebsstörungen zugrunde liegen. In Kapitel 5 wurde ein darauf aufbauendes Modell vorgestellt, das in leicht veränderter und auf Aspekte der Therapie abgestimmter Form auf Folie 2 abgebildet ist (s. Anhang). Ein auf solche Vorstellungen aufbauendes, entsprechend vereinfachtes Therapiemodell zur Genese und zum Verlauf bipolarer Störungen liefert auch das Rational für die Nützlichkeit einer begleitenden Psychotherapie.

Grundgedanke. Den Patienten soll verständlich gemacht werden, dass jeder bipolaren Störung eine (mit großer Wahrscheinlichkeit) genetisch bedingte Vulnerabilität zugrunde liegt, die in einer leicht störbaren zentralnervösen Regulation bzw. Instabilität biologischer Rhythmen besteht. Diese führt in Wechselwirkung mit anderen Faktoren (wie z. B. subjektiv als Belastung wahrgenommene Ereignisse, interpersonelle Konflikte) zum Auftreten von ersten (prodromalen) Symptomen (wie z. B. dem Erleben von vermehrter Energie, Veränderungen im Schlafbedürfnis, erhöhter Gesprächigkeit), die ohne entsprechende Interventionen in klinisch voll ausgeprägte affektive Krankheitsepisoden münden können. Ähnlich wie bei unipolaren Depressionen beeinflussen sich auch hier kognitive (Gedanken), affektive (Gefühle) und behaviorale (Verhalten) Prozesse wechselseitig, wie auch das unten angeführte Gesprächsbeispiel zeigt.

Therapierational. Dieses (vereinfachte) Modell erlaubt, den Bezug zu konkreten Therapieinhalten herzustellen, und soll Patienten helfen, schneller den Bezug zu Beispielen aus der eigenen Geschichte zu finden. So erleichtert beispielsweise die Differenzierung zwischen »Stress/Lebensereignisse« auf einer Ebene und »Erleben von Stress« sowie »Umgang mit Schwierigkeiten« auf einer anderen Ebene in Übereinstimmung mit transaktionalen Stressmodellen die Einführung verschiedener Konzepte:

(1) objektive (von außen beobachtbare) Belastungen einerseits,
(2) subjektive Bewertung von Ereignissen als Belastungen andererseits sowie
(3) die Berücksichtigung von möglichen Bewältigungsfertigkeiten.

Manche Patienten trinken gelegentlich übermäßig Alkohol, rauchen Haschisch oder trinken viel Kaffee. Der häufig zu beobachtende Substanzkonsum oder gar Missbrauch kann als Aspekt von Lebensgewohnheiten im Rahmen der Rückfallprophylaxe aufgegriffen werden. Es ist aber wichtig, nicht pauschal den Konsum zu bewerten, sondern im Rahmen eines gemeinsamen Störungsverständnisses herauszufinden, warum die Betroffenen bestimmte Substanzen konsumieren bzw. die Funktionalität zu bestimmen (Meyer et al., 2011) und daraus abzuleiten, ob der Konsum als ein potenzielles Problem aufgefasst und bearbeitet werden sollte. Die im Modell angedeuteten vielfältigen Wechselwirkungen und Rückkopplungen (Folie 2) können anhand der Erfahrungen der jeweiligen Patienten veranschaulicht oder mittels allgemeiner Beispiele demonstriert werden. Das folgende Gesprächsbeispiel verdeutlicht, wie durch entsprechende Fragen der Patientin aufgezeigt wurde, wie ihre Gedanken, Gefühle und ihr Verhalten sich wechselseitig beeinflussten und wie dies auch entsprechende Reaktionen ihrer Umwelt hervorrief. So konnten ihr anhand des Modells die Zusammenhänge anschaulich gemacht werden.

Gesprächsbeispiel. Eine Patientin, die an einer Bipolar-I-Störung mit psychotischen Merkmalen (in der Manie) litt, berichtete, dass sie zu Beginn manischer Phasen häufig den folgenden Gedanken hatte: »Die Anderen wollen verhindern, dass ich meine Fähigkeiten umsetzen kann und erfolgreich bin.« Es mischten sich also bereits zu Beginn manische und paranoide Elemente. Folgende therapeutische Situation ergab sich hier bei der Vermittlung des Modells:

Therapeut:	»Ich kann mir vorstellen, ein solcher Gedanke, dass andere verhindern wollen, dass Sie Ihre Fähigkeiten umsetzen können und erfolgreich sind, wird auch Ihr Verhalten und Ihre Gefühle beeinflussen [Pause]?!«
Patientin:	»Ja, ich bin dann wütend und lauere im Grunde genommen darauf, dass jemand versucht, mich bei meinen Plänen auszubremsen, und reagiere dann auch entsprechend gereizt.«
Therapeut:	»Wenn wir uns das Modell ansehen, dann führt dieser Gedanke also auf der Gefühlsseite zu Wut und auf der Verhaltensseite zu gereizt-aggressivem Verhalten. Wie reagieren die anderen darauf?«
Patientin:	»Je nachdem, wer es ist. Mein Partner sagt dann sofort ›Du wirst schon wieder manisch‹, worauf ich noch wütender werde. Andere reagieren mit Unverständnis und ziehen sich zum Teil zurück, wodurch ich auch schon Freundinnen verloren habe. Wenn ich mich aber so fühle, bestärken mich die Reaktionen der anderen nur in der Richtigkeit meiner Vorstellung, dass die mich daran hindern wollen, dass ich meine Fähigkeiten umsetzen kann und erfolgreich bin, weil sie neidisch sind. Ich spiele dann auch häufig mit dem Gedanken, dass mir eventuell auch das Lithium nur aus diesem Grund verschrieben wird und ich es absetzen sollte.«
Therapeut:	»Wenn wir uns noch einmal das Modell anschauen, dann lässt sich dies gut übertragen. Erstens kommt es hier zu einem Teufelskreis, in dem Ihr Verhalten, Ihr Gefühl und Ihre Vorstellungen sich wechselseitig verstärken. Gleichzeitig führt Ihr aggressives Verhalten, das in diesem Moment ja auch Ihren Umgang mit Schwierigkeiten kennzeichnet, bei anderen Personen ebenfalls zu entsprechenden Reaktionen. Ich kann mir z. B. vorstellen, dass Sie die Aussage Ihres Partners, sie seien wieder manisch, als belastend erleben, und somit das Gefühl, unter Stress zu stehen, sich erhöht und sich dies wiederum verstärkend auf die manische Symptomatik auswirkt. Und hier, auf der anderen Seite des Modells, lässt sich aufzeigen, wie dieser Gedanke in der Manie, dass andere sie nur behindern wollen, sich auch auf den Aspekt ›Medikamente‹ auswirkt.«

! Das Verstehen des Therapiemodells sowie dessen Akzeptanz für die eigene Person ist von entscheidender Bedeutung für die Mitarbeit des Patienten an der weiteren Therapie und somit für dessen Bereitschaft, eigenverantwortlich an der Behandlung einer eigenen Problematik mitzuarbeiten.

Informationen über Medikation und Medikamente

Für viele Betroffene ist dieses Thema von großer Relevanz und gleichzeitig hoch ambivalent. Die Besprechung des Themas Medikation und Medikamente sollte unserer Erfahrung nach erst erfolgen, wenn die anderen Basisinformationen (z. B. Symptomatik und Vulnerabilitäts-Stress-Modell) vermittelt wurden. Therapeuten müssen sich dessen bewusst sein, wie wichtig es für die Patienten ist, hinreichend über die Medikamente, die sie einnehmen sollen, informiert zu sein. Nur ein entsprechender Kenntnisstand schafft im Einzelfall die Voraussetzungen und Motivation dafür, eine informierte Entscheidung für sich zu treffen und sich an die Anordnungen des Arztes zu halten. Auch für Psychotherapeuten, die Patienten mit bipolaren Störungen behandeln, ist es daher wichtig, über ein entsprechendes Wissen zu verfügen. Dies erlaubt eine Einschätzung, welche Probleme im Zusammenhang mit diesen Medikamenten zu erwarten sind. Außerdem ermöglicht es, existierende Bedenken von Seiten der Patienten klären zu können, Hilfestellungen zu geben, Nebenwirkungen als solche zu identifizieren und Symptomverschlechterungen rechtzeitig festzustellen. Zum Beispiel interpretierte eine Patientin ihr im Tagesverlauf fluktuierendes Händezittern als Anzeichen für Nervosität, wobei eine daraufhin erfolgte Revision und Umstellung ihrer Medikamente nahelegte, dass es sich um eine Interaktion der Medikamente und somit Nebenwirkung handelte. Die relativ problemlose Umstellung der Medikamente hatte dramatisch positive Effekte auf ihre Lebensqualität, da sie sich u. a. wieder sicher fühlte, mit anderen Essen gehen zu können.

Zusammenarbeit Arzt und Therapeut. Ermutigen Sie Patienten, Fragen, Sorgen oder Veränderungen im Zusammenhang mit den Medikamenten auch mit dem behandelnden Arzt zu besprechen. Eine aufeinander abgestimmte medikamentöse und psychotherapeutische Behandlung ist in vielen Fällen günstig für die Prognose. Umso wichtiger ist deswegen eine entsprechende Kooperation zwischen Arzt und Psychotherapeut zum Wohl der Patienten.

Unsere Erfahrung zeigt, dass einige Patienten mit ihren Ärzten zunächst nicht über manche Themen und Befürchtungen im Zusammenhang mit Medikamenten sprechen. Entweder sind sie überfordert von der Situation (z. B. Ersterkrankung, akut symptomatisch), haben Ängste, die Expertise der Behandler in Frage zu stellen, oder sie ziehen es vor, mit dem aus ihrer Sicht neutraleren Psychotherapeuten darüber zu reden. Aus sozialpsychologischer Sicht ist es nicht verwunderlich, dass Patienten in manchen Fällen die Objektivität und Glaubwürdigkeit der Person, die nicht die Rezepte für die Medikamente ausstellt, für größer halten.

Im Hinblick auf stimmungsstabilisierende Medikamente und Antidepressiva sind folgende Aspekte wichtig (s. a. »Informationen für Patienten und Angehörige« online):

- Überblick über die Pharmakologie, Toxizität, Nebenwirkungen und positiven Effekte von Phasenprophylaktika und Antidepressiva,
- Wechselwirkungen von Drogen und Alkohol mit diesen Medikamenten,
- Korrektur von falschen Vorstellungen, z. B. vermeintliche Gefahr einer Abhängigkeit von Lithium,

- Identifikation von offenen Fragen,
- offenes Besprechen des Fürs und Widers von Medikamenten.

Es ist oft für Patienten schwer verständlich, dass typischerweise zunächst die Behandlung mit einem bestimmten Medikament begonnen wird, die Medikation dann aber nach einiger Zeit umgestellt oder verändert wird. Es ist dabei wichtig, mit den Patienten zu besprechen, dass man einerseits Erfahrungswerte mit Medikamenten hat, aber oft – wie bei anderen Krankheiten – die medikamentöse Therapie eine Art von Versuch-und-Irrtum darstellt, bis man herausfindet, welches Medikament bei dem betreffenden Patienten in welcher Dosierung – möglichst ohne Nebenwirkungen – am besten wirkt. Hierfür ist es auch essenziell, dass die Patienten aktiv mitarbeiten, denn durch genaue Beobachtung des eigenen Befindens, der Symptome und Beschwerden kann schneller die optimale Behandlungsstrategie identifiziert werden.

Behandlungsphasen. Die Patienten sollten wissen, dass die Behandlung in drei Phasen unterteilt werden kann – nach denen sich auch die ärztliche Strategie richtet:

(1) Akutbehandlung: Zentrales Ziel ist hier, weitgehende Symptomfreiheit wieder herzustellen. Je nach Symptomatik und Schwere der Symptomatik kann es zwischen sechs Wochen und sechs Monaten dauern – manchmal v. a. bei depressiven Zuständen auch länger – wenn der Versuch mit dem zunächst naheliegenden Medikament nicht zum gewünschten Ergebnis führt. Ein Versuch, psychotherapeutisch einzugreifen, kann hier durchaus ebenfalls sehr erfolgsversprechend sein, v. a. bei Depressionen (s. Kap. 9).

(2) Stabilisierungsbehandlung: Für diese kann man sechs bis neun Monate veranschlagen, wobei es hier primär darum geht, den erreichten symptomfreien Zustand zu stabilisieren, um ein Wiederauftreten der Symptome der letzten Episode und somit einen Rückfall zu verhindern. Dies ist auch der Zeitraum, in dem meistens entsprechende rehabilitative oder psychotherapeutische Maßnahmen eingeleitet werden.

(3) Prophylaxebehandlung bzw. Aufrechterhaltungsphase: Es geht um die Prävention neuer (hypo-) manischer oder depressiver Episoden. Diese Phase kann bei manchen Patienten mit einer bipolaren Erkrankung mehrere Jahre andauern, aber für manche mit häufigen Rezidiven bedeutet es eventuell die lebenslange Einnahme der Medikamente, ähnlich wie bei Diabetes oder Herz-Kreislauf-Erkrankungen. Das Problem ist natürlich, dass man die Medikamente täglich einnehmen muss, auch wenn es einem gut geht (keine Bedarfsmedikation, wie z. B. eine Aspirintablette bei Kopfschmerzen).

Optimaler Nutzen der Medikation ergibt sich aus folgenden Prinzipien der medikamentösen Therapie:

- Ziele sind, (1) die Symptome in den Griff zu bekommen und (2) die Symptomfreiheit aufrechtzuerhalten. Hierfür ist es oft notwendig, im Einzelfall das richtige Medikament in der richtigen Dosierung zu finden.
- Um eine bestmögliche Behandlung zu erreichen, ist es wichtig, dass die Patienten die Anweisungen des Arztes genau befolgen und zudem ihren Zustand – sowohl ihr

Befinden, ihre Symptome als auch das Auftreten von Nebenwirkungen – genau beobachten.

- Wenn Nebenwirkungen auftreten, sollten diese möglichst schnell dem Arzt mitgeteilt werden. Dies ist auch deswegen wichtig, damit man entsprechende Schritte schnell unternehmen kann – einer der häufigsten Gründe für das Absetzen der Medikamente ist das Auftreten von Nebenwirkungen.
- Die Einnahme anderer Medikamente, aber auch von Drogen oder Alkohol, kann die Wirkungsweise der Medikamente beeinflussen und insbesondere das Auftreten von Nebenwirkungen begünstigen. Deswegen den Arzt entsprechend offen informieren!
- Manchmal werden zusätzliche Medikamente eingesetzt, um eine schnellere Wirkung zu erreichen, z. B. Schlafmittel, Beruhigungsmittel oder Neuroleptika. Meistens werden diese aber nur akut verabreicht, und nur selten besteht die Notwendigkeit, diese ebenfalls dauerhaft einzunehmen.

Hausaufgaben und Übungen

Als Hausaufgaben stehen bei den Sitzungen des Moduls I vor allem das bereits erwähnte Stimmungstagebuch (STB) entweder in Form einer publizierten Vorlage (Arbeitsblatt 2) oder individualisiert sowie die Psychoedukation zu bipolar affektiven Störungen (»Informationen für Patienten und Angehörige«, Kriterienlisten der Arbeitsblätter 4 und 5) im Mittelpunkt. Patienten sollen ermutigt werden, bestimmte Teile der Informationen zu lesen und das STB gewissenhaft auszufüllen. Es ist ggf. sinnvoll, mit dem Patienten zu klären, welche Seiten der Informationen im Hinblick auf den Inhalt der nächsten Sitzung sinnvollerweise auf jeden Fall gelesen werden sollten und ob das jeweils realisierbar ist.

13 Modul II: Selbstmonitoring und Frühwarnsignale

Modul II des Therapieprogramms verfolgt primär folgende Ziele, um das Selbstmanagement zu fördern:

(1) Identifikation von individuellen Warnsignalen bzw. Frühwarnsymptomen.

(2) »Selbst-Monitoring« bzw. Selbstbeobachtung des eigenen Zustands und die Abgrenzung von klinisch relevanten Symptomen und normalen Stimmungsschwankungen.

Dieses Modul hilft auch, die individuellen Therapieziele für die weitere Behandlung zu spezifizieren. Bevor man jedoch zu diesem Block übergeht, kann es wichtig sein, das Thema Mitarbeit bzw. das Auftreten von Widerstand in den Vordergrund zu rücken. Den Begriff »Compliance« sollte man inzwischen in diesem Kontext besser vermeiden, da er das Befolgen von Anweisungen impliziert und einem therapeutischen Ansatz, der von Kollaboration und Gleichwertigkeit aller Beteiligten ausgeht, im Grundgedanken widerspricht. Wir haben das Thema Mitarbeit bzw. das Auftreten von Widerstand zum Kernthema der Sitzung 5 gemacht (s. Abb. 13.1), wobei der Inhalt dieser Sitzung jederzeit im Rahmen einer Behandlung relevant werden kann und dann der dort beschriebene Vorschlag eine Möglichkeit für das therapeutische Vorgehen bietet.

Sitzung 5

Ziele	*Methodik/Übungen*
▶ Bearbeitung von Problemen mit der Mitarbeit oder Auftreten von Widerstand	▶ Blitzlicht ▶ Identifikation von Widerstand oder Problemen mit der Mitarbeit ▶ Problemanalyse und Versuch der Lösung ▶ Hausaufgabe: Ausprobieren der gefundenen Problemlösung, um die Mitarbeit zu fördern bzw. Widerstand abzubauen; STB

Sitzung 6–8

Ziele	*Methodik/Übungen*
▶ Identifikation von individuellen Warnsignalen	▶ Blitzlicht ▶ »Frühwarnsystem«: Life-Chart und Frühwarnsymptome ▶ »Was ist normal?« – Abgrenzung von normaler und anormaler Stimmung ▶ Hausaufgabe: Überprüfung der Symptomliste auf täglicher Basis; STB ▶ Ende Sitzung 7: Überleitung zum nächsten Modul durch entsprechende Aufgabe

Abbildung 13.1 Kurzübersicht über den Inhalt der Sitzungen 5–8

Sitzung 5

Ziel. Bearbeitung von Problemen bei der aktiven Mitarbeit in der Therapie.
Benötigtes Material. Arbeitsblätter 2, 6.

Blitzlicht

Bei jeder neuen Sitzung ist es zunächst sinnvoll, die letzte Sitzung kurz zu rekapitulieren bzw. sich eine Rückmeldung zu ihr einzuholen. Es sollte auch immer explizit dazu ermuntert werden, offene oder aufgetretene Fragen zu stellen (z. B. im Zusammenhang mit dem Ausfüllen des STB). Wenn das STB nicht ausgefüllt wurde, sollten Sie mit dem Patienten gemeinsam versuchen, dies in Kurzform im Nachhinein für die letzte Woche nachzuholen. Dadurch wird auch noch einmal die zentrale Bedeutung des STB im Rahmen der Behandlung unterstrichen (ca. 10–15 Min.).

Einführung des kognitiv-verhaltenstherapeutischen Modells der Kollaboration

Thema dieser Sitzung ist, intensiver zu besprechen, was eventuell in bisherigen Sitzungen bereits als kritischer Punkt aufgetreten ist und angesprochen wurde: Mitarbeit, Kollaboration oder das Auftreten von Widerstand. Aus der Außenperspektive erscheint es für viele Patienten schwierig, sich an die »Absprachen« mit dem Arzt bzw. Psychotherapeuten zu halten, die sie eventuell eher als Verordnungen und Anweisungen erleben und die sie möglicherweise nicht völlig verstehen oder nachvollziehen. Unvermeidlich geht es dabei um Medikamenteneinnahme, Übungen, Beobachtungen sowie Hausaufgaben, sprich Aspekte, die aus therapeutischer Sicht meistens als sinnvoll und potenziell positiv bewertet werden und deren Nicht-Umsetzung oft vorschnell als Anzeichen mangelnder Motivation oder Krankheitseinsicht interperetiert wird. Zu einer schwankenden oder mangelnden Mitarbeit tragen allerdings unterschiedliche Faktoren bei und mangelnde Krankheitseinsicht ist nur ein möglicher Grund.

Es ist entscheidend, die Patienten dazu zu ermutigen, über solche Probleme und Schwierigkeiten zu sprechen. Dadurch wird es möglich, gegenwärtige oder auch zukünftige Probleme in diesem Zusammenhang antizipieren und lösen zu können. Im Rahmen der fünften Sitzung können bisherige, aktuelle oder mögliche Hindernisse bei der Umsetzung von Behandlungszielen (z. B. Hausaufgaben) identifiziert werden; gemeinsam ist eine Lösung zu erarbeiten, um diese Hindernisse abzubauen.

Widerstand bzw. mangelnde Mitarbeit. In der kognitiven Verhaltenstherapie kann mangelnde Mitarbeit – oft unter Kollegen auch als Widerstand bezeichnet – als Folge von Diskrepanzen zwischen den Erwartungen des Therapeuten und dem Verhalten des Patienten verstanden werden. Die Frage, die sich dann immer zuerst stellt, ist, inwieweit ein Fehler in der Therapie oder im Behandlungsplan vorliegt. Die traditionelle Sichtweise hingegen tendiert dazu, die Ursache für mangelnde Mitarbeit, Widerstand oder »Non-Compliance« eher einseitig in der Person des Patienten zu sehen (z. B. Nicht-Akzeptanz einer chronischen Erkrankung, mangelnde Änderungsmotivation, narzisstische Tendenzen). Zwar mag beim Therapeuten oder Arzt Enttäuschung entstehen, wenn der Patient nicht entsprechend mitarbeitet, aber es wird nie hilfreich sein oder die therapeutische Beziehung fördern, wenn eine Haltung eingenommen wird im Sinne von »Ich habe Ihnen doch gesagt, dass …«.

Besonders häufig tritt das Problem im Zusammenhang mit der regelmäßigen Einnahme von Medikamenten auf. Dies resultiert z. T. daraus, dass wir gewohnt sind, Medikamente – ähnlich wie bei einer Grippe oder Erkältung – nur so lange einzunehmen, bis die Symptome oder Beschwerden besser werden oder verschwinden. Das Problem mit dem dauerhaften und eigenverantwortlichen Umgang mit Medikamenten tritt generell besonders bei chronischen Krankheiten auf, wenn die Nichteinnahme keine unmittelbaren bzw. sofortigen subjektiv erlebbaren negativen Konsequenzen nach sich zieht. Es spielt dabei keine Rolle, ob es sich um Diabetes, Hypertonie oder z. B. eine bipolar affektive Störung handelt.

Die Rolle der aktiven Mitarbeit. Falls das STB nicht oder nur teilweise ausgefüllt wurde, rückt das Thema »aktive Mitarbeit« unmittelbar in den Vordergrund. Ähnliche Anknüpfungspunkte stellen Aufgaben wie das Lesen der Informationen dar. Wichtig ist, in einer nicht-wertenden Haltung Patienten zu vermitteln, dass Schwierigkeiten, die Hausaufgaben oder Übungen im Alltag umzusetzen, ein Thema ist, das viele andere ebenfalls betrifft. Da es den Patienten aus verschiedensten Gründen schwer fallen kann, dies offen anzusprechen oder zuzugeben (z. B. »… um ein ›guter‹ Patient zu sein«), kann es sehr nützlich sein, dies als Therapeut aufzugreifen, wobei eigene Beispiele im Sinne einer »Selbstoffenbarung« durchaus Barrieren abbauen (z. B. zu vergessen, regelmäßig Pausen einzulegen, oder regelmäßig Sport/Gymnastik zu machen). Dies erleichtert es den Patienten, sich selbst und dem Therapeuten gegenüber entsprechende Schwierigkeiten einzugestehen.

Hindernisse minimieren. Die grundlegende Annahme ist, dass jeder Patient in der Lage ist, aktiv mitzuarbeiten. Es können aber Barrieren bzw. Hindernisse unterschiedlichster Art auftreten, die dies erschweren bzw. verhindern. Mangelnde Mitarbeit kann u. a. dadurch bedingt sein, dass die Betroffenen (noch) nicht hinreichend überzeugt davon sind, dass die entsprechende Intervention einen positiven Effekt zeigen wird (z. B. prophylaktische Medikamenteneinnahme). Auch Ambivalenz oder Aversion, die mit der Beschäftigung mit der eigenen Erkrankung einhergehen kann, ist ein möglicher Grund für mangelnde Mitarbeit.

Schwierigkeiten können nicht zuletzt aber auch durch das Therapeutenverhalten selbst bedingt sein, z. B. eine dozierende Haltung oder mangelndes Verständnis oder Einfühlungsvermögen. Ein Hauptfaktor für mangelnde Kollaboration bei Übungen oder anderen Hausaufgaben ist oft eine nicht hinreichende Vorbesprechung und Klärung dessen, was genau von den Patienten erwartet wird bzw. was bis zur nächsten Sitzung als Aufgabe ansteht und inwieweit Patienten das Rational für diese Aufgabe verstehen und akzeptieren. In Abbildung 13.2 sind einige Grundregeln aufgelistet, um die aktive Mitarbeit aufzubauen oder zu erhalten. Das Ziel sollte dabei sein, die Wahrscheinlichkeit, dass die Patienten mitarbeiten, zu maximieren, und gleichzeitig das Risiko für hierbei auftretende Probleme oder Schwierigkeiten zu minimieren. Aus dieser Formulierung wird auch ersichtlich, dass es nicht um ein Alles-oder-Nichts-Prinzip geht, sondern darum, das Bestmögliche zu erreichen.

Voraussetzungen für eine aktive Mitarbeit in der Therapie

(1) Das Rational der Therapie muss den Patienten klar sein.
(2) Das Ziel der jeweiligen Maßnahmen muss verständlich sein.
(3) Betonung der Eigenverantwortung der Betroffenen für ihre eigene Behandlung.
(4) Berücksichtigung der individuellen Therapieziele des Patienten.

Wie schaffe ich die besten Voraussetzungen für eine aktive Mitarbeit bei den Hausaufgaben?

- Machen Sie dem Patienten deutlich, dass aufgrund der zeitlichen Begrenzung der Therapiesitzungen nicht alles während der Sitzungen bewerkstelligt werden kann. Außerdem gilt das Motto, ähnlich wie beim Klavierspielen oder anderen Dingen, die Übung benötigen: Der Erfolg stellt sich umso schneller ein, je mehr man übt.
- Integrieren Sie das Gegenüber bei der Gestaltung der Hausaufgaben.
- Besprechen Sie mit Patienten a priori, wie es wäre, zur Therapiesitzung zu kommen, ohne die Hausaufgaben gemacht zu haben, um bereits im Vorfeld entsprechend darauf eingehen zu können.
- Achten Sie bei den Hausaufgaben immer darauf, dass sie auch erfüllbar sind (z. B. hinsichtlich Zeit, Geld) und dass die Instruktion verstanden worden ist, d. h. dem Patienten muss klar sein, was seine Aufgabe bis zur nächsten Sitzung ist.
- Kommen Sie zu Beginn jeder Sitzung immer auf die Hausaufgaben zu sprechen.
- Falls Sie in der Sitzung nicht intensiver auf die Hausaufgaben eingehen können, machen Sie das explizit und erklären es. Hierbei sollte das Motto gelten: Aufgeschoben ist nicht (!) aufgehoben.

Abbildung 13.2 Tipps zum Aufbau oder zur Erhaltung der aktiven Mitarbeit

Die therapeutische Beziehung. Eine wichtige Basis für die Mitarbeit der Patienten ist die therapeutische Beziehung und das in ihr zum Ausdruck kommende Vertrauen. Um dies zu fördern ist es zentral, den Patienten zu vermitteln, dass sie selbst die Experten für ihre Probleme sind, und dass die Funktion der Therapeuten ist, ihnen beim Lösen dieser Probleme zu helfen.

Um auf eine erfolgreiche gemeinsame Problembearbeitung zusteuern zu können, ist es für Therapeuten unerlässlich, Rückmeldung über Sinn und Unsinn von Behandlungszielen, Maßnahmen etc. von den Patienten zu bekommen. Nur auf diesem Weg können auch alternative Lösungsstrategien gemeinsam erarbeitet werden. Therapeuten sollten sich bewusst sein, dass viele Patienten nicht gewohnt sind, einem »Experten« Fragen zu stellen oder dessen Vorgehensweise zu hinterfragen. Den Patienten sollte dieser Freiraum immer wieder angeboten und ermöglicht werden: Was halten Sie davon? Denken Sie, wir können damit Ihr Problem in den Griff bekommen? – Manchmal kann es auch sinnvoll sein, den Patienten zu bitten, noch einmal in eigenen Worten zu wiederholen, was gemacht werden soll bzw. worum es geht, um eventuell aufgetretene Missverständnisse oder Befürchtungen besprechen und korrigieren zu können.

Die Akzeptanz der einzelnen Behandlungsziele und -schritte durch den Patienten ist ein entscheidender Faktor. Wenn ein Patient bereits mit der Diagnose »bipolar affektive Störung« Schwierigkeiten hat, wird alles, was im Zusammenhang mit der Behandlung dieser Erkrankung steht, von vornherein weitgehend zum Scheitern verurteilt sein. Es ist deshalb sehr wichtig, mit den Patienten frühzeitig zu besprechen, ob die Diagnose für sie akzeptabel ist, ob sie als Kennzeichnung und zur Beschreibung ihrer Erfahrungen überhaupt passt. Es gibt viele Anzeichen (z. B. nonverbale Indikatoren), die dem Therapeuten vermitteln können, dass beide von unterschiedlichen Ausgangspunkten und Verstehensweisen ausgehen. Wenn Therapeuten solche Signale bemerken, sollte dies direkt angesprochen werden: »Sie gucken im Moment ziemlich skeptisch?« Oder: »Ich habe den Eindruck, dass Sie im Moment irgendetwas stark beschäftigt.« – Solche Bemerkungen geben Patienten die Möglichkeit, entsprechende Bedenken oder Irritationen auszusprechen.

Exkurs: Akzeptanz der Diagnose »bipolar« – (k)eine Voraussetzung. Es ist für den Verlauf der Behandlung unkomplizierter, wenn die Patienten die Diagnose »bipolar« für sich akzeptieren, aber dies stellt keine Voraussetzung für die Psychotherapie dar, da fast alle im Manual dargestellten Interventionen transdiagnostisch beim Vorliegen von subjektiv erlebten Stimmungsschwankungen hilfreich sind. Als Therapeut bedarf es dann einiger Adaptationen, um Verwirrung oder Irritationen zu vermeiden (z. B. verstärkt auf Begrifflichkeiten achten, Arbeitsblätter anpassen). Ein Besipiel wäre, nicht von »Symptomen einer Manie« zu sprechen, sondern von »Anzeichen eines Hochs«.

Hindernisse benennen lernen. Die aktive Mitarbeit kann häufig durch verschiedene Faktoren beeinträchtigt werden. Solche Hindernisse müssen benannt werden, was jedoch nicht immer einfach ist. Es gibt hierfür zwei Möglichkeiten: Entweder man bittet die Patienten sich vorzustellen, unter welchen Bedingungen es schwierig werden könnte, die getroffenen Vereinbarungen bzw. Anweisungen des Therapeuten oder Arztes umzusetzen, oder man greift auf frühere Probleme in ähnlichen Situationen zurück. Dabei kann es auch um Bereiche gehen, die gar nicht mit der jetzigen Behandlung zusammenhängen, z. B. um Sport, Verabredungen, Termineinhaltung, Krankheitsfall (z. B. Bettruhe bei Fieber). Eine genaue Analyse des Tagesablaufs kann dabei helfen, die potenziellen Barrieren zu identifizieren. Bei einem unserer Patienten ergab die Bedingungsanalyse, dass er normalerweise abends allein im Wohnzimmer das STB ausfüllte, bevor er ins gemeinsame Schlafzimmer zu seiner Frau ging. Immer wenn Gäste da waren, verschob er das Ausfüllen auf einen späteren Zeitpunkt, um allein zu sein, wurde dann aber zu müde und vergaß es.

Um dann solche Hindernisse aus dem Weg zu räumen, kann eine Problemanalyse sinnvoll sein (s. Kap. 15, Modul IV). Auch irrationale Überzeugungen können die aktive Mitarbeit negativ beeinflussen (Beispiel für solche irrationalen Kognitionen s. Abb. 13.3).

»Probleme löst man allein.«
»Zu einem Therapeuten/Psychiater gehen nur Bekloppte.«
»Ich bin zu alt für solche Spielchen wie Hausaufgaben.«
»Ich weiß das alles doch schon, und da helfen die Aufgaben auch nicht.«
»Ich werde mich an die Medikamente gewöhnen und dann wirken sie nicht mehr.«
»Medikamente machen abhängig.«
»Ich sollte nicht ständig Medikamente benötigen.«
»Wie soll ich jemals feststellen, ob ich geheilt bin, wenn ich ständig Medikamente nehme?«
»Bei mir hilft sowieso nichts mehr.«
»Mit den Medikamenten geht es mir fast genauso schlecht wie ohne, da ich außer Nebenwirkungen nichts bemerke.«
»Was sollen bloß andere (z. B. Freunde, eigene Kinder, Kollegen) denken, wenn sie durch Zufall diese Aufgaben/Blätter sehen?«

Abbildung 13.3 Beispiele für typische »kognitive Barrieren« für die aktive Mitarbeit der Betroffenen

Ein Problem der anderen Art in der Mitarbeit: Überidentifikation

Das regelmäßige Ausfüllen des Stimmungstagebuchs oder die verstärkte Selbstbeobachtung mithilfe der Frühwarnlisten kann auch unerwünschte Nebenwirkungen haben. In manchen Fällen haben wir beobachtet, dass jede kleine Änderung im Befinden oder im Verhalten ängstlich beobachtet oder als potenziell gefährlich bewertet wird. Es kommt quasi zu einer Überidentifikation mit der bipolaren Störung, sodass jede Schwankung in der Stimmung oder im Antrieb als krankhaft oder risikobehaftet eingeschätzt wird. Es sei an dieser Stelle an das Beispiel von Ines (Kap. 9, Abb. 9.2) erinnert, die das morgendliche Nicht-Aufstehen-wollen als Anzeichen für eine erneute Depression (fehl)interpretierte.

In diesem Fall kann es indiziert sein, das Thema »Differenzierung zwischen normalen Stimmungsschwankungen und Symptomen« (s. Sitzung 7) vorzuziehen. Anstatt therapeutischer Rückversicherungen ist es empfehlenswert, mit den Patienten zu erarbeiten, welche Reaktionen sie vom Therapeuten oder anderen Personen erwarten würden, wenn sich eine Krise anbahnt und das aktuelle Verhalten Dritter nahelegt, dass sich eine Depression oder Manie ankündigt. Wenn das Ausfüllen des STB bzw. die Selbstbeobachtung sogar eher Stress, Grübeln und Sorgen hervorruft, kann es vorübergehend auch indiziert sein, bewusst eine Auszeit mit dem Patienten zu vereinbaren, in der das STB nicht bearbeitet wird.

Hausaufgaben und Übungen

Das Stimmungstagebuch (STB; Arbeitsblatt 2) wird weiter geführt und regelmäßig besprochen. Ob und welche weiteren Aufgaben vereinbart werden, hängt von dem Sitzungsverlauf mit dem bearbeiteten Thema ab. Wenn im Rahmen einer Problemanalyse eine Lösung gefunden wurde, um die aktive Mitarbeit zu unterstützen, sollte die zusätzliche Aufgabe darin bestehen, bis zur nächsten Sitzung zu überprüfen, inwieweit die gefundene Problemlösung zur Erleichterung der eigenen aktiven Mitarbeit die richtige Strategie ist. Dies kann im STB dokumentiert und so zum Gegenstand der weiteren Besprechung gemacht werden.

In Vorbereitung auf die nächste Sitzung kann aber auch bereits das sog. »Lifechart« mitgegeben werden (Arbeitsblatt 6). Es gibt verschiedene Versionen dieser Lifecharts, die mehr oder weniger komplex sind. Im vorliegenden Fall umfasst es immer jeweils einen Zeitraum von zwei Jahren. Wenn ein längerer Zeitraum berücksichtigt werden soll, sollten entsprechend viele Kopien zur Verfügung stehen. Unabhängig davon, ob das Lifechart zur Vorbereitung mitgegeben wird oder nicht, kann folgender Hinweis für die nächste Sitzung sehr von Vorteil sein: Die Patienten sollen – sofern vorhanden – Aufzeichnungen zusammenstellen und zur nächsten Sitzung mitbringen, die helfen könnten, den Krankheitsverlauf zu rekonstruieren (wie z. B. Kalender, Tagebuch).

Sitzung 6

Ziel. Identifikation von individuellen Warnsignalen; Erkennen von Frühwarnsymptomen; Erarbeitung des »Lifechart«; Nachvollziehen von Anzahl, Verlauf und Charakteristik der bisherigen affektiven Krankheitsepisoden (hypoman, manisch, gemischt und/oder depressiv); Identifikation möglicher antezedenter Faktoren von Episoden.
Benötigtes Material. Folie 2. Arbeitsblätter 2, 6, 7.

Vorbemerkung zu den Sitzungen 6–8. Die Selbstbeobachtung und das Erkennen von Symptomen sollen langfristig helfen, selbstständig das Auftreten neuer, voll ausgeprägter depressiver bzw. manischer Episoden möglichst zu verhindern. Um das zu erreichen, ist es wesentlich zu lernen, erste Warnsymptome rechtzeitig zu erkennen. Dies ermöglicht ein frühzeitiges Eingreifen und kann dazu führen, dass z. B. Klinikaufenthalte verhindert werden. Um dies zu erreichen, ist es für den Patienten und die Familie wichtig, die Anzeichen und Symptome der bipolaren Episoden zu erkennen und sich derer bewusst zu sein:

(1) Der erste Schritt ist das Wahrnehmen und Benennen.
(2) Der zweite Schritt ist die regelmäßige Beobachtung von Schlüsselsymptomen wie z. B. Stimmungsänderungen.

Man kann sich die Situation vorstellen wie vor einem Gewitter. Man sitzt zu Hause und sieht die Gewitterwolken, ist sich aber nicht sicher, ob das Gewitter ausbrechen wird oder nicht. Es gibt dabei große persönliche Unterschiede, ab wann der Einzelne den Eindruck hat, dass etwas unternommen werden muss. Entsprechendes gilt für mögliche eintretende Rückschläge und neue Krankheitsepisoden. Insbesondere bei hypomanen und manischen Symptomen ist subjektiv oft recht lange der Eindruck vorhanden, einzelne Symptome seien unbedeutend und man habe alles unter Kontrolle. Diese Selbstüberschätzung ist Teil der Symptomatik.

Sowohl für den Patienten als auch für den Therapeuten ist das ein wichtiger, gemeinsamer Lernprozess. Sie müssen beide lernen, welches die ersten Anzeichen für depressive bzw. hypomane oder manische Episoden sein können, was im Einzelfall normale Stimmungsschwankungen sind, was diesen vorausgeht und an welchem

Punkt ein Einschreiten am hilfreichsten und nötigsten ist. Manche Patienten kennen bereits einige Anzeichen für erneute Episoden und handeln dementsprechend, während andere sich noch weitgehend überrannt fühlen und keine Warnzeichen sehen. Wiederum andere haben das Gefühl, es allein bewältigen zu können, und testen auf diese Weise wissentlich oder unwissentlich ihre Grenzen, die dann oft überschritten werden.

Blitzlicht

Wie gewohnt beginnt die Sitzung mit einer kurzen Rekapitulation und Rückmeldung seitens des Patienten zur letzten Sitzung sowie das Stimmungstagebuch (Arbeitsblatt 2) zu besprechen. Falls aufgrund der letzten Sitzung eine Hausaufgabe im Hinblick auf das Thema »Mitarbeit« verabredet wurde, sollte diese zunächst behandelt werden. Ansonsten steht als Thema das »Lifechart« an.

Lebenslauf: das Lifechart

Einführend in den Komplex »Erkennen von Frühwarnsymptomen« eignet sich die Bearbeitung des Lebenslaufs (»Lifechart«). Im Überblick über den bisherigen Krankheits- und Episodenverlauf besteht die Möglichkeit, die Häufigkeit affektiver Episoden, ihre Polarität, ihre Dauer und zeitliche Abfolge mit dem Patienten zu besprechen oder – falls noch nicht im Rahmen der Hausaufgaben erfolgt – gemeinsam zu erarbeiten (Arbeitsblatt 6). Es sollten alle Hilfsmittel zur Aktivierung des autobiographischen Gedächtnisses genutzt werden, wie z. B. Kalender, Geburtstage, eventuell erinnerte politische oder sportliche Ereignisse (z. B. Sommerolympiade) etc., um den Verlauf der Erkrankung möglichst genau darstellen zu können. Manchmal ist es von Vorteil, zuerst wichtige Lebensereignisse oder andere subjektiv bedeutsame Erlebnisse (wie z. B. Fernreisen, Geburten, Arbeitsplatzveränderungen, Hochzeiten, Umzug o. Ä.) einzutragen, um das Zeitfenster besser in Erinnerung rufen zu können. Es kann sich dabei – muss aber nicht – um Erfahrungen handeln, die im Zusammenhang mit dem Beginn einer affektiven Episode standen.

Ein Beispiel. In Abbildung 13.4 findet sich ein Beispiel für ein solches Lifechart. Es handelt sich hier um den zweijährigen Ausschnitt des Lifecharts eines Patienten mit einer Bipolar-I-Störung. Auffällig war bei ihm das saisonale Zusammenfallen von vermehrter Arbeit und häufigen Dienstreisen mit dem Beginn hypomaner bzw. manischer Symptome. Obwohl er bereits auch im Vorfeld etliche manische Phasen hatte, kam es erst – wie auch in der Abbildung zu sehen – im Zusammenhang mit der ersten, auf eine Manie folgenden depressiven Episode zu einer fachärztlichen Behandlung. Das Beispiel zeigt auch, wie wichtig es ist, neben der Dokumentation des groben Krankheitsverlaufs zusätzliche Informationen einzutragen (wie z. B. das eigenständige Absetzen oder ein Wechsel der Medikamente, Urlaubszeiten, Prüfungen, Beförderungen, Arbeitsplatzverlust, Todesfall, Scheidung, finanzielle Konflikte oder andere wichtige Lebensereignisse). Eine Vorbereitung auf diese Sitzung durch Sichtung der Krankenakte ist für die Planung und den Entwurf des Lifecharts sehr hilfreich.

Es hängt vom einzelnen Patienten ab, ob es besser ist, von der Gegenwart zurück bis zum Zeitpunkt der Ersterkrankung voranzuschreiten, oder ob es umgekehrt einfacher

In dem folgenden Schema kann ein Zeitraum von zwei Jahren eingetragen werden. Tragen Sie zuerst bei »Jahr« die Jahreszahlen ein, auf die Sie sich beziehen. Bitte versuchen Sie dann im Rückblick zu beurteilen, wie es Ihnen in den einzelnen Monaten gegangen ist. Die mittlere Linie bezeichnet eine normale durchschnittliche Stimmung. Nach oben hin werden hypomane Symptome (m) als Erreichen der ersten Linien abgetragen. Je manischer der Zustand war, desto höher müssen Sie dies abtragen, wobei »M« am oberen Ende der Skala »manisch« bedeutet. Analog werden nach unten leichte negative Verstimmungen (d) und depressive Phasen (D) abgetragen.

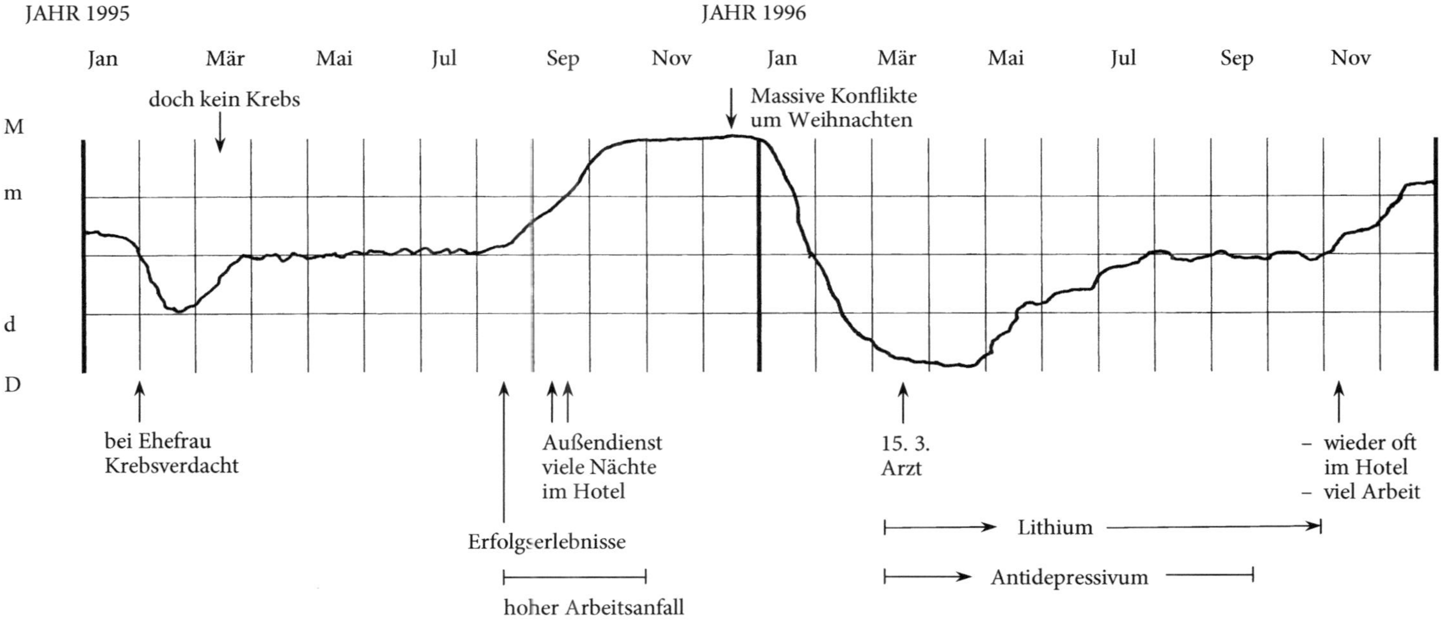

Abbildung 13.4 Auszug aus einem Lifechart eines männlichen Patienten mit einer Bipolar-I-Störung

ist, vom ersten Ausbruch der Erkrankung sich langsam zum Hier und Jetzt vorzuarbeiten. Aufgrund unserer Erfahrung empfieht es sich, zeitlich betrachtet rückwärts vorzugehen, d. h. das aktuelle Jahr sowie den aktuellen Monat einzutragen und sich dann entsprechend rückwärts vorzuarbeiten. Den meisten Patienten fällt das leichter, als weit zurück in die Vergangenheit zu springen. In diesem Fall markiert man ganz rechts auf dem Arbeitsblatt den aktuellen Zeitpunkt, wodurch für alle Beteiligten deutlich wird, wie lange die letzte Episode oder der letzte Krankenhausaufenthalt her ist. In diesem Kontext ist es eventuell bedeutsam darauf hinzuweisen, dass als Kriterien für eine Episode nicht ausschließlich stationäre Klinikaufenthalte zu werten sind, was insbesondere für ambulant behandelte Patienten und unterschwellige Episoden wichtig ist.

Anerkennen des »relativ Normalen«. Ein Problem, das hierbei gelegentlich auftauchen kann, ist, dass die Patienten den Eindruck haben, sie hätten seit ihrer ersten Depression oder Manie nie eine Phase erlebt, in der sie sich normal gefühlt haben. Dies kann verschiedene Gründe haben, z. B. haben sie Angst, wieder in eine solche Krankheitsepisode abzurutschen, oder sie haben Situationen erlebt, in denen ihnen von anderen das Gefühl vermittelt wurde, letztendlich sei »alles« (z. B. auch Streitigkeiten oder Konflikte) eine Folge der Krankheit des Patienten. Aus diesem Grund ist es wichtig, »Normalität« bzw. »Euthymie« nicht als etwas Absolutes zu charakterisieren. Erklären Sie, dass es einen Zustand der »relativen Normalität« gibt, in dem man sich ärgert, freut, langweilt, unmotiviert, müde oder auch traurig ist, ohne dass dies als Indiz für ernsthafte Symptome einer erneuten affektiven Episode zu werten ist.

Wenn in dem Lifechart nicht nur die Krankheitsphasen gekennzeichnet werden, sondern auch Aspekte wie z. B. belastende Lebensereignisse oder das Absetzen von Medikamenten, bietet sich auch die Gelegenheit, mit dem Patienten gemeinsam herauszufinden, welche Faktoren bislang einen Einfluss auf den Verlauf der Erkrankung gehabt haben. Versuchen Sie als Therapeut, nicht nur die offensichtlichen belastenden Lebensereignisse zu eruieren (z. B. Todesfall, Geburt, Hochzeit), die fast alle Menschen als besondere Ereignisse oder Stress einstufen würden, sondern auch die weniger offensichtlichen Stressoren (z. B. Beförderung, Termindruck, Schulprobleme der Kinder). Dies gibt Ihnen wichtige Informationen, welche Module des Therapieprogramms von besonderer Relevanz für den einzelnen Patienten sind. Der Patient selbst unternimmt dabei einen wichtigen Schritt im Sinne eines Lernprozesses, indem er den Verlauf der eigenen Erkrankung selbstständig, wenngleich mit Unterstützung, erarbeitet.

Wichtig ist hier aufzuzeigen – ggf. auch unter Rückgriff auf das Vulnerabilitäts-Stress-Modell (Folie 2) –, an welchen Punkten das Behandlungsprogramm ansetzen kann. Ferner sollte mit den Patienten besprochen werden, welche Ziele in diesem Kontext für sie selbst am wichtigsten erscheinen.

Hausaufgaben und Übungen

Das STB wird weiterhin geführt und besprochen. Im Mittelpunkt der nächsten Sitzung steht die Unterscheidung zwischen Symptomen und normalen Stimmungsschwankungen. Als Vorbereitung darauf eignet sich das Arbeitsblatt 7 »Was ist, wenn ich …«. Dabei wird jeweils für den Zustand »euthym«, »manisch« und »depressiv« beschrieben, wie sich diese Zustände auf verschiedenen Ebenen zeigen, also im Denken, im Verhalten und im Fühlen. Eine Restkategorie »Andere Kennzeichen« ist auf dem Arbeitsblatt vorgesehen, um andere Charakteristika, bei denen den Betroffenen die Zuordnung schwer fällt, zu notieren. Es ist ratsam, die Patienten darauf hinzuweisen, dass diese Aufgabe nicht ganz leicht ist und sie vielen Patienten schwer fällt, und dass auf jeden Fall in der nächsten Sitzung gemeinsam daran gearbeitet wird.

Sitzung 7

Ziel. Identifikation von individuellen Warnsignalen; Erkennen von Frühwarnsymptomen; Differenzierung von normalen Stimmungsschwankungen und Symptomen; Training der Differenzierung im Erleben und Beschreiben des eigenen Zustands.
Benötigtes Material. Arbeitsblätter 2, 7, 8, 9.

Blitzlicht

Rekapitulieren Sie wie bei jeder neuen Sitzung kurz die letzte Sitzung und besprechen Sie das Stimmungstagebuch (Arbeitsblatt 2). Greifen Sie im Folgenden das Arbeitsblatt 7 »Was ist, wenn ich …« auf.

Was ist normal?

Wir alle erleben täglich ereignisabhängige Veränderungen und Schwankungen der Stimmung. Es kann sich um externe Faktoren handeln, die die Stimmung beeinflussen, wie z. B. ein unerwarteter Anruf eines Freundes, ein Streit, der alltägliche Kleinkram oder ein Geschenk. Zusätzlich zu diesen äußeren Einflüssen wird unsere Stimmung aber auch von internen Prozessen beeinflusst: Hierzu zählen körperliche Prozesse oder Zustände (z. B. Müdigkeit, hormonelle Veränderungen, Infektionen oder Unterzuckerung), aber auch kognitive Prozesse stellen »internale« Faktoren dar, die Einfluss auf unser Befinden haben (z. B. sich Sorgen machen, an jemanden denken, Erwartungen, Ziele). Die Aufgabe, die Patienten und Therapeuten gemeinsam zu bewältigen haben, ist, zwischen alltäglichen Stimmungsschwankungen und Symptomen der Manie bzw. Depression zu unterscheiden (Kriterien zur Unterscheidung s. Abb. 13.5).

Bei der Beurteilung von Veränderungen in der Befindlichkeit müssen immer auch entsprechende Veränderungen im Denken und Verhalten berücksichtigt werden. Die Symptome bipolar affektiver Störungen lassen sich – analog zum Modell der kognitiven Verhaltenstherapie bei unipolaren Depression – grob in drei Kategorien einteilen:

(1) Veränderungen in der Stimmung
(2) Veränderungen im Denken
(3) Veränderungen im Verhalten.

Wichtig: normale Stimmungsschwankungen …

- sind immer vorübergehender Natur
- sind an spezifische Ereignisse geknüpft, wobei es sich hier um externe wie interne Faktoren handeln kann
- normalisieren sich wieder, wenn die Zeit vergeht bzw. das konkrete Erlebnis vorbei ist, z. B. nach einem Streit oder nach einer großen freudigen Überraschung. Es gibt aber auch Belastungen, bei denen es länger dauern kann, bis man diese bewältigt hat, was sich entsprechend auch auf das Gefühlsleben auswirkt, z. B. Todesfall oder Scheidung. Nicht umsonst wird z. B. auch im psychiatrischen Bereich zwischen Trauer und Depression unterschieden. Dies bedeutet, dass manche Belastungen auch länger anhalten und nicht so schnell verschwinden oder man wiederholt auch daran erinnert wird
- sind nicht durch ein Muster verschiedener, andauernder Symptome gekennzeichnet: kognitiv (z. B. Konzentration, Entscheidungsfähigkeit), behavioral (z. B. Aktivitäten) oder psychovegetativ (z. B. Appetit, Psychomotorik).

Faustregel. Wenn eine Belastung abnimmt oder verschwindet, sollte auch die Stimmung sich wieder entsprechend verändern und normalisieren. Eine andauernde Veränderung oder Verschlechterung der Stimmung – sei es niedergeschlagen-deprimiert, euphorisch-aufgedreht oder reizbar – kann bedeuten, dass die zunächst normale Reaktion auf das Ereignis oder die Belastung sich in Richtung klinisch relevanter depressiver, manischer oder gemischter Symptomatik verschiebt.

Abbildung 13.5 Kriterien zur Abgrenzung von normalen Stimmungsschwankungen und klinisch relevanten Symptomen

Im Unterschied zur depressiven Stimmung, bei der ein deutlicher Leidensdruck besteht, sind die Stimmungsänderungen, die im Rahmen der Hypomanie und Manie auftreten, für die Außenstehenden meistens offensichtlicher als für die Betroffenen selbst. Vor allem zu Beginn der manischen Phasen erleben sich die Patienten selbst als »einfach nur aktiver oder zuversichtlicher, optimistischer und voller Energie«. Auch wenn die primäre Stimmung »Gereiztheit« ist, wird dies von den Patienten selbst oft nicht als Symptom wahrgenommen, sondern es werden Begründungen für diesen Zustand hervorgebracht. Wichtig für Therapeuten ist zu wissen, dass maniforme Zustände sich unserer Erfahrung nach fast immer zuerst an vermehrter Energie und an einem Mehr an Tätigkeiten und Aktivitäten feststellen lassen (vgl. auch Abb. 5.3). Euphorie oder Reizbarkeit, wie sie in der Diagnostik nach DSM-IV, DSM-5 oder ICD-10 als Eingangskriterien definiert sind, charakterisieren bereits einen Punkt, an dem die diagnostische Schwelle mit großer Wahrscheinlichkeit überschritten ist, und stellen meistens keine Frühwarnsymptome mehr dar.

Das Arbeitsblatt 7 »Was ist, wenn ich …« soll dazu dienen, die individuellen spezifischen Symptome festzuhalten, die im Rahmen hypomaner, manischer und depressiver Phasen aufgetreten sind, und dabei die Abgrenzung zwischen normalen und bedenklichen Veränderungen in der Stimmung, dem Denken und dem Verhalten zu schaffen. Falls ein Patient primär gemischte Episoden erlebt, sollte das Arbeitsblatt entsprechend erweitert werden. Extrem wichtig ist hier, die entsprechenden emotionalen, kognitiven und Verhaltensaspekte euthymer bzw. »normaler« Phasen festzuhalten. Dies ist der Bereich, der vielen Betroffenen oft sehr schwer fällt, da »normal« oft mit »nicht-manisch« und »nicht-depressiv« gleichgesetzt wird. Als Therapeut sollte man bei dieser Aufgabe auf zwei Dinge achten:

(1) Obwohl depressive und manische Symptome oft Übersteigerungen normalen Erlebens darzustellen scheinen, ist »gesund« bzw. »normal« nicht gleichzusetzen mit »nicht-manisch« und »nicht-depressiv«, sondern durch eigene Aspekte zu charakterisieren. Es ist wichtig darauf zu achten, dass in der Spalte »Was ist, wenn ich nicht krank bin und keine Symptome habe« nicht Füllwörter stehen wie z. B. »normaler Schlaf«, sondern dass dies spezifiziert wird, beispielsweise durch die Anzahl der geschlafenen Stunden.

(2) Bei der Beurteilung des euthymen bzw. »normalen« Zustands ist folgende Grundregel im Blick zu behalten: Viele Symptome der bipolar affektiven Störungen sind alltägliche Erfahrungen mit mindestens einem wichtigen Unterschied – die Dauer ist anders. Die Balance, das Gleichgewicht und eine gewisse Stabilität sind durchaus gegeben (z. B. mal schläft man gut, mal nicht so gut; mal freut man sich riesig, mal ist man in bestimmten Situationen traurig, meistens jedoch eher ausgeglichen; mal hat man Lust, etwas zu unternehmen, und manchmal nicht).

Es fällt den Patienten leichter, mit den Symptomen der Manie und Depression zu beginnen und nicht mit dem »normalen« Verhalten. Aus diesem Grund empfehlen wir, sofern das Arbeitsblatt 7 erst in dieser Sitzung bearbeitet wird, nicht mit euthymem bzw. nicht symptomatischem Verhalten zu beginnen. Haben die Patienten das Arbeitsblatt (als Hausaufgabe) bearbeitet, ist es günstig, die Protokolle der verschiedenen Phasen bzw. Zustände im Hinblick auf zunächst eine Kategorie (z. B. Verhalten) zu vergleichen. Hier kann es – wie bereits angesprochen – zu emotionalen Reaktionen kommen. Patienten haben das Gefühl (z. B. aufgrund häufiger Krankheitsepisoden in der letzten Zeit), als gäbe es so etwas wie »normale Zeiten« gar nicht (mehr). Eine Möglichkeit der Unterstützung ist dann, nach Gewohnheiten zu fragen (nach Alltagsgewohnheiten, Vorlieben, Abneigungen, nach der Persönlichkeit, d. h. wie sie sich selbst im Allgemeinen beschreiben würden). Solche Informationen können auch indirekt erfragt werden: »Wie werden Sie von anderen beschrieben?« – Diese Verhaltensweisen sollten entsprechend auf dem Arbeitsblatt vermerkt werden. Dabei gilt: Die beste Formulierung ist der Wortlaut der Patienten. Die notierten Verhaltensweisen, Denkmuster und Gefühle sollten dahingehend geprüft werden, inwieweit und in welcher Form sie auch in anderen Zeiten auftreten. Sollte der Patient Schwierigkeiten mit der Kennzeichnung der manischen und/oder depressiven Phasen haben, können Informationen aus vorangegangenen Sitzungen herangezogen werden.

Selbstkontrolle und -beobachtung aufbauen. Das Stimmungstagebuch (STB) spielt in dieser Phase eine wichtige Rolle. Es hat therapiebegleitend die Funktion, den Patienten zu helfen, besser zwischen alltäglichen Stimmungsschwankungen und Veränderungen in der Grundstimmung in Richtung Depression und Manie differenzieren zu lernen. Es geht um den Aufbau von Selbstbeobachtung und Selbstkontrolle, um einen eigenverantwortlichen Umgang mit der eigenen Störung zu fördern und ein Gefühl des Ausgeliefertseins zu reduzieren. Mögliche Warnsymptome frühzeitig zu erkennen, ist ein wesentlicher Aspekt dieser Fertigkeit. Therapeuten sollten deshalb auch darauf achten, wie die Betroffenen mit dem STB umgehen. Wenn der Eindruck entsteht, dass tägliche Stimmungsschwankungen im Verlauf der Therapie nie im STB dokumentiert werden und nur im Kontext von affektiven Episoden Verschiebungen in den Beurteilungen auftreten, sollte dies angesprochen werden. Ein Grund für diesen »Widerstand«, die Befindlichkeitsdimensionen des STB (wie z. B. Energieniveau, Reizbarkeit) in ihrem vollem Skalenformat von 0 (überhaupt nicht) bis 100 (sehr stark) zu nutzen, kann die mögliche Angst sein, dass dies vom Therapeuten bereits als Anzeichen für eine Manie oder eine Depression gewertet wird. Eine Möglichkeit damit umzugehen, ist, dies direkt anzusprechen. Oft ist dieses offene Besprechen von Befürchtungen, was ein Abweichen vom Minimum oder der Nulllinie bedeutet, bereits genug, Änderungen im Ausfüllen des STBs zu beobachten. Eine andere Möglichkeit ist auch, mit Patienten zu vereinbaren, täglich auf den einzelnen STB-Dimensionen sowohl den Maximal- als auch den Minimalwert anzugeben. Das bedeutet, dass auf ein- und derselben Dimension ggf. zwei Kreuze gemacht werden, um anzuzeigen, dass man sich morgens z. B. niedergeschlagen und deprimiert gefühlt hat, aber sich dies im Lauf des Tages änderte und man sich besser fühlte. Im Einzelfall kann es jedoch sogar indiziert sein, diese Einschätzungen der Stimmungsdimensionen mehrmals vornehmen zu lassen, z. B. morgens, mittags und abends. Hierbei ist jedoch auf eine genaue Kennzeichnung zu achten, z. B. durch Angabe der Uhrzeit oder Abkürzungen wie z. B. mo = morgens.

Sowohl für genauere Bedingungs- und Verhaltensanalysen als auch, um den Patienten zu ermöglichen, potenzielle Zusammenhänge zwischen externen Faktoren und ihrer Befindlichkeit zu registrieren, werden im Rahmen des STB z. B. Fragen zu Schlaf, Alkoholkonsum oder zum Arbeitsalltag gestellt. Was im Einzelfall im STB erfasst wird, kann – wie oben ausgeführt – jedoch variieren. Die Patienten sollten ermutigt werden, zusätzlich eigene Beobachtungen zu notieren (z. B. ein Patient stellt fest, dass seine Stimmung immer auf dem Weg zur Arbeit schlechter wird). Diesem Zweck dient auch das Protokollieren von Treffen mit Interaktionspartnern im Verlauf des Tages. Hier können Veränderungen bemerkt werden, die eventuell kennzeichnend für gravierendere Stimmungsänderungen sind (z. B. werden regelmäßige Aktivitäten wie Sport oder Vereinstreffen vernachlässigt; es kommt abends vermehrt zu Barbesuchen mit spätem nach Hause kommen).

Hausaufgaben und Übungen

Das Stimmungstagebuch (Arbeitsblatt 2) wird wie gewohnt weitergeführt. Nachdem bislang die Unterscheidung zwischen relevanten Symptomen und normalen Stimmungsschwankungen im Mittelpunkt stand, liegt der Fokus der nächsten Sitzung auf der Erarbeitung einer persönlichen Liste von Warnsymptomen. Als entsprechende Vorbereitung können die Arbeitsblätter 8 und 9 eingesetzt werden, bei denen es sich um Listen mit möglichen Warnsymptomen handelt. Aufgabe ist hier, mithilfe der bisher besprochenen Aspekte Folgendes zu überlegen:

(1) Welche der aufgelisteten Symptome treten zu Beginn von depressiven und manischen Phasen auf und können als Warnsignale dienen?

(2) Welche Anzeichen haben andere berichtet oder kenne ich bei mir persönlich, die nicht auf den Arbeitsblättern auftauchen?

Bei manchen Patienten kann es von Vorteil sein, die Arbeitsblätter 8 und 9 erst im Rahmen der Therapiesitzung einzusetzen, um ein bewussteres Reflektieren zu förden, was dabei helfen kann, idiosynkratische Warnsymptome zu identifizieren. In diesem Fall ist es besser, zwei leere Blätter zu nehmen, auf denen die Fragen stehen: »Welche Verhaltensweisen, Gedanken und Gefühle treten zu Beginn von depressiven (manischen) Phasen auf und können als Warnsignale dienen? Welche Anzeichen haben andere (z. B. Familienangehörige) berichtet?«

In dieser Phase und bei dieser Aufgabe ist die Einbeziehung von Angehörigen erwägenswert. Dabei sind unterschiedliche Optionen vorstellbar, wie z. B. gemeinsames Durchgehen der Arbeitsblätter oder getrenntes Ausfüllen ggf. mit einem anschließenden gemeinsamen Gespräch.

Sitzung 8

Ziel. Identifikation von individuellen Warnsignalen; Erarbeitung einer persönlichen Liste von Frühwarnsymptomen; Umgang mit auftretenden Frühwarnsymptomen.
Benötigtes Material. Arbeitsblätter 2, 4, 5, 8, 9, 10.

Blitzlicht

Rekapitulieren Sie kurz die letzte Sitzung und besprechen Sie das Stimmungstagebuch (Arbeitsblatt 2). Nehmen Sie sich Zeit, um im Folgenden dezidiert auf die Identifiaktion von Frühwarnsymptomen einzugehen und beziehen Sie die Arbeitsblätter 8 und 9 ein, die entweder als Hausaufgabe mitgegeben wurden oder als Ergänzung in dieser Sitzung benutzt werden können. Entscheidend wird hier für die Sitzung, den Patienten dabei zu helfen, zwischen Symptomen einer Manie bzw. Depression und entsprechenden Warnsymptomen zu unterscheiden.

Frühwarnsymptome für Manien und Depressionen erkennen

Die Arbeitsblätter 8 und 9 sollen helfen, die ganz persönlichen Frühwarnsymptome zu erkennen. Obwohl viele Patienten von recht ähnlichen Frühwarnsymptomen berichten, stellen diese Materialien keine vollständige Checkliste dar, sondern sollen Anregungen liefern, die idiosynkratischen Warnsymptome herauszuarbeiten. Der Rat, die Arbeitsblätter 8 und 9 als Hausaufgabe eventuell durch leere Arbeitsblätter zu ersetzen, soll auch verhindern, dass die Materialien wie Checklisten benutzt werden. Stattdessen sollen die Patienten angeregt werden, verstärkt auf ihre eigene Erfahrungen zu rekurrieren. Falls die beiden Arbeitsblätter nicht als Hausaufgabe mitgegeben wurden, eignen sie sich als Ergänzung zu den Notizen, die die Patienten mitbringen (z. B. Übertragen etwaiger Warnsymptome auf die Arbeitsblätter 8 und 9, die nicht bereits dort enthalten sind) oder als Material, falls die Patienten sich durch die

Hausaufgabe überfordert fühlten und keine Notizen mitbringen. Für die Differenzierung in der Sitzung sind folgende Fragen hilfreich:

- Wie verändert sich Ihr Leben, bevor Sie depressiv (manisch) werden?
- Wie wird dies von Ihrer Umwelt erlebt (z. B. Partner, Familie, Freunde, Bekannte, Arbeitskollegen)?
- Wie sehen Sie sich selbst, wenn Sie depressiv (manisch) werden?
- Wie erleben Sie dann Ihre Umwelt, z. B. Ihren Partner?
- Wie sehen Sie dann Ihre Zukunft?
- Wie reagiert Ihre Familie/Umwelt auf Sie, wenn Sie depressiv (manisch) werden bzw. sind?

Angehörige möglichst einbeziehen. Sofern Angehörige anwesend sind oder mit dem Einverständnis des Patienten zur Verfügung stehen, dann ist deren Mitarbeit bei der Sammlung dieser Informationen von großer Hilfe. Insbesondere wenn es um hypomane und manische Symptome geht, bemerken Angehörige und Partner Veränderungen oft zuerst. Unabhängig davon, ob Dritte in diesen Prozess einbezogen werden oder nicht, ist es generell extrem wichtig, darauf zu achten, dass die genannten Auffälligkeiten und Symptome wirklich frühe Anzeichen und somit Warnsymptome und nicht bereits Aspekte von voll ausgeprägten affektiven Episoden sind.

Wenn Patient und Therapeut denken, dass die Arbeitsblätter vollständig sind und aktuell keine weiteren Warnsymptome mehr eruiert werden können, erhalten die Patienten das Original, wobei die Therapeuten eine Kopie bei den Unterlagen behalten sollten. Um Selbstkontrolle zu fördern, sollte mit den Patienten besprochen werden, wie sie für sich die bislang bearbeiteten Materialien – z. B. Frühwarnsymptome (Arbeitsblätter 8 und 9), Depressions- und Maniekriterien (Arbeitsblätter 4 und 5) und das Stimmungstagebuch (Arbeitsblatt 2) – einsetzen könnenn, um das Auftreten erster Symptome rechtzeitig zu erkennen (z. B. bei Verdacht für sich durchgehen und den aktuellen Zustand mit den Listen und Kriterien abgleichen; mit Angehörigen bzw. Partnern die Listen gemeinsam durchgehen und prüfen).

Selbst wenn Symptome auftreten sollten, wird es für die Betroffenen mit der Zeit leichter, einzuschätzen, ob die Dauer und die Intensität der Veränderungen hinreichend sind, um sich Sorgen machen zu müssen. In einem Fall entschied sich die Patientin, ihre Frühwarnsymptome in frühe und späte Anzeichen zu klassizifieren. Beispiele für frühe Symptome für eine Manie waren in ihrem Fall:

a) Ich werde kritisch oder reagiere genervt, wenn andere mein Tun hinterfragen,
b) Ich rufe meine Freunde nicht mindestens einmal pro Woche an,
c) Ich halte Termine nicht ein, ohne Absage oder Entschuldigung …

Als späte Symptome notierte sie zum Beispiel

a) Mehr als dreimaliges Aufwachen pro Nacht ohne innerhalb von 5 Minuten wieder einzuschlafen,
b) das Licht ist um Mitternacht für mindestens zwei Nächte in Folge nicht aus.

Ihre Frühwarnsymptome zeigen auch, wie individuell und spezifisch diese sein können.

Wenn erste Symptome auftreten. Zusammen mit dem Patienten sollten Möglichkeiten aufgelistet werden, was beim Auftreten von Symptomen hilfreich ist – sie können ähnlich wie bei einem Notfallplan (vgl. Arbeitsblatt 28) notiert und entsprechend ihrer zunehmenden Dringlichkeit sortiert werden (z. B. von »weitere Selbstbeobachtung für ein bis zwei Tage«, »Verzichten auf Kaffee und Alkohol« über »Arztbesuch« bis hin zu »stationärem Aufenthalt«). Dem Einfallsreichtum sind hier keine Grenzen gesetzt, wobei die Planung entsprechender Maßnahmen auch in den weiteren Modulen immer wieder Thema sein wird. Es hängt vom Einzelfall ab, aber die Möglichkeiten des Eingreifens sollten zunächst stark auf dem Prinzip der Eigenverantwortlichkeit und des Selbstmanagements aufbauen, bevor stärker extern gesteuerte Maßnahmen (z. B. Veränderung der Medikation, Klinikaufenthalt) eingeplant werden.

Um das soziale Umfeld als mögliche Unterstützung einzubeziehen, ist mit dem Patienten unbedingt zu klären, wie er sich entsprechende Rückmeldungen wünscht und annehmen kann. Vor allem in diesem Kontext erscheint es wichtig, die Angehörigen in die Behandlung zu integrieren. Dies gibt allen Beteiligten die Möglichkeit, Konflikte und Probleme offen anzusprechen und im Rahmen der Therapie zu lernen, diese adäquat miteinander zu bearbeiten.

Hausaufgaben und Übungen

Das STB (Arbeitsblatt 2) wird weiterhin geführt. Es ist außerdem sinnvoll, mit dem Patienten zu besprehen, ob es Sinn macht, die Frühwarnlisten (Arbeitsblätter 8 und 9) für einige Zeit mindestens einmal wöchentlich durchzugehen und anzukreuzen, ob und ggf. welche Symptome aufgetreten sind. Dies wird helfen, die persönlichen Warnsignale für eine mögliche bzw. beginnende affektive Episode im Gedächtnis einzuprägen und im Alltag leichter verfügbar zu haben.

Im nun folgenden Modul III geht es um Kognitionen und Aktivitäten während der Depression und Manie. Als Vorbereitung auf diesen Therapieblock eignet sich der Einsatz des »Protokolls automatischer Gedanken« (PAG; Arbeitsblatt 10; Erklärung s. Kasten).

Therapeut: »Wenn Sie im Verlauf der nächsten Woche im Alltag, in einer bestimmten Situation, bei sich ein bestimmtes Gefühl bemerken, wie z. B. dass Sie sich ärgern, sich freuen, traurig oder enttäuscht sind, dann beobachten Sie, was Ihnen bei diesem Gefühlszustand an Gedanken durch den Kopf geht. Versuchen Sie auch, die Situation, in der Sie sind bzw. die dem Auftreten des Gefühls vorausging, möglichst genau zu beschreiben – wie ein konkretes Bühnenbild im Theater, d. h. wer war dabei, wo waren Sie, was haben Sie gerade gemacht usw. Tragen Sie diese Sachen in die ersten drei Spalten des Arbeitsblatts 10 ein. Lassen Sie die verbleibenden zwei Spalten noch leer; die werden wir dann gemeinsam besprechen.«

14 Modul III: Aktivitätsniveau und Kognitionen in der Depression und Manie

Das dritte Modul baut auf den identifizierten Frühwarnsymptomen auf und soll Strategien vermitteln, mit beginnenden Symptomen umgehen zu lernen (Übersicht über die jeweiligen Sitzungsinhalte s. Abb. 14.1). Es werden folgende Ziele verfolgt:

- Identifikation dysfunktionaler Gedanken und Überzeugungen in depressiven und maniformen Zuständen
- Vermittlung von Strategien, mit diesen wenig hilfreichen depressiven bzw. manischen kognitiven Prozessen umzugehen
- Erkennen und Verändern von typischen Verhaltensweisen in der Depression bzw. der (Hypo-)Manie.

Sitzung 9–11

Ziel. Einführung der Konzepte »automatische Gedanken« und »verzerrtes Denken«; Modifikation von negativen automatischen Gedanken und gedanklichen Verzerrungen.
Benötigtes Material. Folie 2. Arbeitsblätter 2, 8, 9, 10, 11.

Blitzlicht

Rekapitulieren Sie kurz die Inhalte der letzten Sitzung und besprechen Sie das Stimmungstagebuch (Arbeitsblatt 2). Vergessen Sie nicht, auf die Frühwarnlisten (individualisierte Arbeitsblätter 8 und 9) einzugehen und dazu den Patienten anzuhalten, die Übungen fortzusetzen (ca. 15 Min.).

Kognitives Modell von Verhalten und Erleben sowie das Konzept »Verzerrte Gedanken«

Vorbemerkung. Verzerrtes Denken kann die Interpretation von Ereignissen und Handlungen beeinflussen. Nun sollen Patienten die Möglichkeit bekommen, selbst den Zusammenhang zwischen Gedanken, Gefühlen und ihrem Verhalten zu erkennen und bei sich persönlich zu identifizieren. Außerdem soll der Umgang mit solchen automatischen Gedanken und gedanklichen Verzerrungen besprochen und eingeübt werden, wobei mindestens zwei verschiedene Veränderungsstrategien zum Einsatz kommen. Die Erfahrung zeigt, dass es leichter ist, die Zusammenhänge zwischen Gedanken, Gefühlen und Verhalten an unangenehmen und negativen Gefühlen zu erarbeiten. Dies hängt wahrscheinlich damit zusammen,

Sitzung 9–11

Ziele	*Methodik/Übungen*
▶ Einführung der Konzepte »automatische Gedanken« und »verzerrtes Denken« ▶ Modifikation von negativen automatischen Gedanken und gedanklichen Verzerrungen	▶ Blitzlicht ▶ Einführung der Konzepte »automatische Gedanken« und »verzerrtes Denken« ▶ Identifikation und Modifikation negativer automatischen Gedanken (Arbeitsblatt PAG): Realitätsprüfung und Alternativerklärungen ▶ Hausaufgabe: Protokoll automatischer Gedanken; STB

Sitzung 12–13

Ziele	*Methodik/Übungen*
▶ Identifikation und Modifikation von (hypo-) »manischen« automatischen Gedanken und gedanklichen Verzerrungen	▶ Blitzlicht ▶ Besonderheiten bei der Identifikation und Modifikation hypomaner automatischer Gedanken (Arbeitsblatt PAG) ▶ Hausaufgabe: Protokoll automatischer Gedanken; STB

Sitzung 14

Ziele	*Methodik/Übungen*
▶ Abbau depressiver Verhaltensweisen	▶ Blitzlicht ▶ Verhaltensänderungen und Depression: Schrittweise Aufgabenbewältigung (SAB) mit Wochenplan; Aufbau und Aufrechterhaltung positiver Aktivitäten ▶ Hausaufgabe: STB; Weiterführung PAG; Umsetzung der SAB bzw. Wochenplan (ggf. Pro Kontra-Übung bei Entscheidungsproblemen)

Sitzung 15

Ziele	*Methodik/Übungen*
▶ »Pacing« hypomaner und manischer Verhaltensweisen	▶ Blitzlicht ▶ Verhaltensänderungen in der Manie: Struktur und Ziele setzen ▶ Hausaufgabe: STB; individuelle Hausaufgabe je nach dominierendem Thema (z. B. SAB, Ziele setzen, Pro-Kontra-Übung)

Abbildung 14.1 Kurzübersicht über den Inhalt der Sitzungen 9–15

- dass in dysphorischen Zuständen der Leidensdruck meist größer ist,
- dass es, auch im Alltag, leichter ist, unter normalen Bedingungen auslösende Situationen zu identifizieren, in denen der Zusammenhang zwischen negativen Gedanken, Stimmung und Verhalten erkennbar wird,

- dass wir nicht gewohnt sind und auch wenig Sinn darin sehen, positives Befinden und damit verbundene Kognitionen (wie z. B. »Ich schaffe das alles«) kritisch zu hinterfragen.

Kognitives Modell wiederholen. Bevor Sie mit dem Patienten auf das »Protokoll automatischer Gedanken (PAG)« (Arbeitsblatt 10) eingehen, ist es ratsam, noch einmal explizit das kognitive Modell zu vermitteln und den Patienten dazu zu ermutigen, Ihnen zu erläutern, wie er das kognitive Modell versteht: Greifen Sie hierzu auf das Therapiemodell (Folie 2) zurück. Dort sind die wechselseitigen Beziehungen zwischen Gedanken, Gefühlen und Verhalten unter dem Stichwort Prodromalsymptome dargestellt (als mögliche Einleitung s. Kasten).

Therapeut: »Mir geht es heute darum, mit Ihnen den Zusammenhang zwischen Gedanken, Verhalten und Gefühlen zu besprechen. In unserem Therapiemodell [Verweis auf Folie 2] wird dies unter dem Begriff der »Prodromalsymptome« dargestellt. Was immer uns an Gedanken durch den Kopf geht, das beeinflusst auch unser Gefühlsleben, unsere körperlichen Vorgänge und unser Verhalten. Umgekehrt: Wenn wir etwas tun oder nicht tun, beeinflusst das auch unser Denken, unseren Körper und unsere Gefühle. Kennen Sie solche Momente, oder ist Ihnen das schon einmal bei sich selbst aufgefallen?«

Sofern hier nicht schon entsprechende Beispiele von den Patienten eingebracht werden (evtl. auch aufgrund der Hausaufgabe »Protokoll automatischer Gedanken, PAG«), kann das Konzept der automatischen negativen Gedanken dadurch eingeführt werden, dass man Patienten auf ihre eigenen negativen automatischen Gedanken anhand konkreter Schilderungen der letzten Tage bzw. Wochen aufmerksam macht sowie diese mit ihnen zusammen herausarbeitet. Auch bei nicht akut depressiven Patienten ist diese Aufgabe relativ leicht, da die in depressiven Episoden dominierenden negativen Gedanken auch im euthymen Zustand noch gut zugänglich sind und erinnert werden. (Für eine mögliche Erklärung automatischer Gedanken s. Kasten)

Therapeut: »Ich würde Ihnen gern erklären, was wir unter automatischen Gedanken verstehen. Es handelt sich um Gedanken, die schnell ablaufen, reflexhaft auftreten und in der betreffenden Situation subjektiv plausibel erscheinen – sie können Einfluss auf unser Befinden und Verhalten haben. Wir haben solche Gedanken ständig, und sie laufen oft so schnell ab, dass wir sie gar nicht bewusst wahrnehmen. Manchmal sind sie richtig und der Situation angemessen. Manchmal sind sie das nicht. Man muss regelrecht üben, sie zu erkennen und zu bemerken. Am leichtesten sind sie zu beobachten, wenn man plötzlich starke Gefühle erlebt (z. B. Wut oder Enttäuschung) und man dann mal darauf achtet, was einem so durch den Kopf geht.«

Patienten können es als schwierig erleben, im Fluss der Gedanken einzelne Kognitionen zu isolieren. Automatische Gedanken haben oft den Charakter von Bildern und globalen Eindrücken. Um diese Bilder näher bestimmen zu können, können Sie sich belastende Situationen schildern oder imaginieren lassen. Um das Konzept »automatische Gedanken« im Rahmen der Rezidivprophylaxe einzuführen, ist es von Vorteil, von den Erfahrungen des Patienten während affektiver Episoden oder Stimmungsänderungen auszugehen, z. B. wenn er deprimiert, gereizt, wütend war oder unter Stress stand. Meistens fällt es den Patienten dann leichter, damit einhergehende Veränderungen in den Kognitionen wiederzugeben: »Das schaffe ich nie! Dass so etwas immer mir passieren muss.« – Die Aufgabe der Therapeuten ist es, solche automatischen Gedanken sowie Denkfehler und dysfunktionale Überzeugungen zu identifizieren und diese als Beispiele für »negativ gefärbtes Denken« zu notieren. Anhand dieser Beispiele kann der Zusammenhang zwischen Depression und negativen Denkmustern aufgezeigt werden (zu typischen Denkfehlern, die in diesem Kontext auftreten, s. Abb. 14.2).

- Willkürliche Schlussfolgerungen: Es werden zu schnell Schlussfolgerungen gezogen, ohne dass hinreichende Informationen für diesen Schluss vorhanden wären.
- Selektive Abstraktion: Dinge werden, ohne den Kontext zu beachten und ohne alle relevanten oder widersprechenden Informationen zu berücksichtigen, betrachtet und bewertet.
- Übergeneralisierung: Die Annahme liegt vor, dass ein bestimmtes Ereignis oder eine Reihe einzelner Ereignisse zeigt, dass es sich um ein generelles und andauerndes negatives Muster handelt.
- »Übertreibung« oder »Untertreibung«: Übertreibung der aktuellen Bedeutung, der Stärke oder der Folgen eines negativen Ereignisses bzw. einer Erfahrung, oder Untertreibung der Bedeutung und Wichtigkeit einer positiven Erfahrung.
- Personalisierung: Die Annahme, dass Ereignisse auf einen selbst zurückzuführen sind, auch wenn es keine Hinweise dafür gibt.
- Dichotomes Denken: Die Bewertung von Situationen oder Erfahrungen in Form von Extremen, von Schwarz-Weiß-Denken (z. B. gut oder schlecht; Erfolg oder Misserfolg, normal oder unnormal).

Abbildung 14.2 Übersicht über häufige Denkfehler (in Anlehnung an Beck, 1967, und Hautzinger, 2003)

Wenn die Patienten einmal für sich erlebt oder verstanden haben, wie Depressionen ihre Sicht von sich, der Welt und der Zukunft beeinflussen, ist ein erster Schritt für entsprechende Veränderungen getan. Das Verständnis des zugrunde liegenden Modells, dass Gedanken, Gefühle und Verhalten sich wechselseitig beeinflussen, liefert die Möglichkeit, dem Patienten dabei zu helfen, die Situationen und Erfahrungen präziser fassen zu können, die solchen Stimmungsänderungen vorausgehen.

Mit dem ausgefüllten Arbeitsblatt 10 lassen sich in der Sitzung die Zusammenhänge zwischen den notierten Situationen, Emotionen und Kognitionen im Nachhinein rekonstruieren. Wichtig ist, relativ früh in der Therapie Veränderungen und den angemessenen Umgang mit solchen automatischen Gedanken und Denkfehlern einzuführen. Es besteht sonst die Gefahr, dass durch ausschließliche Selbstbeobachtung und die damit verbundene Aufmerksamkeitsausrichtung eine sich aufschaukelnde Spirale entsteht, die zu einer Zunahme derartiger dysfunktionaler Gedanken führen kann. Aus diesem Grund ist es von Bedeutung, bald Techniken zur kognitiven Restrukturierung dieser automatisierten Gedanken einzusetzen. Dies gilt auch und insbesondere bei Patienten mit bipolar affektiven Störungen, wenn die Psychotherapie ein poststationäres oder an ein Rezidiv anschließendes Angebot ist – für sie erfordert die Stabilisierung, die Alltags- und rasche Problembewältigung einen schnellen Einsatz von Veränderungsstrategien.

Gedanken und Verhalten ändern. Viele Patienten bestehen darauf, dass allein ihr Befinden (Stimmung, Antrieb) sich verbessern muss, dann passiere der Rest von allein. Da wir psychotherapeutisch das Befinden nicht direkt verändern können, bliebe als Konsequenz nur übrig, abzuwarten und nichts zu unternehmen. Es handelt sich bei der Spirale Auslöser-Gefühle-Gedanken-Verhalten um einen geschlossenen Rückkopplungskreislauf. Damit ist gemeint, dass es weitgehend irrelevant ist, ob bestimmte Gedanken entsprechende Gefühle und Verhaltensweisen auslösen oder ob spezifische Verhaltensweisen dysfunktionale Gedanken und negative Emotionen induzieren. Aus diesem Grund spielt es keine Rolle, an welcher Stelle dieses Teufelskreises therapeutisch angesetzt wird. Für die Therapie ergibt sich: Da Stimmungen schwer direkt veränderbar sind, ist es geschickter und erfolgversprechender, an den Gedanken und am Verhalten verändernd anzusetzen und in der Folge auch das Befinden zu beeinflussen.

Modifikation von Kognitionen: Realitätsprüfung und alternative Erklärungen

Anhand des Arbeitsblatts 10 wurden bereits Stimmungsänderungen und damit einhergegangene automatische Gedanken identifiziert. Diese Kognitionen können nun zum Gegenstand von Veränderungen werden. Bislang wurde nur auf die ersten drei Spalten fokussiert (Arbeitsblatt 10, Sitzung 8; auf Situation, Stimmung und die damit einhergehenden automatischen Gedanken). Bevor die Spalten »rationalere Gedanken« sowie die sich anschließende Neuevaluation der Stimmung bearbeitet werden, ist die Einführung des Arbeitsblatts »Realitätsprüfung« (Arbeitsblatt 11) sinnvoll. Es handelt sich dabei um eine Vorstufe des Benennens rationalerer Gedanken – bei der Realitätsprüfung impliziert die Frage nach der Validität der eigenen automatischen Gedanken bereits die Unangemessenheit dieser Gedanken und Annahmen.

Da absolutistische, extreme und kategorische automatische Gedanken in der Regel (teilweise oder vollständig) falsch bzw. unangemessen sind, ist es sinnvoll, sie auf ihren Realitätsgehalt bzw. ihre Validität hin zu prüfen. Eine hinreichend aus der Depressionsbehandlung bekannte Technik ist die der Sammlung von Belegen, die für und gegen diese Annahmen und Gedanken sprechen. Um diese Realitätsprüfung durchzuführen, kann das bereits oben genannte Arbeitsblatt 11 eingesetzt werden.

An der Wirklichkeit prüfen. Anhand der Tagesprotokolle automatischer Gedanken (PAG) werden zunächst solche Gedanken ausgewählt, die starke negative oder positive Emotionen auslösen oder für Patienten aktuell sehr belastend sind. Mit der »Realitätsprüfung« (Arbeitsblatt 11) können dann die entsprechenden Pro- und Kontra-Argumente gesammelt und festgehalten werden. Es fällt den Patienten meistens leichter, Pro-Argumente für ihre Annahmen zu finden als Kontra-Argumente – sie waren bislang nie gezwungen, ihre Annahmen in Frage zu stellen oder ihre Position aus einer anderen Perspektive zu sehen. Aus diesem Grund ist auf dem Arbeitsblatt auch eine Spalte vorgesehen, die explizit einen Perspektivwechsel erfordert, um die Relativität der eigenen Annahmen zu erleben: »Was würden andere denken? Wie würde jemand anderes, z. B. Ihr Partner oder ein Freund, diese Situation bewerten?« – Außerdem wird es durch diesen Perspektivwechsel möglich, sich emotional von dem Erlebnis oder der Erfahrung zu distanzieren.

Grundregel. Therapeuten sollten möglichst neutral bleiben und nur durch Fragen den Patienten anleiten, selbstständig im Hinblick auf die Realitätsprüfung entsprechende Belege und Gegenbelege oder alternative Erklärungsmöglichkeiten zu finden.

Nach Erstellen dieser Liste kann es sinnvoll sein, die einzelnen Belege mit einem bis drei Sternchen gewichten zu lassen, und zwar nach der Bedeutung, die das jeweilige Argument für den Patienten und seine Schlussfolgerung hat. Wenn zusätzlich die Technik »Alternativerklärungen« zum Einsatz kam (Arbeitsblatt 11, letzte Spalte), ist es nach der Sammlung möglicher anderer Erklärungen sinnvoll, auch für die Alternative eine Realitätsprüfung durchzuführen, die der Patient für am wahrscheinlichsten hält. Eine solche Realitätsprüfung automatisierter Gedanken und Überzeugungen

Was kann aus der Realitätsprüfung resultieren?

(1) Der Patient kommt zu der Schlussfolgerung, dass sein Gedanke bzw. seine Annahme nicht der Realität angemessen und somit falsch ist. Dann geht es darum, diesen Gedanken durch einen adäquateren zu ersetzen, z. B. »Ich bin einfach unfähig« ersetzen durch »Manche Dinge kann ich gut, andere nicht.«

(2) Sowohl der Patient als auch der Therapeut ziehen den Schluss, dass der Gedanke den Tatsachen entspricht. Es ist dann nicht sinnvoll, kognitiv umzustrukturieren, sondern die Frage zu stellen, was dies nun bedeutet, z. B. im Rahmen einer Manie verursachte reale Schulden. Beachten Sie hier, mit welchen Konsequenzen gerechnet werden muss und ob der Einsatz des Problemlöseansatzes indiziert ist (s. Modul IV, Kap. 15).

(3) Der Patient kommt zu dem Urteil, dass es sowohl Belege dafür als auch dagegen gibt, dass der Gedanke bzw. die Annahme stimmt. In diesem Fall gibt es zwei Möglichkeiten: Entweder man versucht, die Angemessenheit des Gedankens zu erhöhen, indem er mit dem Patienten gemeinsam so spezifiziert bzw. umformuliert wird (z. B. Aspekte der Stabilität oder Generalität eliminiert), dass eine weitere Realitätsprüfung ein eindeutigeres Ergebnis liefert. Oder man startet auf passende Weise ein »Experiment«, um mehr Informationen über die Validität des Gedankens zu bekommen.

Abbildung 14.3 Drei mögliche Schlussszenarien von Realitätsprüfungen

(oder deren Alternativen) kann drei verschiedene Ausgänge haben (vgl. Abb. 14.3). Wenn die Betroffenen aufgrund der durchgeführten Realitätsprüfung das Prinzip verstanden haben, macht es auch Sinn, im Arbeitsblatt PAG direkter und spezifischer vorzugehen und rationale Gedanken (in Spalte 4) dagegen zu setzen. Damit wird überprüft, welchen Effekt dies auf die Stimmung des Patienten hat.

Hausaufgaben und Übungen

Der Patient soll das STB (Arbeitsblatt 2) weiterführen. Auch soll er die Frühwarnlisten (Arbeitsblätter 8 und 9) mindestens einmal wöchentlich durcharbeiten und dabei eintragen, ob und ggf. welche Symptome aufgetreten sind. Für diesen Therapieabschnitt ist die selbstständige Bearbeitung des »Protokolls automatischer Gedanken« (PAG; Arbeitsblatt 10) angebracht. Man sollte darauf achten, dass nicht nur Situationen mit negativen Gefühlen (z. B. Wut, Enttäuschung), sondern auch solche mit positiven Zuständen (z. B. Freude, Überraschung) protokolliert und analysiert werden. Je nach Stand der Sitzungen kann das Ausfüllen noch auf die ersten drei Spalten reduziert bleiben oder auf das gesamte Protokoll (inklusive »rationalerer Gedanken« und »Neubewertung der Stimmung«, s. dort) ausgedehnt werden.

Sitzung 12–13

Ziel. Identifikation und Modifikation von (hypo-) »manischen« automatischen Gedanken und gedanklichen Verzerrungen.
Benötigtes Material. Arbeitsblätter 2, 8, 9, 10, 11, 13.

Blitzlicht

Rekapitulieren Sie kurz die letzte Sitzung und besprechen Sie das STB (Arbeitsblatt 2). Gehen Sie auch kurz auf die Frühwarnlisten (individualisierte Arbeitsblätter 8 und 9) ein (ca. 15 Min.).

Hypomane und manische Kognitionen

Vorbemerkung. Von besonderem Interesse sind in diesen Sitzungen Aspekte wie z. B. erhöhtes Selbstvertrauen oder Größenideen. Diese Aspekte können den Beginn einer hypomanen bzw. manischen Phase darstellen, was eine verstärkte Selbstbeobachtung notwendig macht. Schwierig dabei ist, dass diese Veränderungen in Denken und Handeln anfangs – vor allem bei rein hypomanen Episoden – sehr leicht zu übersehen sind und falsch zugeordnet werden (wie z. B. das Gefühl, »alles zu schaffen«). Auch Misstrauen oder generell paranoide Gedanken müssen in diesem Kontext beachtet werden.

Bearbeitung hypomaner bzw. manischer Kognitionen. Das Vorgehen entspricht dem Vorgehen bei den depressiven Gedanken. Dennoch ist es wichtig, separate Sitzungen für die Identifikation und Modifikation maniformer Gedanken zu reservieren. Allgemein gilt:

(1) Sammeln von solchen Gedanken, die Anzeichen für den Beginn einer euphorischen Episode sein können bzw. die aufgrund der Erfahrungen des Patienten und seiner Umwelt charakteristischerweise einer hypomanen oder manischen Phase vorausgehen.
(2) In einem zweiten Schritt geht es darum, mit Patienten zu üben, positive Veränderungen in der Stimmung und die damit einhergehenden Gedanken zu identifizieren. Hierzu empfiehlt sich die Verwendung des Arbeitsblatts 10 (PAG).
(3) Analog zu den Sitzungen davor werden Techniken zur kognitiven Umstrukturierung eingesetzt, um mit den entsprechenden Gedanken umzugehen: Realitätsprüfung und alternative Erklärungen (Arbeitsblatt 11).

Es sei noch einmal daran erinnert, dass der Beginn maniformer Episoden – was immer einem hypomanen Zustand entspricht – von Patienten meistens als ausgesprochen angenehm erlebt wird. Dies ist angesichts der verbesserten Stimmung, gepaart mit einem Gefühl von Energie und Optimismus, gut nachvollziehbar und verständlich. Oft wird dieser Zustand auch als »ausgleichende Gerechtigkeit« für die depressiven Phasen erlebt. Die Veränderungen im Denken werden von Angehörigen und Partnern schneller bemerkt und als problematischer bewertet als von den Patienten selbst. Oft schleicht sich zuerst ein Gefühl ein, dass irgendetwas nicht stimmt oder anders ist. In Abbildung 14.4. finden sich Beispiele für typische »Denkfehler« in der Hypomanie und Manie. Solche Denkfehler zeigen sich z. B. in mangelndem Urteilsvermögen, wobei sich entsprechende Fehlinterpretationen von Situationen insbesondere im zwischenmenschlichen Bereich manifestieren (z. B. in Bezug auf das Verhalten anderer Personen).

Therapeuten sollten auf folgende Punkte besonders achten: Deutlicher bis übertriebener Optimismus, gesteigertes Selbstvertrauen bis hin zu Größenideen sind die am häufigsten zu beobachtenden Veränderungen im Denken, die zu Beginn oft in Form von zahlreichen Ideen und Plänen in Erscheinung treten. Die Betroffenen berichten von dem Gefühl, als ob ihnen das Leben nun offen stehe und unbegrenzte Möglichkeiten biete und nur darauf warte, dass eine Gelegenheit kommt, um diese umzusetzen. Selektiv werden dabei oft nur die Vorteile sowie der potenzielle Nutzen solcher Entscheidungen zur Kenntnis genommen, während Nachteile, Risiken bzw. die möglichen Kosten meist nicht hinreichend – wenn überhaupt – gesehen werden.

Größenphantasien und das Gefühl, über besondere Kräfte zu verfügen, können mit diesen Ideen einhergehen (bspw. hat jemand den Eindruck, die Ampelschaltungen während einer Autofahrt vorhersagen oder sogar steuern bzw. kontrollieren zu können). Auch hier werden oft nur selektiv Informationen aufgenommen, welche dann die Annahme, besondere Kräfte zu besitzen, bestätigen. Falsifizierende Erfahrungen werden hingegen oft ausgeblendet.

Diese Selektivität in der Wahrnehmung und Interpretation kann mit kognitiven Techniken, wie sie zuvor dargestellt wurden, bearbeitet werden. Zum Beispiel kann besprochen werden, was dafür und was dagegen spricht, dass jemand in der Manie bestimmte Fähigkeiten hat, die er ansonsten nicht hat (z. B. Gedanken lesen oder das Verhalten anderer Menschen vorhersagen zu können). Ob kognitive Techniken noch

»Hypomane« Denkfehler	Erklärung
»Sie wollen mich!«	Im Bereich Sexualität geht es oft zu Beginn nur um eine vermehrte Beschäftigung mit sexuellen Themen und Fantasien. Später werden jedoch oft verbale und nonverbale Verhaltensweisen anderer Personen als Indiz gewertet, dass diese (sexuelles) Interesse äußern.
»Sie [= die anderen] sind so langsam.«	Der eigene Energieüberschuss und gesteigerte Antrieb kann leicht Reizbarkeit und Ungeduld bei den Betroffenen auslösen, weil sie sich von anderen als ausgebremst und behindert erleben (z. B. die anderen Autofahrer fahren absichtlich so langsam).
»Wende dich gleich an die Besten und die Wichtigsten.«	Durch das übertriebene Selbstbewusstsein und das Gefühl, dass andere dies gar nicht adäquat zur Kenntnis nehmen, kann es bei Problemen (z. B. im Restaurant) dazu kommen, dass eine Beschwerde nicht beim zuständigen Kellner geäußert wird, sondern dass direkt der Restaurantbesitzer kontaktiert wird. Ähnliches kann passieren, wenn es um die Umsetzung oder Finanzierung von großen Projekten geht (z. B. Regierungspräsidium wird angeschrieben, Radiosender angerufen).
»Ein bisschen Humor hat noch niemandem geschadet.«	Zu Beginn kann die Spritzigkeit und der Humor auch für das Gegenüber ansteckend sein. Es kann jedoch ins Sarkastische kippen und gezielt potenzielle Schwächen der Gesprächspartner zum Gegenstand haben. Eine Patientin schilderte, dass sie von anderen zu hören bekomme, sie sei »zu keck und vorlaut«. Sie selbst bewertete im hypomanen Zustand ihre Kollegen als überempfindlich. Erst durch das Aufgreifen ihrer eigenen Sensibilität im euthymen Zustand gelang es, diese vermeintliche »Überempfindlichkeit« der anderen in Frage zu stellen.
»Alle sind von meinen Ideen und Plänen begeistert.«	Dies kann sich in der Tendenz äußern, selbst höfliche Ablehnungen oder kleinste Anzeichen positiver Rückmeldungen als umfassende Zustimmung zu den eigenen Ideen und Plänen zu bewerten.
»Ich brauche keine Medikamente.«	Vor allem im hypomanen Zustand wird dieses »Sich-gut-fühlen« häufig als Anzeichen dafür gewertet, gesund zu sein bzw. die Krankheit überwunden zu haben.
»Ich weiß es am besten.«	Dieses Gefühl, Recht zu haben und es besser zu wissen, kann leicht in Reizbarkeit umschlagen, wenn es von anderen angezweifelt wird.
»Lebe den heutigen Tag, und morgen wird es noch besser.«	Das ganze Leben wird als Spiel, als Genuss definiert, hingegen werden Sparen, Arbeiten, Sichern der Zukunft etc. als konservativ, spießig und unnötig angesehen. Das Sprühen vor Ideen, Plänen und die scheinbar grenzenlose Energie lassen alles als gut zu bewältigen und machbar erscheinen.

Abbildung 14.4 Typische »hypomane« Denkfehler

einsetzbar sind, wenn die Ideen wahnhaften Charakter annehmen, kann nur im Einzelfall entschieden werden und hängt sehr stark von der therapeutischen Beziehung ab. Gelingt es nicht mehr, Patienten dazu zu bringen, sich von ihren Überzeugungen zu distanzieren bzw. eine andere Perspektive zulassen zu können, dann sind vermutlich die Grenzen der psychotherapeutischen Beeinflussbarkeit erreicht.

Vorsicht bei wahrgenommener Kritik. Das Infragestellen der genannten Ideen, Pläne oder Vorstellungen ist für Therapeuten generell ein heikles Unterfangen, da damit auch die Rationalität und die Vernunft des Gegenübers angezweifelt werden! Dies kann verständlicherweise zu heftigen emotionalen Reaktionen führen (s. a. Kap. 10).

Patienten können auch Therapeuten unterstellen, dass sie ihnen gute Gefühle und Optimismus nicht gönnen. Dies kann Misstrauen, Verbitterung, Enttäuschung oder Reizbarkeit auslösen. Eine Möglichkeit, als Therapeut diesen Gefühlen im Voraus zu begegnen, ist, den Patienten gegenüber direkt zu sagen, dass es sein könnte, dass er solche Bedenken eventuell als Kritik oder Misstrauen erlebt. Eine klare Definition und Transparenz der Aufgaben der Therapeuten von Anfang an ist dabei sehr hilfreich (s. a. Abb. 14.5).

Klare Definition und Transparenz der Aufgaben des Therapeuten von Anfang an

- Vermitteln von Strategien, um mit der Erkrankung umgehen zu lernen, wozu u. a. die gemeinsame genaue Beobachtung der Symptome gehört.
- Ansprechen von Punkten und Bereichen, die auch sehr unangenehm sein können und die manchmal als Angriff oder Kritik erlebt werden. Das Ziel ist aber immer, dem Patienten zu helfen, mit seiner Problematik umgehen zu lernen.

Abbildung 14.5 Aufgaben des Therapeuten

Generell gilt sicherlich, dass wahrgenommene Kritik zwar selten etwas Angenehmes ist, aber immer auch ein Anzeichen für ein Problem und die Notwendigkeit zur Veränderung sein kann. Aus diesem Grund kann es dem Patienten helfen, wahrgenommene Kritik »neu zu bewerten« anstatt unmittelbar eine defensiv-abwehrende Haltung einzunehmen. Es gilt zu vermitteln, dass Kritik durch Dritte ein Zeichen dafür sein *kann* (!), dass Probleme bzw. Schwierigkeiten vorliegen und es sinnvoll ist, zunächst die Richtigkeit solcher kritischer Anmerkungen, die durchaus verletzend sein können, für sich zu prüfen. Es kann sich dabei um die Frage handeln, inwieweit sich der Zustand des Patienten wirklich derart verändert hat, dass eine genauere Selbstbeobachtung (Arbeitsblätter 8 und 9) angezeigt ist oder sich z. B. andere Probleme (z. B. Konflikte in der Partnerschaft, Ängste, Wünsche des Gegenübers) hinter der Kritik verbergen. Mithilfe des PAG (Arbeitsblatt 10) und der Realitätsprüfung (Arbeitsblatt 11) kann es gelingen, auftretende Gedanken wie z. B. »Der Therapeut koaliert mit den anderen« oder »Keiner gönnt mir, dass es mir gut geht« in Frage zu stellen und abzubauen. Im konkreten Fall können auch Rollenspiele mit Perspektivwechsel zum Einsatz kommen (s. Kap. 15, Modul IV).

Sofern Patienten nicht akut hypoman oder manisch sind, stellt das Hinterfragen maniformer Gedanken kaum ein Problem dar. Zum Beispiel berichtete einer unserer Patienten davon, in der Manie die besonderen Fähigkeiten zu haben, Klavier spielen zu können und Vorhersagen zu können, was andere Personen im nächsten Moment tun werden. Auch im euthymen Zustand ging er davon aus, dass er dies während der Manie könne. Eine genaue Situationsanalyse (z. B. wo und wann, vor wem er Klavier spielte und in welchen Situationen er Vorhersagen über das Verhalten anderer machen konnte) ergab (mittels Realitätsprüfung), dass diese Überzeugungen sowohl damals im akuten manischen Zustand auch als retrospektiv im Sinne besonderer Fähigkeiten in der Manie unzutreffend waren. Wenn Patienten jedoch akut hypoman oder manisch sind, kann es indiziert oder besser sein, entweder behaviorale Strategien zu bevorzugen oder zusätzlich zu kognitiven Techniken entsprechende Verhaltensstrategien zu erarbeiten, um zu verhindern, dass Pläne und Ideen in die Tat umgesetzt werden (s. Sitzung 15 sowie Kap. 10).

Hausaufgaben und Übungen

Das STB (Arbeitsblatt 2) wird weiter geführt. Es ist abzuwägen – mit Bezug auf den aktuellen Zustand von Patienten und die Erhaltung der Bereitschaft zur Mitarbeit –, ob eine Fortsetzung der regelmäßigen Bearbeitung der Frühwarnlisten (Arbeitsblätter 8 und 9) sinnvoll ist. Notwendig ist jedoch die Fortführung des »Protokolls automatischer Gedanken« (PAG; Arbeitsblatt 10). Man sollte wieder darauf achten, dass möglichst nicht nur Situationen mit negativen Gefühlen (z. B. Wut, Enttäuschung), sondern auch Situationen mit positiven Zuständen (z. B. Freude, Überraschung) protokolliert und bearbeitet werden. Da nun die Abstände zwischen den Sitzungen größer werden, ist das Ausmaß der zu erledigenden Hausaufgaben zu bedenken. Therapeuten sollten offen mit den Patienten besprechen, wieviel Hausaufgaben sie realistischerweise bewältigen können und welche den Betroffenen subjektiv am wichtigsten erscheinen.

Aus der kognitiv verhaltenstherapeutischen Arbeit mit akut depressiven Patienten ist der Wochenplan (Arbeitsblatt 13) als wichtiges und wirksames Therapiematerial bekannt. Im Rahmen der Rezidivprophylaxe bipolar affektiver Störungen geht es nun darum, sich einen Überblick über eine typische Woche, den Alltag, die Lebensbedingungen des Patienten zu verschaffen. Es ist erforderlich, Patienten dies verständlich zu erklären, insbesondere als Ergänzung zum STB (mögliche Erklärung s. Kasten).

Therapeut: »Das nächste Mal – sofern möglich – würde ich gern mit Ihnen darauf zu sprechen kommen, welche Änderungen im Verhalten in einer Depression auftreten und welche Möglichkeiten man selbst hat, diesen vorzubeugen bzw. entgegenzutreten. Als Vorbereitung würde ich Ihnen heute gern diese zwei Wochenpläne für die nächsten Wochen mitgeben. Sie werden eventuell denken, dass mit dem Stimmungstagebuch viele Dinge bereits dokumentiert sind, aber hier geht es nicht um Ihre Stimmung oder Schlafenszeiten, sondern ganz konkret darum, was Sie wann gemacht haben. Das heißt z. B., wann und wie lange haben Sie woran gearbeitet, was haben Sie in der Freizeit gemacht (z. B. geschlafen, Musik gehört, ferngesehen) usw. Das gibt uns das nächste Mal einen Überblick, wie die letzten Wochen bezüglich Pflichten, aber auch angenehmen Dingen, ausgesehen haben.«

Sitzung 14

Ziel. Abbau depressiver Verhaltensweisen; Vermittlung verschiedener Strategien, mit denen typische Verhaltensprobleme während depressiver Phasen verändert werden können.

Benötigtes Material. Folie 2. Arbeitsblätter 2, 12, 13.

Bei Überforderungsgefühlen, Entscheidungsschwierigkeiten oder Antriebslosigkeit können die Techniken »Schrittweise Aufgabenbewältigung (SAB)« sowie »Aufbau angenehmer Aktivitäten (AAA)«, von großem Nutzen sein (vgl. Hautzinger, 2003).

Blitzlicht

Rekapitulieren Sie kurz die letzte Sitzung und besprechen Sie das STB (Arbeitsblatt 2). Vergessen Sie nicht, ggf. auch auf individuelle Hausaufgaben einzugehen, zu loben und Schwierigkeiten zu besprechen (z. B. PAG, Frühwarnlisten; ca. 15 Min.).

Verhaltensänderungen in der Depression: »Schrittweise Aufgabenbewältigung«

Ausgangspunkt ist der als Hausaufgabe für die zurückliegende Woche ausgefüllte Wochenplan (Arbeitsblatt 12). Dabei ist es hilfreich, auf folgende Punkte zu achten:

- Handelte es sich für den Betroffenen um eine typische Woche?
- Wie ist der Anteil an Verpflichtungen im Vergleich zu angenehmen Aktivitäten?
- Wie ist der Anteil an passiven (z. B. Fernsehen, Musik hören) und aktiven angenehmen Aktivitäten (z. B. Freunde treffen, Sport)?

Unter der Voraussetzung, dass der Patient aktuell weder depressiv noch (hypo-) manisch ist, kann ausgehend vom aktuellen Wochenplan ein Vergleich zu depressiven Phasen gezogen werden. Fragen Sie den Patienten: »Woran würden Sie an dem Wochenplan sehen, dass Sie depressiv werden oder sind? Wie würde der Wochenplan dann aussehen?« Dieser Vergleich, der eventuell auch bildlich auf einem zweiten Wochenplan dokumentiert werden kann, wird in einer depressiven Phase zeigen, dass insgesamt weniger gemacht wurde und/oder der Anteil angenehmer Aktivitäten deutlich geringer ist, während Pflichten und wenig befriedigende Tätigkeiten dominieren. Ausgehend von diesen Beobachtungen werden dann Situationen eruiert, in denen Patienten sich überfordert fühlten. Wichtig ist herauszufinden, wie der Patient mit diesen Überforderungssituationen umgegangen ist.

Die »Schrittweise Aufgabenbewältigung« (SAB) soll dann als Strategie eingeführt werden, um Patienten zu helfen, mit Überforderungsgefühlen umzugehen. Dies kann anhand von Beispielen aus vergangenen depressiven Episoden besprochen werden, doch idealer ist es, eine Anforderung auszuwählen, die aktuell beim Patienten Gefühle der Überforderung auslöst und als Problem erlebt wird.

Wesentlich bei allem ist die Anknüpfung an Inhalte früherer Sitzungen und Themen. Daher sollte das Therapiemodell (Folie 2) immer wieder vergegenwärtigt und in Bezug zu dem aktuellen Thema gesetzt werden. Ferner kann hier auch die

Depressionsspirale eingeführt bzw. in Erinnerung gerufen werden (s. Abb. 14.6). Man kann diesen Teufelskreis mit den Patienten erarbeiten, indem man den Aufschaukelungsprozess auf einem Blatt Papier oder auf einer Pinnwand visualisiert und dabei den Sachverhalt erklärt (s. z. B. Kasten).

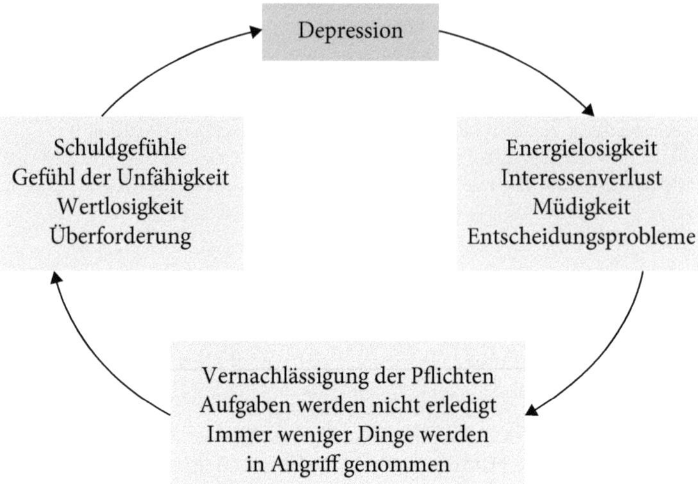

Abbildung 14.6 Teufelskreis der Depression

Therapeut: »Depressionen führen zu Symptomen wie z. B. das Interesse an Dingen zu verlieren, sich energielos und müde zu fühlen und sich nicht entscheiden zu können. Dies führt dazu, dass anstehende Aufgaben nicht mehr oder nur noch teilweise in Angriff genommen oder erledigt werden. Dieses Erleben der eigenen Schwierigkeiten oder der Unfähigkeit, die Pflichten und Aufgaben gemäß der eigenen Ansprüche oder der realen oder angenommenen Ansprüche anderer Personen zu erfüllen, verstärkt oft wiederum Gefühle der Resignation, der Überforderung, von Schuld und Wertlosigkeit. Diesen Teufelskreis durchbricht man am ehesten, indem man selbst an diesem Verhalten ansetzt, und einen Weg dies zu tun, möchte ich mit Ihnen nun besprechen. Haben Sie eine Idee, was man tun könnte?«

Schrittweise Aufgabenbewältigung (SAB). Vielen Patienten fallen im euthymen Zustand Strategien ein, die dem ähneln, was wir unter dem Begriff bzw. der Technik »Schrittweise Aufgabenbewältigung (SAB)« zusammenfassen würden. Oft fehlen jedoch im Alltag Präzisierungen und Konkretisierungen der einzelnen, für die Umsetzung erforderlichen Schritte: z. B. beinhaltet Hausarbeit verschiedene Tätigkeiten wie Wäsche waschen, Fenster putzen, Kochen, Einkaufen gehen etc. Das Einkaufengehen wiederum erfordert das Wissen darum, was benötigt wird, wo man was bekommen kann, ob man genügend Geld oder eine Bankkarte bei sich hat etc.

Das Prinzip des SAB ist, den Teufelskreis zu durchbrechen, indem unerledigte und aufgeschobene Aufgaben schrittweise angegangen und bewältigt werden – dadurch nimmt das Gefühl der Überforderung und der Unfähigkeit allmählich ab, was sich entsprechend positiv auf die Stimmung auswirkt. Es geht darum, den Arbeitsberg in fassbare und zu bewältigende Teilaufgaben und -ziele aufzuteilen. Indiziert ist die Technik SAB immer dann,

- wenn die Untätigkeit mit Überforderungsgefühlen einhergeht,
- wenn es dem Patienten eigenständig nicht gelingt, komplexe oder kompliziert erscheinende Aufgaben in überschaubare und zu bewältigende Teilaufgaben aufzuteilen, und
- wenn bestimmte Aufgaben immer wieder aufgeschoben und vermieden werden.

Kontraindiziert ist die SAB, wenn das Problem primär in einer falschen Einschätzung der benötigten Zeit für einzelne Aufgaben und in überhöhten Ansprüchen an die eigene Leistungsfähigkeit besteht. Dies kann insbesondere dann der Fall sein, wenn sich der Bezugsrahmen verschoben hat und bei der Beurteilung Zeiten der Hypomanie zum Maßstab werden (vgl. Basco & Rush, 1996; Hautzinger, 2003). Das Vorgehen bei der »schrittweisen Aufgabenbewältigung (SAB)« umfasst drei Schritte sowie das Erstellen von drei Listen:

Schritt 1. Zunächst werden alle anstehenden und unerledigten Aufgaben und Pflichten aufgelistet. Durch eine Krankheitsepisode oder nach einer stationären Behandlung können sich viele unerledigte Dinge angehäuft haben. Es ist wichtig, Überforderungen zu vermeiden. Daher muss auf den aktuellen Zustand eines Patienten (z. B. Ausmaß der Energie, Vorhandensein von Überforderungsgefühlen) geachtet werden. Vom gegenwärtigen Zustand eines Patienten wird es abhängen, wie detailliert die SAB-Liste sein kann (s. u. Listen A bis C).

Schritt 2. Diese Aufgaben und Pflichten müssen in kleinere, überschaubare und zu bewältigende Teilschritte aufgegliedert werden. Oft ist bereits die Benennung und Formulierung einer Aufgabe ein Teil des Problems: Umfasst z. B. bei jemandem »Hausarbeit« alle Teilaspekte wie Kochen, Abwaschen, Saubermachen aller Zimmer, Bügeln, Fensterputzen etc. und erst die Erfüllung all dieser Aufgaben dient als Grundlage für eine positive Bewertung der eigenen Leistung, dann kann die »Hausarbeit« als eine nicht mehr zu bewerkstelligende, komplexe Aufgabe erscheinen und die Stimmung ruinieren. Patienten müssen lernen, dass komplexe Aufgaben aus eigenständigen Teilaufgaben bestehen, die für sich anzugehen und zu bewältigen sind, worauf man dann mit Recht stolz sein darf. Es ist auch für Patienten im euthymen Zustand eine wichtige Erfahrung zu erkennen, wie leicht man dazu neigt, komplexe Aufgaben nur als Ganzes, ohne Berücksichtigung der Teilschritte, zu sehen. Es ist daher aus rezidivprophylaktischen Gründen für Patienten sinnvoll, dies im Alltag im Sinne einer besseren Strukturierung und Planung umzusetzen.

Schritt 3. In einem dritten Schritt sollte gemeinsam eine Beurteilung der Dringlichkeit und Wichtigkeit der einzelnen Aufgaben bzw. Teilaufgaben erfolgen. Aspekte, die kurz- oder langfristig negative Konsequenzen nach sich ziehen könnten, wie z. B. ausstehende und zu bezahlende Rechnungen, dabei höhere Priorität haben.

Liste A. Aus der Gesamtliste unerledigter Aufgaben werden zwei bis drei separate Listen erstellt. Auf einer Liste A sollten die Aufgaben zusammengestellt werden, die eine hohe Priorität haben und bis zur nächsten Sitzung bewältigt werden können. Hierfür gilt das Motto »Weniger ist mehr«. Maßgeblich für die Einschätzung des Bewältigungsumfangs sollte immer die aktuelle Verfassung der Patienten sein. Hinsichtlich der Selbstbeurteilung der Patienten ist darauf zu achten, dass durch Fehleinschätzungen mögliche Misserfolgserlebnisse durch eine gute Planung verhindert werden. Bislang wurde der Wochenplan (Arbeitsblatt 12) nur »diagnostisch« eingesetzt. Als Strategie, die auch außerhalb der Therapie eingesetzt werden kann, ist es jedoch sinnvoll, anhand der bestehenden Wochenpläne zu prüfen, ob man zeitlich die zu erledigenden Aufgaben tatsächlich schaffen kann. Unter Berücksichtigung der aktuellen Befindlichkeit ist ein neuer, detaillierter Wochenplan (bzw. mehrere) zu erarbeiten, um die Wahrscheinlichkeit von Erfolgserfahrungen zu erhöhen.
Liste B. In Liste B sollten Aufgaben und Pflichten aufgenommen werden, die keine höchste Priorität haben, aber von denen es wünschenswert wäre, dass sie ebenfalls in absehbarer Zeit erledigt werden. Dies bedeutet, dass – sofern Liste A abgearbeitet wurde – anhand dieser zweiten Liste weitere Aufgaben bearbeitet und erledigt werden.
Liste C. In Liste C verbleiben weniger wichtige Aufgaben und Pflichten, die im Laufe der Woche neu hinzukommen. Dabei sollte immer wieder geprüft werden, ob durch externe Bedingungen (z. B. neue Fristen, Erkrankungen, dringende neue Termine) Verschiebungen zwischen den Listen und in der Hierarchie der Probleme nötig werden. Dies macht es unerlässlich, im Rahmen der Sitzung auch mögliche Alternativen und Abweichungen zu besprechen, um die Gefahr von rigiden Handhabungen solcher Zeitpläne und den damit zunehmenden negativen Gefühlen bei Abweichungen vorzubeugen.

In diesem Zusammenhang und mit Bezug zu früheren Themen ist es wichtig, auf die negativen, abwertenden Gedanken bei Patienten in depressiven Phasen oder auf die selbstüberschätzenden Gedanken in hypomanischen Phasen zu achten. Werden derartige z. B. negative automatische Gedanken wie »Das schaffe ich so oder so nicht« oder »Alle anderen schaffen das doch auch ohne Probleme, nur ich nicht« erkannt, dann ist die Anwendung von kognitiven Techniken – wie sie zuvor dargestellt wurden (z. B. Realitätsprüfung) – angezeigt. Patienten sollten ermutigt werden, die bislang besprochenen Strategien zum Umgang mit solchen Gedanken selbstständig einzusetzen.

Aufbau und Aufrechterhaltung positiver Aktivitäten

Im Zusammenhang mit den für die zurückliegenden Wochen ausgefüllten Wochenplänen (Arbeitsblatt 12) wurde bereits betont, dass auf den Anteil an Verpflichtungen im Vergleich zu angenehmen Aktivitäten geachtet werden muss. Auch wenn der Patient aktuell nicht in einer depressiven Verfassung ist, ist es wichtig, sich den Tagesablauf gemeinsam mit ihm daraufhin anzusehen, ob und inwieweit auch angenehme Aktivitäten eingeplant werden. Es geht darum, ein Überwiegen von Pflichten zu verhindern. Ein Leben ohne Erholung und angenehme Aktivitäten führt langfristig bei allen Menschen zu Unzufriedenheit, Überlastung und schließlich Niedergeschlagenheit. Als Ausgleich für Pflichten, Druck, Verantwortung und Belastung benötigen wir aufbauende und positive Aktivitäten, die als angenehm erlebt werden (Belohnung). Es geht dabei um eine Ausgewogenheit von angenehmen Tätigkeiten in Relation zum alltäglichen Müssen und Sollen.

Faustregel bei positiven Aktivitäten. Bei *unipolar depressiven* Patienten gilt als Faustregel, dass mehr positive Tätigkeiten bzw. Aktivitäten zu besserem Befinden und Stimmungsaufhellung führen. Die verbesserte Stimmung führt in der Folge dazu, dass die Patienten aktiver werden und sich so ein positiver Rückkopplungsprozess entwickelt. Bei Patienten mit *bipolar affektiven* Störungen ist stärker auf Ausgeglichenheit und Balance zu achten, um eine Spirale in Richtung Manie zu verhindern. Der Fokus sollte hier deswegen auf Regelmäßigkeit und fester Struktur der angenehmen Tätigkeiten liegen und nicht auf dem Mehr (vgl. Kap. 9).

Identifikation positiver Aktivitäten. Zur Überwindung depressiver Phasen ist es wichtig, von Patienten als angenehm erlebte Aktivitäten zu identifizieren. Für den Aufbau angenehmer Aktivitäten und deren Integration in die Tagesstruktur empfiehlt sich die Liste angenehmer Aktivitäten (Arbeitsblatt 13; vgl. auch Hautzinger, 2003). Diese Liste kann auch zur Ideenfindung in der Rezidivprophylaxe bipolar affektiver Störungen eingesetzt werden. Neben dem Aufbau positiver Aktivitäten hilft sie auch bei der Aufrechterhaltung angenehmer Tätigkeiten, bei der Sicherung einer günstigen alltäglichen Balance, beim Ausgleich zwischen Arbeit und Vergnügen sowie bei der Strukturierung des Alltags. Folgendes Vorgehen hat sich unserer Erfahrung nach bewährt:

- Lassen Sie den Patienten eine persönliche Liste angenehmer Tätigkeiten erstellen (evtl. auch im Vorfeld als Hausaufgabe). Es geht um eine Sammlung aktueller angenehmer Tätigkeiten, Hobbys etc. und unter Umständen »vergessener« Aktivitäten, die in der Vergangenheit als positiv und angenehm erlebt wurden, sowie um eine Sammlung von Ideen, welche im individuellen Fall neue und andersartige Aktivitäten darstellen und als positive Verstärker fungieren können.
- Gehen Sie mit dem Patienten die Liste durch, welche angenehmen und positiven Tätigkeiten aufgeführt wurden und ob auch neue Ideen dabei sind, die man ausprobieren könnte.
- Prüfen Sie dann gemeinsam anhand der Liste, ob solche angenehmen Aktivitäten auch umgesetzt wurden. Hierzu eignen sich auch die bereits ausgefüllten Wochenpläne (Arbeitsblatt 12). Hier ist häufig festzustellen, dass die Betroffenen zwar von entsprechenden Aktivitäten berichten, aber solche angenehmen Tätigkeiten (z. B. Freunde treffen, Schwimmbadbesuch etc.) nicht im Wochenplan auflisten. Der Grund hierfür ist oft eine entsprechende nachgeordnete Bewertung im Sinne »zuerst die Arbeit, dann das Vergnügen«. Es ist dann ratsam, mit den Patienten – im Hinblick auf die Verhinderung von Rezidiven – zu erarbeiten, warum es wichtig ist, auch angenehme Tätigkeiten in die Tages- und Wochenplanung aufzunehmen.

- In Abhängigkeit vom bisherigen Umgang des Patienten mit angenehmen Tätigkeiten kann ein wichtiger Schritt sein, solche Aktivitäten gezielt in den Wochenplan (Arbeitsblatt 12) für die nächste Woche bzw. die nächsten Wochen einzutragen oder eine neue positive Aktivität auszuprobieren.

Zwei Probleme können insbesondere dann auftreten, wenn die Patienten noch depressiv gestimmt sind:

(1) Patienten neigen dazu, die kurzfristigen Konsequenzen ihres Verhaltens stärker zu beachten als die langfristigen, und dies gilt nicht nur für depressive Zustände. Daher ist die Einführung dieser Unterscheidung in kurzfristige und langfristige Folgen wichtig: Beim Betrachten des Verhaltens in manischen Phasen wird direkt evident, dass angenehme Aktivitäten kurzfristig als sehr positiv erlebt und die möglichen langfristig negativen Konsequenzen nicht gesehen werden (z. B. ein spontaner Flug nach Spanien ohne genehmigten Urlaub). Umgekehrt können in depressiven Phasen angenehme Dinge auch kurzfristig als belastend und unangnehm erlebt werden. Hier muss die Therapie dem Patienten helfen, ggf. das eigene Verhalten und dessen Folgen differenzierter wahrzunehmen. Aufgrund der eigenwilligen, dysfunktionalen Perspektiven ist die Wahrnehmung bezüglich des Sinns solcher angenehmen Aktivitäten oft verzerrt. Eine Technik, mit diesen Verzerrungen umzugehen, ist, die geplante positive Aktivität als eine Art Experiment zu definieren, wobei der Patient im Vorfeld Vorhersagen über die Stimmung treffen soll, die im Anschluss an die Durchführung der Tätigkeiten überprüft werden, um zu sehen, ob die (schlechte) Prognose tatsächlich eintrat.

(2) Ein anderes Problem tritt ein, wenn im Nachhinein die Aktivitäten als unangenehm und belastend beurteilt werden. Hier sind meist auch dysfunktionale Kognitionen beteiligt (z. B. »Ich habe es gar nicht verdient«) oder die Situation wird verzerrt wahrgenommen, indem der Fokus auf einem spezifischen negativen Aspekt liegt (z. B. »Der Kellner im Restaurant war unfreundlich.« »Wir hatten Schwierigkeiten, einen Parkplatz zu finden, als wir ins Kino gingen.« »Es regnete sehr stark, sodass wir völlig durchnässt ankamen.« »Ich hatte eine Laufmasche in der Strumpfhose.«). In diesem Kontext ist es wichtig, den Patienten die Selektivität in der Wahrnehmung bewusst zu machen und dadurch die Interpretation in Frage zu stellen (vgl. Hautzinger, 2000).

Hausaufgaben und Übungen

Das STB (Arbeitsblatt 2) wird weiter geführt. Aufgrund der inzwischen größeren Abstände zwischen den Sitzungen und unter Berücksichtigung des aktuellen Zustands gilt es abzuwägen, worauf der Schwerpunkt der Übungen zwischen den Sitzungen gelegt wird (z. B. Frühwarnlisten: Arbeitsblätter 8 und 9, Protokoll automatischer Gedanken: Arbeitsblatt 10 usw.). Mit Bezug zu diesem Therapieabschnitt gilt es Wochenpläne (Arbeitsblatt 12) für die nächste Woche oder die nächsten Wochen zu erarbeiten. Hier geht es um einen »Plan« im eigentlichen Sinn. Diese Planung soll Aspekte des SAB (die Pflichten bzw. Aufgaben aus Liste A) sowie angenehme Tätigkeiten enthalten. Es soll jedoch nicht nur der Plan von Pflichten und angenehmen Tätigkeiten notiert, sondern auch die Umsetzung dokumentiert werden.

Sitzung 15

Ziel. »Pacing« hypomaner und manischer Verhaltensweisen; Patienten helfen, Schwankungen in ihrem Tätigkeitsdrang zu beobachten und als mögliche Warnsymptome für den Beginn einer Hypomanie bzw. Manie zu registrieren; Strategien entwickeln, das Problem der Entgleisung möglichst in Grenzen zu halten (Ziele setzen und schrittweise verfolgen; Rückmeldungen anderer nutzen lernen).
Benötigtes Material. Folie 2. Arbeitsblätter 2, 8, 9, 10, 14.

Blitzlicht

Rekapitulieren Sie kurz die letzte Sitzung und besprechen Sie das Stimmungstagebuch und den Wochenplan. Gehen Sie auch auf evtl. zusätzliche Hausaufgaben ein (z. B. PAG, Wochenplan; ca. 15 Min.).

Verhaltensänderung in der Hypomanie und Manie: Ziele setzen – zuerst planen, dann handeln

In der letzten Sitzung waren Überforderungsgefühle im Rahmen depressiver Zustände ein Thema. Dort wurde die schrittweise Aufgabenbewältigung (das Zerlegen von Aufgaben in kleinere Schritte, s. dort) als Strategie eingesetzt. Was dort ein Hilfsmittel zur Bewältigung von Aufgaben und Pflichten darstellte, dient in maniformen Zuständen dem Ausbremsen nach dem Motto »Zuerst planen, dann handeln«.

Aktivitätssteigerung als Warnsymptom. Im Gegensatz zur depressiven Symptomatik treten die Verhaltensänderungen im Rahmen einer beginnenden Manie oft so drastisch und schnell ein, dass die Personen wie ausgewechselt erscheinen. Eine genaue Analyse des Verlaufs mit den Patienten zeigt oft, dass es frühe Warnsymptome gab, die aber nicht wahrgenommen wurden, da sie sehr subtil waren oder als Anzeichen von ausgrägtem Wohlbefinden interpretiert wurden. Dies ist auch der Grund, warum einerseits Interessenzunahme und Aktivitätssteigerung sich sehr gut als Anzeichen für eine beginnende Manie eignen. Andererseits ist jedoch zu bedenken, dass nicht jede Zunahme der Interessen und Steigerung der Aktivitäten als ein Indikator für eine beginnende Manie interpretiert werden sollte. Generell ist daher ratsam, sich auf Basis der Unterlagen und Krankengeschichte eines Patienten einen Überblick über die klinisch dominierende Symptomatik in früheren Krankheitsepisoden zu verschaffen (vgl. auch Kap. 10).

Zunächst geht es darum, das bislang im Kontext der Depression erarbeitete Therapiemodell (Folie 2) und die Depressionsspirale auf die Manie bzw. Hypomanie zu übertragen. Patienten kann anhand ihrer eigenen Erfahrungen bewusst gemacht werden, wie verstärktes Interesse an Tätigkeiten, deren Umsetzung und Verfolgung

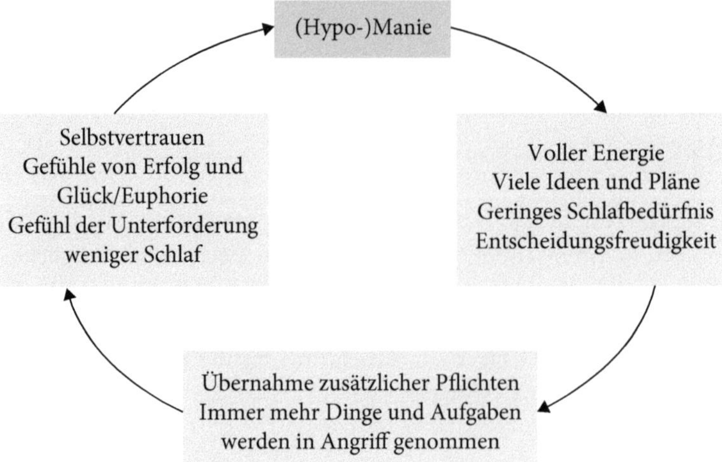

Abbildung 14.7 Teufelskreis der (Hypo-)Manie

sowie die subjektive Stimmung zusammenhängen und sich wechselseitig verstärken können (vgl. Abb. 14.7).

Tipp. Da manche Patienten ein saisonales Muster zeigen und dazu neigen, zu bestimmten Jahreszeiten eher depressive bzw. manische Phasen zu entwickeln, kann es für die Betroffenen sehr sinnvoll sein, spätestens vier Wochen vor dieser kritischen Zeit ihr Aktivitätsniveau, ihre Interessen und ihre Stimmung genauer zu beobachten. Es kann dann entsprechend frühzeitig interveniert werden, um das Kippen z. B. in eine manische Episode zu verhindern. Hier sind sowohl Veränderungen in der Lebensführung und somit konkreter Verhaltensweisen als auch medikamentöse Maßnahmen gemeint.

Aktivitätsregulation. Analog zum Aktivitätsaufbau in depressiven Phasen geht es um die Regulation der Aktivitäten durch deren entsprechenden Abbau mit dem Ziel, die vielfältigen Ideen, Pläne und Aktivitäten zu strukturieren. Es gilt Prioritäten zu setzen. Die zu treffende Auswahl und Umsetzung solcher Ideen und Pläne sollte möglichst mit den geringsten Kosten, doch gleichzeitig dem größten Nutzen gelingen. Im Folgenden wird die Übung »Ziele setzen« vorgestellt, die dabei helfen kann, ein solches Übermaß an Plänen, Projekten und Ideen zu strukturieren und zu gewichten, um sowohl präventiv als auch im symptomatischen Zustand einem Entgleisen in eine Manie entgegenzuarbeiten.

Ziele setzen. Die Übung »Ziele setzen« beginnt (ähnlich wie beim SAB in Sitzung 14) damit, die gegenwärtigen Interessen, Pläne, Tätigkeiten oder anstehenden Projekte zu erfassen, wobei es zunächst nur um eine reine Sammlung geht (als Hilfe zum Planen s. Arbeitsblatt 14). In die erste Spalte werden alle Pläne, Tätigkeiten, Ziele etc. eingetragen. Entscheidend ist, nicht nur Pflichten im engeren Sinne (z. B. Hausarbeit,

Arbeitsaufgaben, Körperpflege usw.) in dem Protokoll zu erfassen, sondern auch regelmäßige, festgelegte und alltägliche Termine (z. B. Sport, Essen, Schlafen). Weiterhin sollen alle Projekte und Vorhaben, die Patienten bislang nur als Idee für die nähere oder fernere Zukunft hegen, notiert werden. Es ist sinnvoll, bei den Tätigkeiten und Plänen auch die Teilziele bzw. -aufgaben zu definieren. In maniformen Zuständen geht leicht der Blick für die Schritte, Teilabschnitte und die Details verloren und alles scheint prinzipiell gut und leicht zu bewältigen zu sein. Wenn die Sammlung vollständig ist, soll auf dem Arbeitsblatt 14 für jedes notierte Projekt bzw. jede aufgelistete Tätigkeit beurteilt werden,

- ob die Tätigkeiten regelmäßig eingeplant werden müssen,
- ob eine Frist existiert, bis zu der diese Aufgabe beendet werden muss,
- wie dringend diese Aufgabe aus gegebenem Anlass objektiv erledigt werden muss,
- wie wichtig der Person subjektiv die jeweilige Aufgabe selbst ist
- und (in Abwägung der subjektiven und objektiven Umstände) welche Aufgaben im Lauf der nächsten Woche erledigt werden sollen und können.

Ähnlich wie beim SAB (s. Sitzung 14) geht es um das Vermitteln von Strategien, die mehr Struktur erzeugen und eine bessere Planung erlauben, mit dem Ziel, eine Überstimulation und Überaktivität zu verhindern. Patienten im hypomanen Zustand haben das Gefühl, leistungsfähiger zu sein und mehr zu schaffen. Dies mag durch das reduzierte Schlafbedürfnis und die gesteigerte Energie auch scheinbar so stimmen, doch realiter liegen eine Selbstüberschätzung und ein Risiko für Überstimulation und Symptomverschlimmerung vor. Zweck der Übung »Ziele setzen« ist es daher, diese Gefahr der Überstimulation zu bannen und ein Überschießen wieder in den Griff zu bekommen. Aus diesem Grund gilt es darauf zu achten, dass Patienten in ihren Alltag und Tagesablauf entspannende, ruhige Tätigkeiten (selbst Alltägliches wie Schlafen, Pausen, Essen) einplanen und diese einhalten.

Falls der Patient aufgrund hypomaner Symptome diese Einschränkung nicht annehmen will, kann der wiederholte Einsatz kognitiver Techniken oder das erneute Besprechen des Teufeskreises (Abb. 14.7) wichtig werden, um deutlich zu machen, dass die Überstimulation das Kippen in eine voll ausgeprägte manische Episode und damit das Risiko für ein Krankheitsrezidiv begünstigt.

Zusätzlich zu einer solchen Strukturierung und Planung im Vorfeld kann es natürlich auch passieren, dass hypomane Symptome (z. B. Schlafprobleme) vorliegen und sich die Frage stellt, wie damit umzugehen ist. Es gilt zunächst, die Gründe für z. B. die Schlafprobleme herauszufinden. Diese können unterschiedlicher Natur sein: internale Gründe, wie z. B. Grübeln, Nicht-abschalten-Können, Anspannung, Erregung, zu viel Koffein, überhöhte Selbstbeobachtung, oder externale Gründe wie Lärm, Helligkeit, Zeitverschiebungen oder Kleinkinder im Haushalt.

Hilfe bei Schlafproblemen. Am effektivsten sind präventive Maßnahmen, um Schlafproblemen vorzubeugen. Die Schlafhygiene ist dabei zentral sowie die Antizipation möglicher Faktoren, die zu Störungen des Schlaf-Wach-Rhythmus führen können. Eine Möglichkeit, dem normalen Schlafrhythmus sowie den Schlaf beeinträchtigenden Aspekten auf die Spur zu kommen, ist das STB (Arbeitsblatt 2). Dort werden ja

Schlafzeiten, Aktivitäten, Alltagsereignisse und besondere Vorkommnisse eingetragen (z. B. ausgedehnte Bettzeiten, Lesen, Fernsehen im Bett, Dienstreise mit Zeitverschiebung usw.). Konkrete Tipps zur Selbstbeobachtung und Überwindung der Schlafprobleme sind in Abbildung 14.8 enthalten.

- Einhalten regelmäßiger Zeiten bzgl. Zu-Bett-gehen und Aufstehen.
- »Nickerchen« zum Aufholen von Schlafdefiziten sind möglich, aber es ist dabei darauf zu achten, dass diese nur begrenzt sind (z. B. 30 Min.), damit sich der Schlaf-Wach-Rhythmus nicht noch mehr verschiebt.
- Beim Wechsel von Zeitzonen (z. B. USA-Aufenthalt) kann vorübergehend an ein Schlafmittel gedacht werden. Falls ein Aufbleiben erwünscht ist, um sich schneller an die Zeitverschiebung zu gewöhnen, ist es wichtig, Überstimulation zu vermeiden.
- Entspannungstechniken erlernen und einsetzen. Bevor neue Techniken vermittelt werden, versuchen Sie zuerst, solche Methoden zu reaktivieren, mit denen der Patient bereits positive Erfahrungen gesammelt hat.
- Alle Methoden, um abschalten zu können und die der Patient bislang erfolgreich eingesetzt hat, können als Ressourcen genutzt werden – Ermutigen des Patienten, diese auch (wieder) weiterhin einzusetzen (z. B. Lesen, ein warmes Bad).
- Sportliche Aktivitäten, Gymnastik oder Spaziergänge vor dem Schlafengehen können manchen Patienten helfen, sich zu entspannen. Für andere hingegen kann sich körperliche Aktivierung negativ auswirken.
- Koffein vermeiden, v. a. nachmittags und abends. Dabei ist wichtig zu bedenken, dass nicht nur in Kaffee, sondern in vielen anderen Produkten Koffein enthalten ist, z. B. in Cola, Schwarz- und Grüntee, mancher Schokolade und in manchen Medikamenten.

Abbildung 14.8 Hilfreiche Tipps zur Selbstbeobachtung und Überwindung der Schlafprobleme

Wenn der Verdacht auftaucht, dass bestimmte Verhaltensweisen Anzeichen beginnender oder vorhandener (hypo-)manischer Symptome sind, oder der Patient berichtet, dass andere diese Befürchtung geäußert hätten, ist folgendes Vorgehen ratsam:

(1) Besprechen Sie diese Befürchtung mit dem Patienten und machen Sie den Vorschlag, dies gemeinsam zu klären.

(2) Nutzen Sie die bislang erarbeiteten Informationen zur Beurteilung, ob das aktuelle Verhalten als ein Symptom gewertet werden muss oder nicht (z. B. wenn unnötige Dinge gekauft werden, das Geldausgeben fast zwanghaft wirkt), mit Hilfe von:
   - STB (Arbeitsblatt 2)
   - Kriterien für Manie und Depression (Arbeitsblätter 4 und 5)
   - Listen der Frühwarnsymptome (Arbeitsblätter 8 und 9).

(3) Falls es sich um ein Anzeichen bzw. Symptom für eine beginnende oder vorhandene Episode handelt, geht es darum, passende Strategien bzw. Gegenmaßnahmen gemeinsam mit dem Patienten zu planen. Geht es z. B. um das Geldausgeben, bestehen u. a. folgende Optionen:
   - Aufschieben von Kaufentscheidungen um 24 Stunden
   - Geld rationieren
   - Eurocheckkarte und Kreditkarten zu Hause lassen bzw. Angehörigen geben.

Abbildung 14.9 Allgemeine Strategie zum Umgang mit dem Verdacht, dass Symptome vorliegen oder sich abzeichnen

Ein mögliches anderes und häufiges Symptom einer beginnenden Hypomanie bzw. Manie stellt das Geldausgeben dar (zur generellen Strategie beim Verdacht auf maniforme Symptome s. Abb. 14.9, s. a. Kap. 10). Bei Symptomen wie Unruhe, Ablenkbarkeit und Gedankenrasen können zusätzlich Hilfen greifen, die eine Reduktion der Stimulation zum Ziel haben. Mit Maßnahmen wie Entspannungsübungen, »aus dem Feld gehen« (Spaziergänge, den Telefonstecker herausziehen, Zeit allein verbringen, ruhige Musik in geringer Lautstärke hören) können diese Symptome kontrolliert werden.

Wenn das Verhalten und Denken jedoch psychotischen Charakter bekommt und desorganisiert wird, sind klassische verhaltenstherapeutische Techniken evtl. nur noch sehr bedingt hilfreich. Nun sind zusätzliche medikamentöse Maßnahmen und ein stationärer Aufenthalt ernsthaft in Betracht zu ziehen. Es gibt aber auch hier mittlerweile gute Entwicklungen, akute psychotische Symptome kognitiv-verhaltenstherapeutisch zu verstehen und zu behandeln (z. B. Birchwood, 2006; Steel, 2008).

Hausaufgaben und Übungen

Das Stimmungstagebuch wird weiter geführt. Es ist abzuwägen, ob im Hinblick auf die größeren Abstände zwischen den Sitzungen, unter Berücksichtigung des aktuellen Zustands eines Patienten und dem Ziel, die Compliance zu erhalten, eine Fortsetzung früherer Übungen und Aufgaben (z. B. PAG, Frühwarnlisten, SAB usw.) sinnvoll und zu verantworten ist. Zentral in diesem Therapieabschnitt sind in jedem Fall die Übungen zum Thema »Ziele setzen« (Arbeitsblatt 14). Dabei sollten die geplanten und eingegrenzten Aufgaben, Pflichten sowie angenehme, entspannende Tätigkeiten ebenso festgehalten werden, wie die tatsächlich umgesetzten Handlungen und alternativ durchgeführte Aktivitäten. Zu beachten ist, dass Ruhephasen und Pausen ausdrücklich eingeplant werden.

15 Modul IV (a): Aufbau zusätzlicher Fertigkeiten und Ressourcen – Problemlösen und Kommunikation

Im vierten Modul steht neben der Erarbeitung eines Notfallplans (s. Kap. 17) die Stärkung bzw. Vermittlung allgemeiner Ressourcen im Mittelpunkt, z. B. systematisches Angehen von Problemen, Entscheidungen treffen oder angemessenes Verhalten in zwischenmenschlichen Situationen. Aber auch Probleme in der individuellen Emotionsregulation oder im Umgang mit sich selbst oder mit Stress (s. Kap. 16) sind Aspekte, die hier in Abhängigkeit von der individuellen Fallkonzeption bearbeitet werden können.

Die Themen Problemlösung, soziale Kompetenz und Emotionsregulation können als wichtige Bereiche angesehen werden, wenn es um das Rückfallrisiko für affektive Episoden geht. Von besonderer Bedeutung sind diese drei Themenkomplexe auch deshalb, weil das vorliegende Behandlungsprogramm zunächst primär als Einzelbehandlung konzipiert ist und vor allem die im Kontext Problemlösen und soziale Kompetenz behandelten Themen Patienten helfen können, auch Angehörige mit einzubeziehen, wenn es um Fragen geht wie z. B. »Wann und wie können die anderen

Sitzung 16–17

Ziele	*Methodik/Übungen*
▶ Vermittlung von Problemlöse strategien	▶ Blitzlicht ▶ Problemlöseschema ▶ Pro-Kontra-Karte ▶ Hausaufgabe: Umsetzung und Ausprobieren der »Problemlösung« oder Pro-Kontra-Karte; ggf. zusätzliche individualisierte Aufgabe (z. B. Ziele setzen, SAB); STB

Sitzung 18–19

Ziele	*Methodik/Übungen*
▶ Soziale Kompetenzen: Umgang mit Konflikten, dem Ausdrücken von Gefühlen und Bedürfnissen	▶ Blitzlicht ▶ Soziale Kompetenzen und Fertigkeiten: Kommunikationsregeln; Feedback-Übung; Rollenspiele ▶ Hausaufgabe: Umsetzung und Ausprobieren der neuen Fertigkeiten; ggf. individualisierte Aufgabe (z. B. Ziele setzen, SAB, Pro-Kontra-Übung); STB

Abbildung 15.1 Kurzübersicht über den Inhalt der Sitzungen 16–19

mir sagen, dass sie den Eindruck haben, dass etwas mit mir nicht stimmt?« Ferner resultieren aus depressiven und (hypo-) manischen Phasen oft Probleme, mit denen sich die Betroffenen auseinandersetzen müssen und für die oft Lösungen erforderlich sind, z. B. Rückzug von Freunden, Schulden oder sexuelle Indiskretionen bzw. Kontakte mit Fremden oder auch Bekannten (Übersicht s. Abb. 15.1). Gleichzeitig helfen Strategien zur Emotionsregulation den Rahmen zu schaffen, in dem sich leichter Konflikte und Probleme angehen lassen.

Sitzung 16–17

Ziel. Vermittlung von Problemlösestrategien.
Benötigtes Material. Arbeitsblätter 2, 15, 16, 17.

Blitzlicht

Rekapitulieren Sie wieder kurz die letzte Sitzung und besprechen Sie das Stimmungstagebuch (Arbeitsblatt 2). Auch sollte wie üblich auf die in der letzten Sitzung erstellten Wochenpläne (Arbeitsblatt 12) eingegangen und eventuell zusätzlich vereinbarte persönliche Übungen und Hausaufgaben besprochen werden (ca. 15 Min.).

Probleme identifizieren, spezifizieren und lösen

Vorbemerkung. Im Folgenden geht es um das Thema Probleme erkennen und Lösungen finden. Zum Teil handelt es sich um recht spezifische Probleme, mit denen sich Patienten mit bipolar affektiven Störungen durch ihre Erkrankung konfrontiert sehen. Diese können auf zwischenmenschlicher Ebene liegen, die Medikamenteneinnahme betreffen, finanzieller oder beruflicher Natur sein. Das Ziel ist, allgemeine Problemlösestrategien zu erarbeiten und zu erlernen.
Problemlöseverhalten ändern. Finden Sie mit dem Patienten ein Beispiel, wie Probleme psychosozialer oder zwischenmenschlicher Natur durch depressive oder manische Symptome verschlimmert werden können oder das Auftreten solcher Episoden begünstigen – dieses ist die Basis dafür, den Fokus von den konkreten Symptomen auf andere Problembereiche, die damit im Zusammenhang stehen können, zu lenken. Die zentrale Frage ist, welche Probleme und Schwierigkeiten ein Patient im Zusammenhang mit seiner eigenen Krankheit bislang erlebte oder auch aktuell erlebt – diese Themen können dann in diesen Sitzungen bearbeitet werden. Es geht dabei nicht um eine einseitige Erfassung möglicher Defizite, sondern – viel wichtiger – um Ressourcen, Kompetenzen und Stärken eines Patienten. Diese gilt es herauszuarbeiten und in geschicktes Problemlöseverhalten zu integrieren.
Probleme spezifizieren. Problembereiche zu erkennen und zu sammeln sowie in ihrer Bedeutung (Gewicht) einzuordnen, wird durch das Arbeitsblatt 15 ermöglicht. Dort wird ein Kreisdiagramm (ein »Problemkuchen«) angeboten, in den alle Probleme als Kuchenstücke mit unterschiedlicher Größe eingetragen werden. Die Größe des Stücks kennzeichnet die Bedeutung des Problembereichs. Das Erstellen des Problemkuchens

(s. u. Übung) durch den Patienten hilft, eine Abstufung (Hierarchie subjektiver Bedeutungen) der Probleme zu erkennen und damit die häufige Schwierigkeit zu überwinden, dass alle Probleme als gleich wichtig und drängend erlebt werden.

Übung: Was ist das Problem?
Um psychosoziale Probleme anzugehen, ist oft eine Art Leitfaden nützlich, um zielgerichtet zu Lösungen zu gelangen. In diesen Sitzungen sollen Patienten einen Problemlöseansatz kennenlernen. Je nach Patient mag es sinnvoll sein, dieses Therapieelement bereits zu einem früheren Zeitpunkt einzuführen und zu trainieren.

Zunächst geht es darum, wie man ein Problem eingrenzt und erkennt. Da Probleme dem Patienten oft so überwältigend und zahlreich erscheinen, ist es ratsam aufzuzeigen, wie wir alle, also auch der Patient, ständig Entscheidungen treffen und meistens relativ automatisch Risiken und Nutzen der einzelnen Optionen bzw. Handlungsalternativen abwägen. Dies hilft, Selbstwirksamkeitserwartungen bei Patienten aufzubauen. Es ist hierbei sinnvoll zu betonen, dass zwischen den Prozessen, die zur Lösung kleinerer und größerer bzw. alltäglicher und besonderer Probleme beitragen, keine qualitativen Unterschiede bestehen, sondern dass bei den alltäglichen Entscheidungen die Prozesse automatisiert sind und schnell ablaufen (z. B. »Stehe ich jetzt auf oder kann ich noch weiterschlafen?« »Rufe ich jemanden jetzt oder später an?«).

Was ist ein aktuelles Problem? Der erste Schritt besteht in der gemeinsamen Auswahl eines aktuellen Problems, das auch im Rahmen der Sitzungen aufgetaucht sein könnte (z. B. Schwierigkeiten bei der aktiven Mitarbeit in der Therapie, Umgang mit Medikamenten) oder durch den Problemkuchen identifiziert wurde. Anhand dieses Beispiels kann man mit den Patienten das Vorgehen durchlaufen. Es klingt einfach, ein Problem zu spezifizieren, aber oft genug muss man erleben, dass die Eingrenzung, die Präzisierung bzw. die Definition eines Problems noch völlig unzureichend ist und daher Lösungsbemühungen auch nicht gelingen können. Bei der Identifikation und Definition von Problemen geht es auch darum, festzustellen, unter welchen konkreten Bedingungen (z. B. bei welchen Verhaltensweisen oder situativen Aspekten) sich Schwierigkeiten zeigen.

Dringlichkeit hat Vorrang. Wichtig ist, darauf zu achten, dass Diskrepanzen zwischen der subjektiven Gewichtigkeit eines Problems und der Dringlichkeit bestehen können. Generell sollten zunächst die Probleme angegangen werden, bei denen das Risiko von langfristigen, zusätzlichen negativen Konsequenzen (z. B. drohender Verlust des Arbeitsplatzes) am höchsten ist, auch wenn diese nicht unbedingt die Schwierigkeiten sind, unter denen der Patient aktuell am meisten leidet. Auf solche Dikrepanzen sollte man entsprechend eingehen, damit Patienten erfahren, auf welche Art und Weise sie mit ihren Ressourcen haushalten. Falls zwischen subjektiver Belastung und Dringlichkeit von Problemen eine Übereinstimmung besteht, ist dies eine ideale Gelegenheit, dies anerkennend zurückzumelden, um Selbstwirksamkeitsüberzeugungen aufzubauen und zu verstärken.

Das konkrete Vorgehen für den Aufbau des Problemlöseschemas ist nachfolgend in Kurzform dargestellt und soll den Patienten mithilfe des entsprechenden Arbeitsblatts 16 (»Wie kann ich meine Probleme angehen?«) auch als Struktur vermittelt werden. Das Arbeitsblatt zeigt in Form von Fragen ein allgemeines Problemlöseschema und kann sowohl zum konkreten Arbeiten in der Sitzung benutzt werden als auch den Patienten für zu Hause mitgegeben werden.

Problemlöseschema

Schritt 1: *Definition des Problems.* Das Problem wird möglichst konkret, situationsspezifisch und verhaltensnah formuliert. Hierbei sollte auch der Zeitfaktor beachtet werden, z. B. »Ich sollte meinen Lithiumspiegel kontrollieren lassen, aber ich habe keine Zeit, stundenlang im Wartezimmer zu sitzen und zu warten, bis ich dran bin.«

Schritt 2: *Zielfindung.* Das Ziel wird möglichst konkret und spezifisch formuliert. Ein wesentlicher Schritt ist die Ableitung des Ziels aus dem Problem, d. h. welche Änderung (von wem) ist intendiert. Hier können sich entsprechende Zielkonflikte zeigen, die bearbeitet werden müssen, damit realistische Problemlösungen möglich sind. In Bezug auf das oben definierte Problem ist z. B. folgendes Ziel formuliert worden: »Ich möchte im Laufe der nächsten Woche einen Arzttermin vereinbaren, bei dem ich sicher sein kann, dass ich mit Wartezeiten, Blutabnahme etc. nicht länger als eine halbe Stunde benötige.«

Schritt 3: *Lösungswege finden (Brainstorming).* Sammeln aller möglichen und unmöglichen Alternativen, die zur Lösung beitragen. Ein Brainstorming geschieht ohne Bewertung der Lösungsalternativen hinsichtlich ihrer Qualität, Sinn und Unsinn oder Realisierbarkeit. Es sollen so viele Alternativen wie möglich niedergeschrieben werden, wobei der Kreativität keine Grenzen gesetzt sind. Zwar kann der Therapeut helfen, mögliche Lösungswege zu finden, aber primär sollte der Patient diese Lösungsmöglichkeiten generieren. Falls Anregungen vom Therapeuten kommen, um Patienten damit zu weiteren Ideen anzuregen, sollten diese idealerweise eher humorvoller oder unvernünftiger Art sein (z. B. das STB den ganzen Tag in der Hand halten und mit sich herumtragen). Halten Sie alle Optionen schriftlich auf einem Blatt Papier, einem Flipchart oder einer Tafel fest.

Schritt 4: *Gewichtung und Bewertung der Lösungswege.* Die einzelnen Optionen werden im Hinblick auf ihre wahrscheinliche Effektivität zur Lösung des konkreten Problems bewertet, wobei gemeinsam mit dem Patienten völlig abwegige und unrealistische Alternativen gestrichen werden können. Für die verbleibenden Lösungswege sollte das Für und Wider abgewägt werden, um dann eine Alternative auszuwählen, die aufgrund dieser Bewertung am wahrscheinlichsten zum Erfolg führen könnte.

Schritt 5: *Entscheidung für einen Lösungsweg.* Der Lösungsweg, der aus Sicht des Patienten am besten erscheint und gleichzeitig mit hoher Wahrscheinlichkeit zur Problemlösung beitragen wird, wird ausgewählt. Falls es hier zu Entscheidungsschwierigkeiten kommt, kann die Pro-Kontra-Karte (Arbeitsblatt 17) zusätzlich zum Einsatz kommen.

Schritt 6: *Ausprobieren des Lösungswegs.* Um den ausgewählten Weg in die Tat umzusetzen, ist es entscheidend, möglichst genau das Wann, Wie und Wer zu bestimmen, um möglichen Hindernissen und Widerständen vorzubeugen. Außerdem kann dies aufzeigen, ob bzw. inwieweit bei der Problembenennung oder den anderen Schritten bestimmte Aspekte außer Acht gelassen wurden. Das Ausprobieren kann in Form einer Hausaufgabe erfolgen.

Schritt 7: *Bewertung des Ergebnisses.* Es geht darum, nach dem Ausprobieren des ausgewählten Lösungswegs gemeinsam zu besprechen, inwieweit das in Schritt 2 definierte Ziel erreicht wurde. Dabei gilt es auch auf Teillösungen zu achten und nicht schon auf die komplette Lösung des Problems. Sofern der gewählte Lösungsweg nicht erfolgreich war und eine Neudefinition des Problems (Schritt 1) nicht erforderlich ist, wird gemeinsam eine andere Handlungsalternative (Schritt 4) ausgewählt und erprobt (Schritt 6). Kommen Patienten bei der Problemlösung voran oder haben mit dem Lösungsweg gar das Problem bewältigt, ist Lob und Selbstverstärkung wichtig.

Schritt 8: *Fortsetzung des Problemlöseschemas und Anwendung im Alltag.* Hier ist eine Besprechung angezeigt, und eine Hausaufgabe sollte gegeben werden.

Ein Beispiel. Ein häufiges Problem, das auch im Rahmen der Therapie von Relevanz ist, stellt der Umgang mit Medikamenten dar, z. B. wurde wiederholt die korrekte Einnahme vergessen. Im Fall eines Patienten war das konkrete Problem »Meine Frau fragt mich ständig, ob ich mein Lithium genommen habe, was mich ärgert«. Er war deswegen so aufgebracht, weil er eigentlich nie eine Einnahme vergessen hatte, aber seine Frau ihm anscheinend nicht traute. Als Ziel definierte er: »Ich will, dass Sie mich nicht immer danach fragt.« Als mögliche Lösungswege nannte er u. a.: »Ich ignoriere sie einfach, wenn sie fragt, dann wird sie schon aufhören.« »Ich verbiete ihr, mich zu fragen.« »Ich sage ihr, sie braucht sich keine Sorgen zu machen.« »Sie soll mir die Pillen immer hinlegen.« »Ich schaffe mir ein Pillendöschen an, in dem für eine Woche die tägliche Lithiumdosis immer abgepackt ist.« – Er entschied sich für die letzte Alternative, wobei eine Spezifizierung dahingehend erforderlich schien, es nach Absprache mit seiner Frau so zu deponieren, dass sie nachsehen konnte, ohne dass er sich kontrolliert fühlte.

Übung: Pro und Kontra

Bei der Suche nach Problemlösungen stellt manchmal die Auswahl einer Handlungsalternative ein eigenständiges Problem dar, da es schwer fallen kann, eine Entscheidung zu treffen. Auch in anderen Situationen manifestieren sich Entscheidungsschwierigkeiten. In einer Depression ist die häufigste Entscheidung, sich für nichts zu entscheiden, während in maniformen Zuständen die Entscheidungen ohne hinreichende Berücksichtigung der Konsequenzen erfolgen. Oft werden Entscheidungen auch durch diffuse Ängste über die möglichen Folgen einer Entscheidung aufgeschoben. Aus diesem Grund ist es sinnvoll zu lernen, in bestimmten Situationen Strategien zur Entscheidungsfindung einzusetzen. In dem Fall, dass solche Ängste vor den möglichen Konsequenzen dominieren, kann zur Entkatastrophisierung auch der Einsatz anderer kognitiver Techniken sinnvoll sein. Wir schlagen folgendes Vorgehen vor, wobei – je nachdem, wie viele Alternativen zur Auswahl stehen – die Pro-Kontra-Karte (Arbeitsblatt 17) entsprechend angepasst werden muss:

- Handlungsalternativen möglichst wortgetreu auf das Arbeitsblatt eintragen.
- Argumente für jede einzelne Alternative festhalten, die für (in der Spalte »Pro«) oder gegen (in der Spalte »Kontra«) die jeweilige Alternative sprechen.
- Sammeln und Gewichten von Argumenten, dabei können von den Patienten entsprechend der subjektiven Bedeutung Gewichte von 100 g, 500 g und 1000 g oder Punkte von 1–10 vergeben werden. Diese Gewichtung hat den Vorteil, dass nicht die Anzahl der individuell gesammelten Argumente ausschlaggebend ist, sondern deren subjektive Relevanz. Dies gibt auch Aufschluss darüber, inwieweit Ambivalenzen gegenüber der Entscheidung an sich gegeben sind und wo Hindernisse zu erwarten sind.
- Addieren der Punkte bzw. Gewichte getrennt für die Pro- und Kontra-Argumente. Wenn Gewichte benutzt werden, eignet sich das Bild einer Waage, um dem Patienten aufzeigen zu können, wie die Gewichte für die Pro- und die Kontra-Seite verteilt sind.
- Erfragen, was das Ergebnis persönlich bedeutet, egal, ob es sich um eine Gleichverteilung der Argumente handelt oder eine deutliche Präferenz zugunsten einer Handlungsalternative gegeben ist. Im ersten Fall könnte es bedeuten, dass die eigentliche Entscheidung noch einmal spezifiziert werden muss oder weitere Informationen erforderlich sind, bevor eine Entscheidung getroffen werden kann.

Hausaufgaben und Übungen

Das STB (Arbeitsblatt 2) wird weiter geführt. Es ist abzuwägen, ob im Hinblick auf die größeren Abstände zwischen den Sitzungen, unter Berücksichtigung des aktuellen Zustands eines Patienten und dem Ziel, die Motivation aufrechtzuerhalten, eine Fortsetzung früherer Übungen und Aufgaben (z. B. PAG, Frühwarnlisten, Ziele setzen usw.) sinnvoll und verantwortbar ist. Besprechen Sie auch mit den Patienten, welche Aufgaben sie als sinnvoll und nützlich erleben.

In diesem Therapieabschnitt sollen bestimmte Problemlösungen ausprobiert werden, das Problemlöseschema selbstständig auf ein anderes, noch nicht bearbeitetes Problem angewandt werden oder eine Pro-Kontra-Karte zwischen den Sitzungen erstellt werden. Diese Übungen sind dann wieder Gegenstand der nächsten Therapiesitzungen.

In Vorbereitung auf die Sitzungen 18 und 19 kann es von Nutzen sein, das Arbeitsblatt 18 im Sinne eines Fragebogens mitzugeben, um zu sehen, ob es bestimmte interpersonelle Situationen im Zusammenhang mit der Erkrankung gibt, die unter dem Aspekt »soziale Kompetenzen« relevant sind und bearbeitet werden müssen.

Sitzung 18–19

Ziel. Soziale Kompetenzen: Umgang mit Konflikten, dem Ausdrücken von Gefühlen und Bedürfnissen.
Benötigtes Material. Folie 3. Arbeitsblätter 2, 18.

Blitzlicht
Rekapitulieren Sie kurz die letzte Sitzung und besprechen Sie das Stimmungstagebuch (Arbeitsblatt 2). Die individuell vereinbarten Hausaufgaben und Übungen sollten unbedingt besprochen werden (ca. 15 Min.).

Interpersonelle Kompetenzen und soziale Fertigkeiten

Vorbemerkung. Der Schwerpunkt in diesen beiden Sitzungen liegt mit besonderem Augenmerk auf Situationen, die im Zusammenhang mit der bipolar affektiven Störung stehen. Soziale Beziehungen und interpersonelle Konflikte spielen im Rückfallgeschehen eine zentrale Rolle. Es geht in den meisten Fällen um Kommunikationsprobleme, um Vorwürfe, Kritik, Feindseligkeit, Überengagement und Abgrenzung. Für viele Patienten ist es ferner schwierig, mit anderen angemessen über die eigene Erkrankung zu sprechen (typische Frage: »Wie sage ich es den anderen?«).

Kommunikationskompetenz. Kommunikationsfähigkeit und angemessenes Miteinander-Sprechen ist eine zentrale Kompetenz. Schulz von Thun hat dargestellt, welche Effekte von Kommunikation ausgehen und welche Effekte gestörte bzw. fehlende Kommunikation hat. Daran wird auch deutlich, wie Kommunikationsprobleme anzugehen und zu verändern sind (Abb. 15.2; für Patienten s. Folie 3).

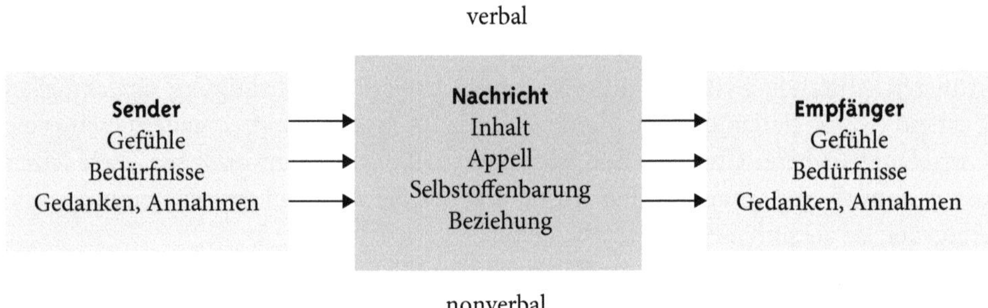

Abbildung 15.2 Vereinfachtes Modell der Kommunikation in Anlehnung an Schulz von Thun (1994)

Anhand dieses Modells lässt sich gut verdeutlichen, welche Informationen in einer Aussage mitschwingen können und wie diese in Abhängigkeit vom aktuellen Zustand der beteiligten Personen (Sender, Empfänger) möglicherweise sehr unterschiedlich wahrgenommen werden, indem z. B. einseitig nur bestimmte Informationen gehört werden. Hier sollte noch einmal der Bezug zur Wahrnehmung und Interpretation sozialer Situationen in Abhängigkeit vom depressiven bzw. manischen Zustand hergestellt werden. Aber auch die Art der Kommunikation, die Formulierungen, den Tonfall gilt es zu erkennen und zu verändern. Für einen Angehörigen kann es beispielsweise problematisch sein, direkt auszusprechen, dass ihn etwas stört oder er sich Sorgen macht und er formuliert deshalb vorwurfsvoll: »Du solltest endlich mal wieder zum Arzt gehen« anstatt zu sagen: »Ich mache mir um deinen aktuellen

Zustand Sorgen und würde mir wünschen, dass du dir einen Termin beim Arzt holst.«

Kommunikationsregeln. Auf Folie 3 sind einige wichtige Kommunikationsregeln zusammengestellt, die mit den Patienten besprochen und eingeübt werden sollten. Trotz dieser sehr kurz gefassten Auflistung wird das Beachten dieser wenigen Regeln in der alltäglichen Kommunikation bereits komplex genug sein und bei erfolgreicher Umsetzung wichtige Veränderungen einleiten.

Bei Kommunikationsproblemen ist zunächst wichtig zu unterscheiden, ob es sich bei dem zwischenmenschlichen Geschehen um ein Kompetenz- oder Performanzproblem handelt. Fehlen bestimmte Fertigkeiten (Kompetenzproblem) oder können vorhandene Fertigkeiten wegen Hemmungen bzw. anderer Faktoren nicht umgesetzt werden (Performanzproblem wegen z. B. Ängsten, Frustrationen)? Hierbei ist zu bedenken, dass Schwierigkeiten in sozialen Interaktionen sehr spezifisch und kontextabhängig sein können. So mag die Kommunikation im Umgang mit z. B. Kollegen oder Vorgesetzten und mit Freunden unproblematisch sein, doch in der Familie oder mit dem Partner ist sie schwierig und misslingt. Erweisen sich die Probleme hier als heftig und ausgeprägt, sollten zusätzliche Behandlungsbausteine aus der Paartherapie und dem sozialen Kompetenztraining integriert und die Sozialpartner einbezogen werden (Schindler et al., 1998; Hinsch & Pfingsten, 2002).

Umgang mit schwierigen Situationen

Ähnlich wie beim Aufbau sozialer Kompetenz werden anfangs typische und standardisierte Situationen besprochen (Arbeitsblatt 18). Bei diesen Standardbeispielen handelt es sich um solche, die Patienten mit bipolar affektiven Störungen häufig berichten und als schwierig beschrieben werden. Wurde das Arbeitsblatt 18 bereits als Hausaufgabe mitgegeben, dann liegen für die Sitzung bereits Schwierigkeitseinschätzungen jeder Situation (z. B. Skala von 0–10) vor.

Zunächst werden problematische Situationen (reale oder antizipierte) identifiziert. Werden mehrere Situationen als problematisch genannt, dann geht es in der Therapie anfangs um solche mit mittlerem Schwierigkeitsgrad. Analysieren Sie die Situation genau – berücksichtigen Sie die beteiligten Personen, Ort, Zeit, Gesprächsverlauf und erforderliche (alternative) Verhaltensweisen. Um einer schwierigen Situation näher zu kommen, kann es auch ratsam sein, eine Art Skript zu erstellen und die Situation so, wie sie sich typischerweise abspielt, in einem (diagnostischen) Rollenspiel nachzustellen.

Wenn es keine Schwierigkeiten gibt. Falls bei den standardisierten Situationen keine Schwierigkeiten berichtet werden und auch keine anderen Situationen notiert wurden, lohnt es sich, explizit nach anderen schwierigen sozialen Situationen im Alltag zu fragen oder auf Situationen zurückzukommen, die bereits früher angesprochen worden waren. Ein Thema, das bei fast allen Patienten immer wieder zu zwischenmenschlichen Problemen und Konflikten führt, bezieht sich auf erwünschte und unerwünschte Rückmeldungen hinsichtlich der Symptomatik (z. B. »Du ziehst dich schon wieder zurück. Geht es wieder bergab?« »Du reagierst wieder so gereizt.«). Bei diesem häufigen Thema empfiehlt sich Folgendes Vorgehen:

(1) Mit Bezug zum Kommunikationsmodell (Folie 3) sollte überlegt werden, was der »Sender« (z. B. Partner) mit solchen Kommentaren zum Ausdruck bringen will und was bei dem Betroffenen ankommt.
(2) Der »Empfänger« (Patient) sollte sich fragen: Was wünsche ich mir konkret? Wie sollten entsprechende Rückmeldungen aussehen, damit ich sie annehmen kann?
(3) Erarbeiten von Bedingungen, unter denen Rückmeldungen anderer als hilfreich erlebt wurden bzw. angenommen werden können.

Unabhängig von den konkret besprochenen Situation sollte mit dem Patienten gemeinsam das erwünschte Zielverhalten herausgearbeitet und anschließend in einer Übung (Rollenspiel) trainiert werden. Der Einsatz von Videoaufzeichnungen ist hierbei ideal, da das gezeigte Verhalten leichter, plastischer und wirkungsvoller zurückgemeldet werden kann. Patienten spielen dabei zunächst sich selbst, während Therapeuten die Rolle des jeweiligen Sozialpartners übernehmen. Erweist es sich als nötig, Patienten angemessenes Verhalten modellhaft vorzuspielen, dann ist wichtig, Patienten durch zu »perfektes« Modellverhalten nicht zu demotivieren. Im Anschluss an jedes Rollenspiel sollte eine ausführliche Nachbesprechung erfolgen. Die Rückmeldung erfolgt generell durch:

- positive Verstärkung erfolgreicher Verhaltensaspekte (verbale, paraverbale und nonverbale Aspekte wie z. B. Mimik, Gestik, Körperhaltung)
- konstruktive, konkrete und wenige Verbesserungsvorschläge.

Sollte das Zielverhalten verbesserungswürdig sein, dann kommt es zu einer Wiederholung des Rollenspiels mit der Instruktion, das Zielverhalten hinsichtlich maximal zweier Aspekte zu verbessern, die konkret benannt sein sollten (z. B. Blickkontakt wahren, aufrechte Haltung). Nach der Besprechung und Rückmeldung erfolgt eine erneute Durchführung des Rollenspiels. Daraufhin erfolgt eine erneute Nachbesprechung. Es sollte kein Leistungsdruck erzeugt werden. Verbesserungsvorschläge können vorgeschlagen und definiert werden, z. B. »Probieren Sie einmal etwas Neues und Anderes«. Dieses Vorgehen ist v. a. bei Personen von Vorteil, bei denen soziale Fertigkeiten vorhanden sind, doch spezifische Themen bzw. Situationen angstbesetzt sind und schwierig erscheinen (z. B. eine Präsentation am Arbeitsplatz vorbereiten zu müssen). Das Training neuer Verhaltensweisen und die Rückmeldungen dazu dürften zum Aufbau einer verbesserten Selbsteinschätzung der eigenen Kompetenzen führen.

Hausaufgaben und Übungen

Lassen Sie das STB (Arbeitsblatt 2) weiter führen. Bitte wägen Sie jeweils und unter Einbezug des Patienten ab, welche Übungen und Aufgaben (z. B. PAG, Frühwarnlisten, SAB usw.) zusätzlich weiterhin sinnvoll sind. Die während den Therapiesitzungen eingeübten, neuen Verhaltensweisen sollen als Hausaufgaben zwischen den Therapiesitzungen trainiert werden. Aus Übungsgründen ist es gelegentlich erforderlich, dass bestimmte Situationen ausdrücklich aufgesucht oder gar hergestellt werden müssen (z. B. mit Bekannten und Kollegen über die eigene Krankheit sprechen).

16 Modul IV (b): Aufbau zusätzlicher Fertigkeiten und Ressourcen – Emotionswahrnehmung und Achtsamkeit

Emotionswahrnehmung und Achtsamkeit sind Fertigkeiten, die sich von denen unterscheiden, die klassischerweise in der kognitiven Verhaltenstherapie vermittelt werden, da nicht Veränderung als Ziel der Intervention im Vordergrund steht, sondern die Akzeptanz der Situation und der eigenen Person, so wie so sind (Übersicht s. Abb. 16.1). Es geht um eine bewusstere Wahrnehmung des eigenen Befindens und Wertschätzung dessen, wie man ist und wie man sich fühlt. Aus diesem Grund widmen wir diesem Thema ein eigenes Kapitel, und es hängt von der Fallkonzeption ab, ob eine aktive Veränderung von Verhaltensweisen oder Denkmustern (z. B. Aufbau interpersonneller Fertigkeiten, Problemlösestrategien) im Vordergrund der Behandlung stehen sollte oder eher Akzeptanz und Achtsamkeit im Umgang mit sich selbst langfristig positive Entwicklungen anregen wird. Gleichzeitig helfen Strategien zur Emotionsregulation und Achstsamkeit den Rahmen zu schaffen, in dem sich leichter Konflikte und Probleme angehen lassen.

Der erste Teil dieses Kapitels fokussiert auf die Wahrnehmung und Regulation von Emotionen, während der zweite Teil stärker Achtsamkeit in den Vordergrund rückt. Die Übergänge sind allerdings fließend, wie sich anhand der Übungen zeigen wird.

Sitzung 20–24

Ziele

- Emotionsregulation und Achtsamkeit: Alternativen im Umgang mit Gefühlen erlernen

Methodik/Übungen

- Blitzlicht
- Übung zur Emotionswahrnehmung und -regulation; Rollenspiele
- Achtsamkeitsübungen
- Hausaufgabe: Umsetzung und Ausprobieren der neuen Fertigkeiten ggf. weiter individualisierte Aufgaben (z. B. STB)

Abbildung 16.1 Kurzübersicht über den Inhalt der Sitzungen 20–24

Sitzung 20–24

Ziel. Emotionsregulation und Achtsamkeit.

Benötigtes Material. Übungsvorlagen 1–7.

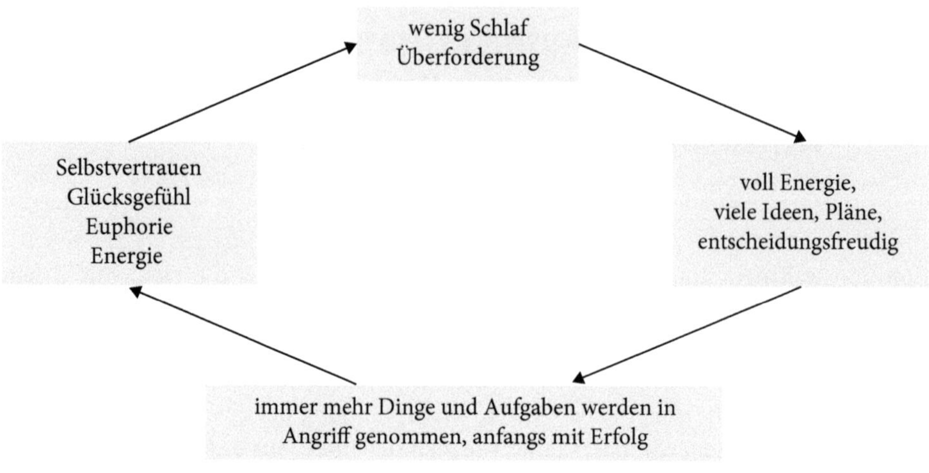

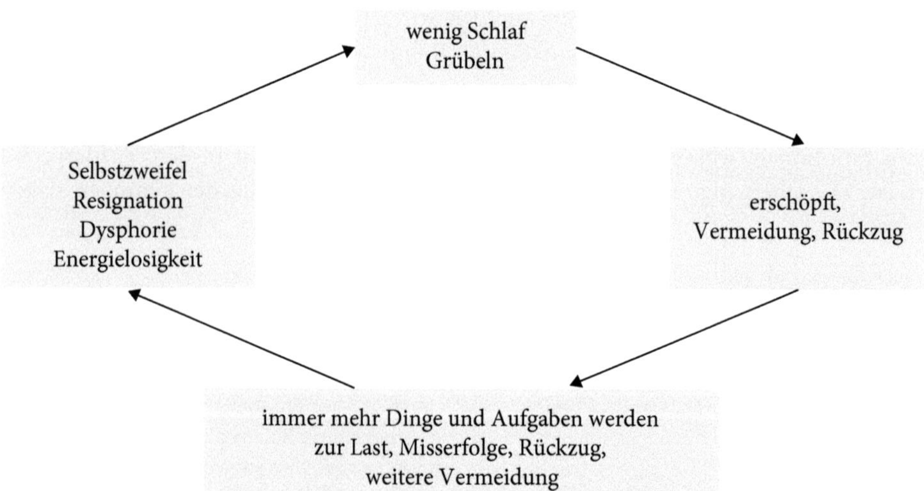

Abbildung 16.2 Emotionaler Teufelskreis in die Manie oder in die Depression

Blitzlicht

Rekapitulieren Sie die letzte Sitzung und besprechen Sie das Stimmungstagebuch (Arbeitsblatt 2). Kommen Sie auf die im Rahmen der letzten Sitzung individuell vereinbarten Hausaufgaben zu sprechen (ca. 15 Min.).

Wahrnehmung und Regulation von Emotionen

Vorbemerkung. Emotionale Schwankungen sind neben Antriebsschwankungen ein typisches Kennzeichen der bipolaren Störungen. Es kann daher für die Stabilisierungs-

und die Rückfallprophylaxe für manche Patienten wichtig sein, Fertigkeiten zu erlernen, die ihnen erlauben, Emotionen besser bei sich wahrzunehmen oder angemessener zu erkennen, emotionale Schwankungen auszuhalten und mittels neuer Bewältigungsfertigkeiten ihre Emotionen regulieren zu lernen. Ziel dieses Therapiebausteins ist es daher, verschiedene Emotionen besser zu erkennen und unterscheiden zu können, Impulse und emotionale Ausnahmezustände frühzeitig zu erkennen und dadurch die Möglichkeit zu haben, anders mit ihnen umzugehen, aber auch Gefühle akzeptieren und aushalten zu lernen.

Techniken der Emotionsregulation. Hilfsmittel dafür sind das schon bekannte Stimmungstagebuch (STB – s. Arbeitsblatt 2) und das in Abbildung 5.3 (Kap. 5) vorgestellte Erklärungsmodell. Dort wird dargestellt, wie sich in einem Aufschaukelungsprozess Schlafmangel, Energieschub, Selbstüberschätzung, euphorische Gefühle und Impulshandlungen wechselseitig bedingen. In Abbildung 16.2 ist das nochmals in etwas anderer Form dargestellt. Für die Regulierung und Kontrolle dieser in die Depression oder in die Manie führenden Spirale kommen Techniken zur Emotionsregulation wichtige Bedeutung zu. Daher geht es im Folgenden um derartige Fertigkeiten:

- Nicht bewertendes Wahrnehmen von Gefühlen (Gefühle erkennen und benennen)
- Negative Gefühle akzeptieren und aushalten können (Akzeptanz, Toleranz)
- Sich selbst in belastenden Situationen emotional unterstützen können (Selbstunterstützung)
- Eigene Gefühle positiv beeinflussen können (Regulieren)

Gefühle wahrnehmen (Empathieübung). Als Einstieg in das Thema »Gefühle wahrnehmen« bietet sich die folgende Übung an. Diese kann als Hausaufgabe umgesetzt werden, aber es ist ratsam, sie in einer Sitzung einzuführen und gemeinsam zu machen. Als Materialien können hierfür z. B. die Bilder in der Übungsvorlage 1 benutzt werden oder es werden Gesichter, die unterschiedliche Emotionen ausdrücken, aus dem Internet oder aus Illustrierten als Übungsmaterial herangezogen. Man bittet die Patienten, die folgenden Schritte durchzugehen und bespricht die jeweilige Erfahrung mit ihnen:

»Versuchen Sie, die Gefühle der abgebildeten Personen zu benennen«.

»Versuchen Sie, dafür passende Beschreibungen zu finden – eventuell mehr als nur einzelne Wörter«.

»Versuchen Sie, Ihre Wahrnehmung dadurch zu erläutern, dass Sie auch die Körperhaltung, die Gesichtszüge, die Augen- oder Mundpartie der abgebildeten Personen einbeziehen«.

»Was geht wohl im Kopf der dargestellten Person vor?«

Das Besprechen der wahrgenommenen und zugeschriebenen Emotionen hat auch eine diagnostische Funktion dahingehend, dass es den Therapeuten erlaubt, einen Eindruck davon zu bekommen, wie gut Betroffene bereits Emotionen wahrnehmen können und inwieweit manche Emotionen besser wahrgenommen oder manche Gefühle eher fehlinterpretiert werden. Dies kann dann auch als eine mögliche Übung bzw. Hausaufgabe zwischen den Sitzungen besprochen werden – auch der Schwierigkeitsgrad kann erhöht werden, z. B. indem persönlich relevante Fotos aus dem Familienalbum oder aus dem Fotospeicher des Mobiltelefons als Materialien benutzt werden.

Nicht-wertendes Wahrnehmen. Gefühle und Gedanken beeinflussen sich gegenseitig. Wenn wir zum Beispiel traurig sind, kommen uns oft Gedanken wie »Ich bin einsam«, »Keiner versteht mich« oder Ähnliches. Diese Gedanken haben wiederum das Potenzial, das Gefühl von Traurigkeit oder Niedergeschlagenheit zu verstärken. So kann ein Teufelskreis entstehen, der es einem schwer macht, wieder herauszukommen, und der dazu führt, dass man zunehmend mehr Zeit mit negativ getönten Gedanken und Grübeln verbringt. Oft richten sich unsere spontanen Versuche, diesem Teufelskreis zu entkommen, darauf, unsere Gedanken zu verändern (positiver zu machen). Ohne therapeutische Unterstützung gelingt dies selten, da wir den freundlicheren Gedanken während einer schlechten Phase selten wirklich Glauben schenken. Auch mit therapeutischer Unterstützung kann dies eine Überforderung sein, wenn die Depression zu stark ist. In einer euphorischen Stimmung kommt hinzu, dass die Motivation verständlicherweise gering ist, normalisierenden oder potenziell die Stimmung dämpfenden Gedanken überhaupt Beachtung zu schenken.

Es ist daher oft nicht die ideale Strategie, direkt am Denken anzusetzen und dieses verändern zu wollen. Eine alternative Strategie, die hilfreicher sein kann, ist, unser typisches Muster des Nachdenkens und Grübelns zu unterbrechen. Sprich, es geht darum, aus dem Modus des Denkens, Planens, und Überlegens herauszutreten und die Fragen nach dem Warum, Wieso und Weshalb beiseitezuschieben. Es geht also darum, sich zunächst auf eine möglichst nicht-wertende Wahrnehmung davon einzulassen, »was ist« oder was »in uns vor sich geht«. Da wir eher gewohnt sind, Erfahrungen und Gefühle sofort zu analysieren und irgendeine Lösung zu finden, erleben es viele Personen als schwierig, sich auf eine nicht-wertende Wahrnehmung einzulassen. Es geht darum, sich auf einen Modus einzulassen, den man als »Spüren, Betrachten, Fühlen, Wahrnehmen« bezeichnen kann, aber ohne diese Wahrnehmungen und Empfindungen zu bewerten oder unmittelbar ändern zu wollen. Nicht-wertendes Wahrnehmen besteht aus zwei Schritten:

(1) Empfindungen und Gefühle spüren, und
(2) diese Empfindungen und Gefühle neutral benennen und beschreiben.

Normalerweise überspringen wir diese zwei Schritte und landen intuitiv und automatisch bei Bewertungen (»Oh mein Gott, ich bin schon wieder so deprimiert/depressiv/traurig« oder »Ja, prima, es geht mir richtig gut«) oder Handlungen (»Ich muss was gegen meine Lustlosigkeit machen« oder »Nutze die Energie, solange sie da ist«). Einerseits kann dies im Alltag sehr nützlich sein und entlastet unsere Informationsverarbeitung, aber andererseits kann das Ausbleiben einer bewussten Wahrnehmung und Benennung der aktuellen Empfindungen und Gefühlslage ohne unmittelbare Bewertung dazu führen, dass eine angemessene Bewältigung und Regulation schwer fällt.

Warum ist dies wichtig? Mit dem Benennen schaffen wir eine Art kognitiver Repräsentation der sonst unbewusst und diffus ablaufenden emotionalen Vorgänge.

Dies erlaubt erst ein wirkliches Erkennen der Probleme und Schwierigkeiten sowie deren Veränderung. Um es anschaulicher zu machen: »Nur wenn ich wahrnehme (benenne), dass ich mich ärgere oder verzweifelt bin, kann ich mir überlegen, ob diese Gefühle berechtigt, hilfreich oder zielführend sind und wie eine Lösung aussehen könnte.«

Dies ist vor allem bei starken Gefühlen nicht leicht. Therapeutisch kann es indiziert sein, dies zuerst mit weniger intensiven Empfindungen und Gefühlen zu üben. Um eine Distanzierung von automatischen Bewertungen zu erreichen und in den Modus der bloßen Wahrnehmung zu gelangen, ist es oft hilfreich, die aktuellen Gefühle sowie die damit verbundenen Körperreaktionen verbal und explizit zu beschreiben und zu benennen und dann auf einer Skala (z. B. von 0 bis 10 oder 0 bis 100) hinsichtlich ihrer Intensität einzustufen. Es geht darum, eine Weile in diesem Zustand zu verweilen, ihn auszuhalten und dann wieder von vorne zu beginnen, sprich eine Benennung der Empfindungen ohne Wertung und ohne etwas zu tun oder daran zu ändern. Es geht darum zu versuchen, diese Abfolge »Benennung der Gefühle/Empfindungen und der Körperreaktionen, deren Einstufung auf der Skala, Abwarten, erneute Benennung usw.« umzusetzen, bis die Intensität der Empfindung oder des Gefühls nachlässt oder abklingt. Eine Hilfe für den Einstieg in die nicht wertende Wahrnehmung von Gefühlen und Körperreaktionen stellt die in Kasten 16.1 beschriebene Atemübung dar.

Atemübung: Übung zur Gefühlswahrnehmung

»Setzen Sie sich bitte in einer entspannten, bequemen Haltung hin, in der Sie eine Weile ohne Schwierigkeiten sitzen können. Achten Sie darauf, dass die Füße flach auf dem Boden aufliegen ..., dass der Rücken angelehnt ist ... und Sie so für eine längere Zeit bequem sitzen können. Die Hände können Sie auf Armlehnen oder auf die Oberschenkel legen, was immer für Sie in diesem Moment angenehmer ist. Schließen Sie, wenn Sie möchten, die Augen. Wenn Sie die Augen lieber geöffnet lassen möchten, dann können Sie stattdessen auch einen Punkt vor sich oder im Raum fixieren.

In einem ersten Schritt versuchen Sie nun, Ihre Aufmerksamkeit auf die Empfindung des Atmens in der Bauchgegend zu richten – nehmen Sie Ihren Atem einfach wahr. Versuchen Sie nicht, Ihren Atem zu beeinflussen oder zu regulieren. Spüren Sie einfach nur ... wie sich das anfühlt, wenn der Atem ganz von alleine im Bauch ein- und wieder ausströmt. Ganz von alleine, ohne dass Sie dafür etwas zu tun brauchen (10 Sekunden Pause).

Wenn Sie wollen, sagen Sie sich innerlich beim Einatmen kurz »ein« und beim Ausatmen kurz »aus«. Versuchen Sie, sich dabei aber vor allem auf die körperliche Empfindung des Atmens zu konzentrieren. Wo spüren Sie Ihren Atem? Vielleicht bemerken Sie, wie der Bauch sich weitet, wenn der Atem einströmt, ... oder der Brustkorb. Vielleicht nehmen Sie sanfte Unterschiede wahr, wenn Sie ein- und ausatmen. Vielleicht aber auch nicht.

▶

Wenn Sie merken, dass Ihre Aufmerksamkeit abschweift oder Ihnen andere Gedanken durch den Kopf gehen, machen Sie sich kurz eine mentale Notiz: Sie bemerken, dass Gedanken oder Erinnerungen auftauchen. Versuchen Sie, diese weiterziehen zu lassen und lenken Sie dann Ihre Aufmerksamkeit wieder auf den Atem zurück.

Wenn Sie merken, dass Sie ärgerlich auf sich selbst werden, weil Sie immer wieder abschweifen, nehmen Sie auch diesen Ärger einfach nur wahr und machen ebenfalls eine mentale Notiz davon wie zum Beispiel: »Da ist Ärger«, um sich danach wieder dem Atem zuzuwenden. Auch wenn Sie Geräusche hören oder Körperempfindungen haben, nehmen Sie diese wahr und kehren dann zu der Atemübung zurück.

Das Zurückholen der Aufmerksamkeit, wenn man abschweift, ist der Kern der Übung ... Wir üben das jetzt für ein paar Minuten (2–3 Minuten Pause).

Nun lösen Sie Ihre Aufmerksamkeit vom Atem und versuchen einmal wahrzunehmen, was Sie in diesem Moment gerade hören ... (10 Sekunden Pause). Dann spüren Sie einmal, was Sie gerade für Körperempfindungen haben ... (10 Sekunden Pause). Dann beobachten Sie einmal, welche Gedanken Ihnen durch den Kopf gehen ... Was ist der nächste Gedanke, der Ihnen durch den Kopf geht? ... (10 Sekunden Pause). Vielleicht können Sie auch wahrnehmen, was für Handlungsimpulse bei Ihnen gerade vorhanden sind. Was würden Sie jetzt gerne tun? ... (10 Sekunden Pause).

Und jetzt spüren sie, was für Gefühle und Stimmungen bei Ihnen gerade vorhanden sind. Wie geht es Ihnen gerade? ... (5 Sekunden Pause). Versuchen Sie die Gefühle, die Sie bei sich wahrnehmen, zu benennen ... Schätzen Sie die Stärke der Gefühle, die Sie gerade wahrnehmen, auf einer Skala von 0 bis 10 ein ... Welche Körperempfindungen sind mit diesem Gefühl verbunden? Benennen Sie dieses Körpergefühl. Schätzen Sie die Stärke auf der Skala von 0 bis 10 ein ...

Zum Abschluss gehen Sie noch einmal zu Ihren Gefühlen und schauen, ob Sie wirklich alles wahrgenommen und benannt haben, was bei Ihnen an Stimmungen und Gefühlen gerade vorhanden ist ... (15 Sekunden Pause).

Nun beenden Sie diese Übung. Kommen Sie jetzt langsam, ganz in Ihrem Tempo, aus dem gelassenen, wertungsfreien Wahrnehmungsmodus zurück. Recken und strecken Sie sich und atmen Sie einmal tief durch ...

Kasten 16.1 Atemübung

In der Nachbesprechung geht es vor allem um die Erfahrungen während der Übung: Welche Wahrnehmungen und Gefühle auftraten, deren Benennung, deren Körpermanifestation. Es kann hilfreich sein, eine Liste von Gefühlen verfügbar (z. B. Plakat, Flipchart) oder gar als Arbeitsblatt nutzbar zu haben. Mögliche Gefühle sind: Liebe, Freude, Stolz, Geborgenheit, Triumph, Zuversicht, Zuneigung, Ärger, Wut, Hass, Traurigkeit, Ekel, Angst, Scham, Neid, Eifersucht, Schuld, Resignation, Ohnmacht, Sehnsucht, Glück, Euphorie, Unlust, Leere, Anspannung, Druck, Schmerz usw. Als

Therapeut ist es wichtig, darauf zu achten, wann Bewertungen dieser Wahrnehmungen und Gefühle auftreten und dies zurückzumelden. Gleichzeitig sollte den Patienten aber auch vermittelt werden, wie normal es ist, dass wir im Alltag zu Bewertungen springen, aber dass es darum geht, diesen Automatismus zu unterbrechen.

Aus diesen Emotionswahrnehmungs- und Empathieübungen lassen sich gut Aufgaben für den Alltag ableiten. Eine mögliche Hilfe für die Wahrnehmung und Benennung von Emotionen ist die Übungsvorlage 2, das die Selbstbeobachtung anregen soll, um die verschiedenen Gefühlszustände zu benennen, ihre körperlichen und gedanklichen Auswirkungen zu erkennen und nach dem Nutzen dieser Gefühle zu fragen. Man kann die Patienten bitten, dieses Protokoll für einige Zeit im Alltag zu führen, dabei eigene Gefühle zu beobachten, zu benennen, aufzuschreiben, die Körperempfindungen zu notieren, zu überlegen, welchen möglichen Nutzen (bzw. Ziel) ein bestimmter emotionaler Zustand hat. Es ist selbstverständlich, dass diese Aufgaben in der Sitzung gründlich nachgearbeitet werden.

Gefühle akzeptieren und tolerieren. Hierbei geht es nun darum, Gefühle nicht unmittelbar verändern und kontrollieren zu wollen, sondern anzunehmen und auch gegebenenfalls starke Gefühle tolerieren zu lernen. Es geht um die Erfahrung, dass jeder von uns prinzipiell in der Lage ist, Gefühle auszuhalten. Gefühle werden von Gehirnregionen kontrolliert, auf die wir mit unserem Willen wenig direkten Einfluss haben. Es ist nicht wirklich möglich, ein bestimmtes Gefühl zu wollen – und schon ist es da – oder ein Gefühl nicht zu wollen – und dann ist es einfach weg. Außerdem gehen emotionale Reaktionen mit Veränderungen in unserem Körper einher. Beispielsweise werden bestimmte Hormone oder Neurotransmitter ausgeschüttet (z. B. Adrenalin), die dann erst einmal in unserem Körper vorhanden sind und dort ihre Wirkung entfalten (z. B. Blutdruck, Herzrate, Schwitzen). Es braucht eine gewisse Zeit, bis diese wieder abgebaut sind. Deswegen kann es auch eine Weile dauern, bis sich das Gefühl verändert, weil die Bewertung der Empfindungen oft an diese Reaktionen gekoppelt ist (z. B. Veränderungen in der Herzrate, Muskelanspannung).

Wenn wir es schaffen, ein Gefühl zuzulassen und es zu akzeptieren, dann hat das Gehirn die Chance, die in dem Gefühl liegende Information zu integrieren, und dann hat dieses Gefühl seine Signalfunktion erfüllt und kann bewältigt (gehemmt) werden. Abbildung 16.3 beschreibt, welche Funktionen und Nutzen einzelne Emotionen haben können. Wenn man einem Gefühl Raum geben kann, dann kann auch unser körpereigenes (Emotions-) Regulationssystem beginnen, die Gefühle auf natürliche Weise zu regulieren. Durch Zulassen, Akzeptieren und Tolerieren von Gefühlen bringen wir zunächst Ruhe ins System und ermöglichen unserem Körper und damit uns selbst, Emotionen zu regulieren. Toleranz im Sinne von Aushalten und Akzeptanz sind Fertigkeiten, die Handlungsspielräume zur Veränderung von unangenehmen Situationen, Konflikten und Problemen eröffnen. Gefühle, die wir wahrnehmen und benennen, sind Reaktionen, die oft gute Gründe haben. Eine Übung, um dies erlebbar zu machen, ist in Kasten 16.2 beschrieben. Bei dieser Übung geht es darum, dass wir vermeintlich »gefährliche« oder »belastende« Gefühle aushalten können, nicht darum, dass wir sie gut finden oder uns an sie gewöhnen.

Übung: Tolerieren einer unangenehmen Empfindung
»Nehmen Sie eine (halbe) Brausetablette in den Mund. Ihre Aufgabe besteht nun darin, diese Brausetablette im Mund aufzulösen ohne sie hinunterzuschlucken. Dabei sollen Sie zunächst darauf achten, wie störend diese Tablette im Mund ist, wie unangenehm der Schaum ist, der sich im Mund ausbreitet, und dass dies kaum aushaltbar ist. Nach einer Weile sollen Sie dann versuchen, eine akzeptierende Haltung einzunehmen. Etwa mit dem Satz: Es ist jetzt so wie es ist. Ich kann nichts an der Situation ändern und ich kann sie aushalten.«

Kasten 16.2 Übung zur Toleranz einer unangenehmen Empfindung

Funktionalität von Gefühlen:

- **Stress:** aktiviert, macht wach, erhöht für eine gewisse Zeit die Leistungsfähigkeit
- **Angst/Bedrohung:** aktiviert, Einleitung von Vermeidung, um den Organismus zu schützen
- **Ärger:** gibt Energie für die effektive Selbstdurchsetzung und Verteidigung
- **Scham:** sorgt dafür, dass man soziale Regeln einhält und die soziale Integration nicht gefährdet
- **Schuld:** motiviert zu ethisch orientiertem Verhalten
- **Traurigkeit/Enttäuschung:** leitet Ablösung von unerreichbaren Zielen ein
- **Trauer/Klagen:** signalisiert anderen, dass sie gebraucht werden (ruft Unterstützung hervor)
- **Dysphorie:** verantwortlich für eine grundsätzliche Neuorientierung

Abbildung 16.3 Potenzieller Nutzen von Emotionen

Das Ziel ist, Toleranz und Akzeptanz gegenüber Empfindungen und Gefühlen zu entwickeln, dem Alltag vermehrt mit entspannter Körperhaltung (Gesicht, Nacken, Schultern entspannen, loslassen) und einem »leichten Lächeln« zu begegnen. Leichtes Lächeln ist eine Form der Akzeptanz und Toleranz, die wir mit dem Körper (Mimik, Muskeln) vollziehen. Ein Grinsen ist dagegen ein angestrengtes Lächeln. Forschung hat gezeigt, dass dieses leichte Lächeln positive Effekte auf unser Befinden und physiologische Aspekte hat, was vermutlich evolutionsbiologisch bedingt ist. Beim leichten Lächeln sind die Mundwinkel leicht nach oben gewandt und das Gesicht ist entspannt. Da unser Körper direkten Einfluss auf unsere Gefühle und unsere Gedanken nimmt, dient leichtes Lächeln allein uns selbst. Niemand muss es bemerken. Leichtes Lächeln gilt es möglichst oft anzuwenden: beim Aufstehen, vor dem Fernseher, im Stau, in freien Momenten, im Sitzen, vor dem Computer, beim Geschirr spülen, bei Gedanken an den Streit mit dem Partner usw. Dies gilt nicht nur für Patienten, sondern auch für Therapeuten, und die entsprechende Übung zeigt Kasten 16.3.

Übung »Leichtes Lächeln«
Bitten Sie den Patienten darum, an eine Situation zu denken, die ihn geärgert hat. Er soll sich daran erinnern, was genau geschehen ist, wer dabei war, wie die Situation abgelaufen ist. Lassen Sie sich die Erinnerung berichten. Im Anschluss daran bitten ▶

Sie ihn darum, dieselbe Szene noch mal zu erinnern, nun mit einem leichten Lächeln wie im Text beschrieben (sprich Mundwinkel leicht nach oben, eventuell zudem versuchen, die Augen etwas mehr zu öffnen und die Stirn sowie die Gesichtsmuskeln zu entspannen). Arbeiten Sie dann gemeinsam mit dem Patienten die Unterschiede heraus und überlegen Sie, wie dies im Alltag umgesetzt werden kann.

Kasten 16.3 Übung »Leichtes Lächeln«

Selbsthilfe bei belastenden Emotionen. Viele kennen dies von sich: Die übliche Art und Weise, wie wir in emotional belastenden Situationen mit uns selbst umgehen, besteht darin, uns selbst zu kritisieren, abzuwerten und uns selbst zu beschuldigen (z. B. »Hätte ich nur …«, »Warum war ich so blöd/naiv …«, »Das geschieht mir recht …«). Jeder weiß, dass diese Strategie wenig erfolgreich ist und weder zur Emotionsregulation, noch zur Problemlösung beiträgt. Die Lösung liegt genau in der anderen Richtung. Um aus dem emotionalen Teufelskreis heraus zu kommen, müssen wir lernen, mit uns wertschätzend, unterstützend, liebevoll, ermutigend und aufmunternd umzugehen. Es gilt zu lernen, sich selbst innerlich Anteil nehmend zur Seite zu stehen.

Die oben beschriebenen Übungen zur Wahrnehmung und Akzeptanz von Emotionen bilden die Voraussetzungen für die nun folgende Übung zum Thema »Selbstunterstützung« bzw. »Mitgefühl mit sich selbst« (s. Kasten 16.4). Sie baut auf der bereits beschriebenen Atemübung auf, und dann werden die Patienten gebeten, sich emotionale Situationen (positive, negative) vorzustellen und sich dabei mit sich selbst zu freuen bzw. sich selbst mitfühlend zu unterstützen.

Übung »Mitgefühl mit sich selbst«

»Setzen Sie sich bitte in einer entspannten, bequemen Haltung hin, in der Sie eine Weile ohne Schwierigkeiten sitzen können. Achten Sie darauf, dass die Füße flach auf dem Boden stehen, dass der Rücken angelehnt ist und Sie so bequem eine längere Zeit sitzen können. Die Hände können Sie auf Armlehnen oder auf die Oberschenkel legen. Schließen Sie, wenn Sie möchten, die Augen. Wenn es Ihnen angenehmer ist, können Sie stattdessen aber auch einen Punkt im Raum fixieren.

In einem ersten Schritt richten Sie Ihre Aufmerksamkeit auf die Empfindung des Atmens in der Bauchgegend und versuchen Sie, Ihren Atem wahrzunehmen. Versuchen Sie nicht, ihn zu beeinflussen oder zu regulieren. Spüren Sie einfach nur, wie sich das anfühlt, wenn der Atem im Bauch ein- und wieder ausströmt. Ganz von alleine, ohne dass Sie dafür etwas zu tun brauchen (10 Sekunden Pause).

Wenn Sie möchten, sagen Sie sich innerlich beim Einatmen kurz »ein« und beim Ausatmen kurz »aus« und versuchen Sie, sich dabei aber vor allem auf die körperliche Empfindung des Atems zu konzentrieren.

Wenn Sie merken, dass Sie abschweifen oder Ihnen andere Gedanken durch den Kopf gehen, machen Sie sich kurz eine mentale Notiz: Eventuell bemerken Sie, dass Gedanken oder Erinnerungen auftauchen, aber lassen diese weiterziehen und

▶

lenken Sie Ihre Aufmerksamkeit wieder auf den Atem. Es kann sein, dass Sie eventuell bemerken, dass Sie ärgerlich auf sich selbst werden, weil Sie immer wieder abschweifen. Nehmen Sie diesen Ärger einfach nur wahr und machen Sie ebenfalls eine neutrale mentale Notiz davon, wie z. B. »Da ist Ärger«, um sich danach wieder dem Atem zuzuwenden. Auch wenn Sie Geräusche hören oder Körperempfindungen haben, nehmen Sie diese einfach nur wahr und versuchen Sie, Ihre Aufmerksamkeit wieder auf den Atem zu richten. Das Zurückholen, wenn man abgeschweift ist, ist der Kern der Übung. Es ist nromal, dass unsere Aufmerksamkeit abschweift, Gedanken oder Bilder auftauchen, aber wir können immer wieder zurückkommen und unsere Aufmerksamkeit auf den Atem richten. Wir üben das jetzt für eine gute Minute lang (1 Minute Pause).

Nun lösen Sie Ihre Aufmerksamkeit vom Atem und versuchen einmal wahrzunehmen, was Sie in diesem Moment gerade hören (10 Sekunden Pause). Dann spüren Sie einmal, was Sie gerade für Körperempfindungen haben (10 Sekunden Pause). Nun beobachten Sie einmal, welche Gedanken Ihnen durch den Kopf gehen – lassen Sie die Gedanken oder Bilder ziehen – eventuell wie einen Film im Kino (10 Sekunden Pause). Vielleicht können Sie auch wahrnehmen, was für Ziele oder auch Handlungsimpulse bei Ihnen gerade vorhanden sind (10 Sekunden Pause). Und eventuell spüren Sie jetzt, was für Gefühle und Stimmungen bei Ihnen gerade vorhanden sind. Wie geht es Ihnen gerade? (5 Sekunden Pause). Versuchen Sie die Gefühle, die Sie bei sich wahrnehmen können, einmal kurz zu benennen. Schätzen Sie die Stärke der Gefühle, die Sie gerade wahrnehmen, auf einer Skala von 0 bis 10 ein. Schauen Sie, in welchen Körperempfindungen sich dieses Gefühl niederschlägt und wie stark diese Körperempfindungen auf der Skala von 0 bis 10 sind. Haben Sie wirklich alles wahrgenommen und benannt, was an Gefühlen und Empfinden gerade vorhanden ist? (15 Sekunden Pause).

Versuchen Sie nun, eine akzeptierende Haltung einzunehmen und das Bewusstsein, dass Sie auch negative Gefühle eine Weile aushalten können. Sie können sich sagen: »Es ist okay, dass ich mich so fühle« und »ich bin stark genug, auch negative Gefühle eine ganze Zeit lang auszuhalten«.

Stellen Sie sich jetzt eine Situation aus der letzten Zeit vor, die für Sie schwierig war (Pause). Versuchen Sie sich wie von außen, aus der Perspektive eines Anteil nehmenden, freundlichen Betrachters zu sehen. Versuchen Sie zu erkennen, was Sie in der Situation belastet und welche Gefühle Sie in der Situation haben. Versuchen Sie zu erkennen, wie sich diese belastenden Gefühle in Ihrer Körperhaltung und Ihrem Gesichtsausdruck niederschlagen. Versuchen Sie, in sich das warme und kraftvolle Gefühl von Anteilnahme sich selbst gegenüber aufsteigen zu lassen. Dieses Mitgefühl mit sich selbst in dieser schwierigen Situation, das verbunden ist mit dem Wunsch, sich zu helfen.

Wenn Sie dieses Gefühl verspüren, können Sie damit beginnen, in der Vorstellung an sich selbst heranzutreten und erst einmal zu signalisieren, dass Sie für sich da sind. Dass es okay ist, sich so zu fühlen. Sagen Sie innerlich zu sich selbst: »Es ▶

ist okay, wie Du Dich fühlst. Ich bin bei Dir. Ich werde Dir helfen«. Vielleicht können Sie dann schon beginnen, sich selbst innerlich Mut zu machen: »Komm, Du schaffst das. Du hast schon so viel geschafft.«

Wenn Sie möchten, können Sie sich auch innerlich eine Hand auf die Schulter legen oder sich in den Arm nehmen und auf diesem Wege Trost und Unterstützung geben. Dann versuchen Sie, sich innerlich aufzumuntern, indem Sie sich innerlich freundlich zulächeln. Vielleicht möchten Sie noch andere Dinge tun oder sagen, um sich selbst zu unterstützen. Nehmen Sie sich Zeit dafür.

Wenn Sie soweit sind, gehen wir nun zum zweiten Teil der Übung. Hier wollen Sie die Fertigkeit trainieren, positive Situationen wahrzunehmen und diese Situationen zu nutzen, um angenehme Gefühle möglichst oft zu aktivieren. Beginnen Sie damit, sich selbst in einer Situation der letzten Zeit vorzustellen, die für Sie angenehm war. Suchen Sie zunächst nach einer solchen Situation. Dabei muss es sich nicht unbedingt um ein großes euphorisches Erlebnis handeln, Sie können sich ruhig auch ein kleines positives Gefühl bewusst machen. Wenn Sie ein angenehmes Erlebnis gefunden haben, versuchen Sie sich wie von außen aus der Perspektive eines Anteil nehmenden, freundlichen Betrachters zu sehen. Versuchen Sie zu erkennen, wie sich diese positiven Gefühle in Ihrer Körperhaltung und Ihrem Gesichtsausdruck niederschlagen. Lassen Sie in sich das warme und kraftvolle Gefühl von teilnehmender Freude aufsteigen. Versuchen Sie Anteil zu nehmen an den positiven Gefühlen, die Sie in dieser Situation hatten. Gönnen Sie sich die positiven Gefühle, die dabei entstehen. Registrieren Sie aufmerksam auch die kleinste Verbesserung Ihrer Stimmung und wertschätzen Sie diese. Machen Sie sich klar, dass diese positiven Gefühle eine wichtige Kraftquelle sind. Positive Gefühle erlauben uns unsere Energiespeicher wieder aufzuladen.«

Kasten 16.4 Instruktion zur Übung »Mitgefühl mit sich selbst«

Emotionsregulation durch Ablenkung. Wenn es darum geht, starke emotionale Krisen auszuhalten oder zu beenden, eignet sich manchmal auch Ablenkung als Strategie. Ablenkung ist dann indiziert, wenn eine Situation nicht veränderbar ist und es darum geht, unangenehme Ereignisse oder Gefühle zu ertragen. Damit kann man vermeiden, dass man beispielsweise durch blinden Aktivismus oder übermäßiges Grübeln, wodurch mehr und mehr ein Gefühl von Hoffnungslosigkeit entstehen kann, eine schwierige Situation noch schlimmer macht.

Strategien, die Ablenkung fördern, können helfen, emotionale Krisen auszuhalten, zu mildern oder sogar zu beenden. Es ist in jedem Einzelfall genau abzuwägen, ob und wann Ablenkung eine indizierte und günstige Strategie darstellt. Ablenkung ist dann nicht geeignet, wenn eine funktionale Bedingungsanalyse nahelegt, dass dadurch die Probleme, Konflikte oder Krisen aufrechterhalten oder sogar verstärkt werden. Dies ist insbesondere dann der Fall, wenn Ablenkung Vermeidung oder negative Verstärkung impliziert. Eine funktionale Analyse der Ablenkung ist dewegen anzuraten.

Möglichkeiten der Ablenkung gibt es viele (s. Kasten 16.5). Wenn Ablenkung nicht mit Vermeidung einhergeht, kann dies bedeuten, dass auch Ablenkung bzw. Strategien, die diese begünstigen, vorher eingeübt und individuell angepasst werden. Ansonsten besteht das Risiko, dass Ablenkung als mögliche Bewältigungsstrategie in kritischen Situationen nicht zur Verfügung steht und alte automatisierte, weniger situationsadäquate Strategien zum Vorschein kommen.

Ablenkungsmöglichkeiten

- Hirn-Flickflacks: z. B. von 100 immer 7 abziehen, an zehn Frauen-/Männernamen mit dem Buchstaben B denken, die Zahl 3 quadirieren, ein Strategie-Video-Spiel spielen, Sudokus machen usw.
- Tätigkeiten: z. B. Sport machen, jonglieren, jemanden anrufen, Holz hacken, aufräumen, kochen, einkaufen, putzen, Mandalas ausmalen, Denksportaufgaben lösen usw.
- Helfer sein: z. B. anderen seine Hilfe anbieten oder für jemanden eine Überraschung vorbereiten.
- Gefühle ersetzen: z. B. eine Situation schaffen, in der man ein angenehmes oder ein neutrales Gefühl auslösen kann, bspw. eine Komödie anschauen, wenn man traurig ist oder Angst hat; einen Dokumentarfilm anschauen, wenn einem hypoman die Gedanken rasen und die Gefühle mit einem durchgehen.
- Augenblick verändern: z. B. eine Fantasiereise machen, Erinnerungsfotos anschauen usw.

Kasten 16.5 Beispiele für Ablenkungsstrategien

Achtsamkeit und Stressmanagement

Vorbemerkung. Die wichtigste in diesem Abschnitt vermittelte Fertigkeit besteht darin, Automatismen oder den »inneren Autopilot« zu erkennen und bewusst immer wieder ausschalten zu lernen. Grundsätzlich geht es dabei darum, achtsam zu sein und loszulassen. Die Betonung liegt darauf zu lernen, wie man seine Aufmerksamkeit bewusst, im gegenwärtigen Augenblick und ohne Wertungen vorzunehmen, auf etwas richten kann. Patienten werden dadurch in die Lage versetzt, automatische Denk- und Gefühlsabläufe bewusster wahrzunehmen und eine andere Haltung zu sich und der Welt einnehmen zu können. Dies kann vor allem hilfreich werden, wenn es zu erneuten Stimmungsänderungen oder -verschlechterungen kommt. Patienten werden bei der Entwicklung eines anderen Wegs unterstützt: Sie lernen, wie sie mit ihren Empfindungen, Gedanken und Gefühlen umgehen können, insbesondere durch achtsame Akzeptanz und das Erkennen unerwünschter Gefühle und Gedanken, anstatt in eine habituelle, automatische, oder vorprogrammierte Routine zu verfallen, die dazu neigt, bestehende Probleme aufrechtzuerhalten.

Akzeptanz und Aufmerksamkeit haben das Potenzial, uns zu ermöglichen, das »Schlechte« oder das »Gute« aus einer anderen, ggf. deutlicheren oder erweiterten

Perspektive zu betrachten. Dies kann uns dazu befähigen, auf die Gesamtheit einer Situation zu reagieren anstatt bei einem Fragment davon sofort »unseren Alarmknopf zu drücken«. Die Instruktionen für die Übungen finden Sie in den meisten Fällen in den Übungsvorlagen 3 bis 7 abgedruckt, um sie leichter für die Sitzungen zur Vefügung zu haben oder auch den Patienten zur Verfügung stellen zu können. Es ist ratsam für Therapeuten, selbst Erfahrungen mit Achtsamkeit und diesen Übungen gesammelt zu haben, denn es handelt sich um eine innere Haltung, die sich nicht immer leicht mit der oft vorherrschenden Änderungs- und Problemlösungsorientierung vereinbaren lässt (vgl. auch Risch et al., 2012; Segal et al., 2008).

Fertigkeiten, die dabei erlernt werden, sind:

- Konzentration auf den Moment
- Aufmerksamkeit und Achtsamkeit gegenüber Gedanken, Emotionen/Gefühlen und körperlichen Empfindungen
- Im Augenblick präsent sein
- Nicht-wertende Akzeptanz
- Loslassen können
- »Sein« anstatt »Handeln«: Es geht nicht um Zielerreichung, es soll kein bestimmter Zustand (der Entspannung, der Zufriedenheit, der Ruhe etc.) erreicht werden
- Seine Aufmerksamkeit auf die körperlichen Manifestationen eines Problems lenken

Den Autopilot ausschalten. Manchmal sitzen wir im Auto und fahren viele Kilometer »im Autopilot«, d. h. ohne uns wirklich dessen bewusst zu sein, was wir tun. Oder wir laufen durch die Innenstadt von einem Geschäft zum anderen, ohne bewusst uns selbst und unsere Umwelt wahrzunehmen – wir denken über verschiedene Dinge nach, machen uns eventuell Sorgen, denken an Morgen und Gestern. Wenn wir Achtsamkeit nicht bewusst üben oder lernen, ist es sehr wahrscheinlich, dass wir alle in einem Großteil unseres Lebens von einem Augenblick zum anderen nicht wirklich »gegenwärtig« sind. Oft können wir »weit weg sein«, ohne dass wir es überhaupt bemerken. Wenn wir in diesem Zustand sind, wo der Autopilot an ist, ist es wahrscheinlicher, dass automatisch und ohne große Reflexion auf externe oder interne Reize reagiert bzw. »unser Alarmknopf gedrückt« wird: Durch Ereignisse in unserer Umwelt sowie Gedanken, Gefühle und Empfindungen in unserem Verstand (derer wir uns häufig kaum bewusst sind und die oft die Qualität von automatischen Gedanken haben) können alte Denkgewohnheiten ausgelöst werden, die häufig nicht hilfreich sind und unter Umständen zu einer Verschlechterung unserer Stimmung führen. Das Gleiche kann passieren und zu einer Stimmungsaufhellung führen, was wir aber im Alltag wahrscheinlich noch weniger wahrnehmen als eine Stimmungsverschlechterung.

Wenn wir es schaffen, uns unsere Gedanken, Gefühle und körperlichen Empfindungen von einem Augenblick zum anderen stärker bewusst zu machen, dann eröffnet dies mehr und möglicherweise neue Optionen; es kann helfen, alte ausgetretene Pfade zu verlassen, durch die in der Vergangenheit schon Probleme verursacht wurden, und neue Wege auszuprobieren.

Im Allgemeinen lassen sich drei Arten unterscheiden, wie wir auf unsere Erfahrungen reagieren: a) wir lassen uns ablenken oder langweilen uns, sodass wir uns aus dem gegenwärtigen Augenblick ausklinken und uns »im Geiste« irgendwo anders hinbegeben, b) wir halten uns an etwas fest und erlauben uns nicht, uns von den aktuell erlebten Erfahrungen zu lösen, oder indem wir uns Erfahrungen wünschen, die wir momentan nicht erleben, oder c) wir wünschen uns, ein Gefühl oder eine Empfindung möge aufhören oder verschwinden, oder wir hoffen, dass wir bestimmte Erfahrungen in der Zukunft vermeiden können.

Übungen zum Erlernen von Achtsamkeit und Gelassenheit

Das grundlegende Prinzip beim Üben von Achtsamkeit besteht immer darin, sich dessen bewusst zu werden, was in unserer Erfahrung von einem Augenblick zum nächsten am meisten hervortritt. Wenn unsere Aufmerksamkeit daher wiederholt an einen bestimmten Ort gelenkt wird, auf bestimmte Gedanken, Gefühle oder körperliche Empfindungen, dann geht es darum, diesem Ort absichtlich und bewusst unsere behutsame und offene Aufmerksamkeit entgegenzubringen. Das ist der erste Schritt. Der zweite Schritt besteht darin, so gut wir es vermögen zu beobachten, wie wir mit dem umgehen, was an diesem Ort aufsteigt, was auch immer dies sein mag. Eine Möglichkeit besteht darin, zuerst damit aufzuhören, etwas ändern oder anders machen zu wollen. Seine Erfahrungen anzunehmen bedeutet, dem, was vor sich geht, Raum zu geben anstatt zu versuchen, etwas zu ändern oder einen anderen Zustand herbeizuführen. Es geht darum, es sein zu lassen und nur zu beobachten, was bereits sowieso da ist.

Wenn beim Üben negative Gedanken und Bilder bewusst werden, die einem durch den Kopf gehen, versuchen wir, diese mit einer Haltung des behutsamen Interesses und der Neugier im Bewusstsein zu behalten. Dies gilt auch für positive Gedanken und Bilder, die wir gern ohne Weiteres festhalten möchten.

Ein weiterer Schritt in der Übung von Achtsamkeit ist dann, die Aufmerksamkeit dahingehend zu erweiterm, dass man eine oder mehr der folgenden Fragen berücksichtigt, z. B.:

- Verwechsele ich vielleicht einen Gedanken mit einer Tatsache?
- Vielleicht ziehe ich dabei übereilte Schlussfolgerungen?
- Bin ich vielleicht zu sehr in Schwarz-Weiß-Denken verhaftet?
- Kritisiere ich mich vielleicht selbst zu sehr wegen dieser einen Sache?
- Konzentriere ich mich eventuell auf meine Schwächen und vergesse dabei meine Stärken?
- Vielleicht beschuldige ich mich für etwas, wofür ich gar nichts kann?
- Halte ich mich eventuell für stärker und wichtiger als ich bin?
- Setze ich für mich vielleicht unrealistisch hohe Maßstäbe, sodass ich versagen muss?
- Vielleicht versuche ich, Gedanken zu lesen/in die Zukunft zu sehen?
- Erwarte ich möglicherweise Perfektion?
- Neige ich vielleicht dazu, zu katastrophisieren?

Gedanken sind keine Fakten. Eine Aufforderung an Personen, die Achtsamkeit üben, ist, ihren Gedanken, Empfindungen und Gefühlen ein behutsames Interesse und Neugier entgegenzubringen. Viele erleben es als erstaunlich befreiend, wenn sie die

Erfahrung machen können, dass die eigenen Gedanken einfach nur Gedanken oder mentale Ereignisse sind und nicht »man selbst« oder »die Realität«.

Unsere Gedanken können mächtige Auswirkungen auf das haben, was wir fühlen und was wir tun. Oft werden solche Gedanken automatisch ausgelöst und laufen dann einfach weiter. Wenn man sich immer wieder bewusst wird, welche Gedanken und Bilder einem durch den Kopf gehen, und man diese wieder loslässt, indem man seine Aufmerksamkeit wieder auf den Atem und den Augenblick zurücklenkt, wird es einem dadurch auch mehr und mehr möglich, sich von seinen Gedanken zu distanzieren und ihnen gegenüber einen neuen Blickwinkel einzunehmen. Dies ermöglicht es uns, zu sehen, dass es eventuell auch noch andere Wege gibt, wie man über die Situationen denken könnte, was uns wiederum von der Tyrannei der alten Gedankenmuster befreit, die einem automatisch »in den Kopf kommen«. Am Wichtigsten ist dabei, dass wir schließlich erkennen, dass all unsere Gedanken lediglich geistige Ereignisse sind, dass Gedanken keine Fakten sind und dass wir nicht allein aus unseren Gedanken bestehen (vgl. Kasten 16.6).

Gedanken und Bilder können uns oft Hinweise darauf geben, was tief in uns vor sich geht; wir können »sie erfassen«, sodass wir sie aus einer Reihe verschiedener Perspektiven betrachten können. Dann können wir uns der Prozesse leichter bewusst werden, durch die uns unsere Stimmungen spiralförmig nach unten oder oben führen und diese verändern. Es ist dabei besonders wichtig, sich derjenigen Gedanken bewusst zu werden, die das Üben blockieren oder untergraben können, wie z. B.: »Es hat überhaupt keinen Sinn, dies zu tun« oder »Das funktioniert sowieso nicht, warum sollte ich es also versuchen?« oder »das brauche ich jetzt nicht mehr«. Derartige Gedankenmuster sind eines der charakteristischsten Kennzeichen depressiver und manischer Stimmungen und einer der Hauptfaktoren, durch die wir davon abgehalten werden, Aktivitäten nachzugehen, die uns dabei behilflich sein könnten, uns aus diesem Zustand herauszubewegen. Daraus folgt, dass es besonders wichtig ist, solche Gedanken zu erkennen und mit ihnen anders als bisher gewohnt umzugehen.

Wege, die Gedanken anders zu betrachten

(1) Beobachten Sie einfach, wie sie kommen und gehen, ohne dabei das Gefühl zu haben, dass Sie ihnen folgen müssten (»Gedanken sind Züge, die in einen Bahnhof einfahren. Doch Sie müssen nicht in jeden Zug einsteigen«).

(2) Betrachten Sie Ihren Gedanken als ein mentales Ereignis anstatt als eine Tatsache. Es kann schon sein, dass dieses Ereignis häufig im Zusammenhang mit anderen Gefühlen auftritt. Es kann sehr verlockend sein, zu denken, dass es wahr ist. Aber es liegt immer noch an Ihnen, ob sie sich dafür entscheiden, dass es wahr ist und wie Sie dann damit umgehen möchten.

(3) Halten Sie Ihre Gedanken schriftlich fest. Dadurch können Sie diese auf eine Art betrachten, die weniger emotional und überwältigend ist. Zudem gibt Ihnen die Pause zwischen dem Auftreten des Gedankens und dessen Niederschrift eine Gelegenheit, über seine Bedeutung zu reflektieren.

▶

(4) Stellen Sie sich die folgenden Fragen: Ist mir dieser Gedanke einfach automatisch in den Kopf gekommen? Passt er zu den Fakten dieser Situation? Gibt es etwas daran, was ich in Frage stellen könnte? Wie hätte ich darüber zu einem anderen Zeitpunkt gedacht, in einer anderen Stimmung? Gibt es Alternativen dazu?
(5) Bei besonders schwierigen Gedanken kann es hilfreich sein, sie bewusst noch einmal neu zu betrachten, in einem ausgeglichenen, offenen Geisteszustand, als Teil Ihrer Achtsamkeitsübung.

Kasten 16.6 Umgang mit Gedanken

Die folgenden Übungen sollen helfen, diese Haltung der Akzeptanz und Achtsamkeit zu erlernen. Idealerweise sollte man täglich 50 bis 60 Minuten Achtsamkeits üben. Aber bereits die Zeit hierfür einzuräumen oder anderen Tätigkeiten den Vorrang zu geben, kann eine wichtige Erfahrung sein. Um das Üben zu fördern, ist es ratsam, den Patienten die Achtsamkeitsübungen auf einem Tonträger oder einer CD zur Verfügung zu stellen. Der einfachste Weg dafür ist, dass die Therapiesitzungen mit diesen Übungen aufgenommen und dann für zu Hause mitgegeben werden. Es ist entscheidend, die Übungen wie den Body Scan (s. Kasten 16.7) in der Therapiesitzung einzuführen und im Anschluss zu besprechen – oft kann es von Vorteil sein, diese Achtsamkeitsübungen separat von Einzelsitzungen in Gruppen durchzuführen, weil dadurch jeder erleben kann, dass die Erfahrungen mit der Achtsamkeit sehr individuell und verschieden sein können und es keine »richtigen« oder »falschen« Erfahrungen gibt.

Unabhängig davon, was während den Übungen passiert (z. B. einschlafen, nicht mehr konzentrieren können, immer wieder an andere Dinge denken, einen falschen Teil des Körpers fokussieren oder überhaupt nichts verspüren), geht es darum, zu lernen, dies zu akzeptieren und einfach weiter zu machen! Dies sind die Erfahrungen im gegenwärtigen Augenblick. Wenn die Gedanken sehr häufig abschweifen, gilt, diese einfach zu beobachten (als passagere bzw. vergängliche Ereignisse) und die Aufmerksamkeit dann behutsam wieder zur Übung zurückzubringen. Wichtig ist, sich von den Vorstellungen wie »Erfolg, Versagen, es wirklich gut machen« zu lösen. Es ist kein Wettbewerb. Es gibt dabei keine Fähigkeiten, nach denen man streben sollte. Die einzige Aufgabe besteht darin, regelmäßig und häufig zu üben. Es gibt auch keinen Anspruch, dass die Übung etwas für einen tun könnte. Am besten stellt man sich die Übungen vor, als würde man ein Samenkorn aussäen. Je mehr man dabei herumstochert, desto weniger wird es sich entwickeln können. Genauso verhält es sich mit den Achtsamkeitsübungen.

Wichtig ist darauf zu achten, dass man die richtigen Bedingungen schafft, nämlich Ruhe und Frieden, regelmäßiges und häufiges Üben. Das ist alles. Aufmerksam sein, nach nichts streben, im gegenwärtigen Augenblick bleiben, Akzeptieren wie die Dinge so sind. Aber, wie Jon Kabat-Zinn (1994) schreibt: »Es ist einfach, aber nicht leicht«.

Dies kennzeichnet die Erfahrung vieler, die anfangen, achtsamer zu sein. Viele berichten, wie schwer es ihnen fällt, z. B. sich Zeit und Raum zu schaffen, um zu meditieren oder andere Achtsamkeitsübungen umzusetzen oder eine freundlich-akzeptierende Haltung gegenüber sich zu wahren, wenn die Gedanken immer wieder abschweifen oder man sogar einschläft.

Body-Scan-Übung

Zu Beginn legt der Patient sich hin (auf eine Matte oder eine weiche Oberfläche), wobei es wichtig ist, dass es warm genug ist (z. B. eine Decke). Dann wird zunächst für ein paar Minuten auf die Bewegung des Atems fokussiert, wie er in den Körper hinein- und wieder hinausfließt. Danach erfolgt im Geiste eine Reise durch die verschiedenen Bereiche des Körpers. Das Ziel besteht darin, abwechselnd jedem einzelnen Körperteil bewusst seine Aufmerksamkeit zukommen zu lassen und die tatsächlichen körperlichen Empfindungen zu erforschen, die in diesem Moment in diesem Bereich vorhanden sind. Während der Übung haben die Patienten zahlreiche Gelegenheiten, die Grundanweisungen zu üben, die Aufmerksamkeit auf einen bestimmten Teil des Körpers zu lenken, diesen für kurze Zeit im Bewusstsein zu behalten und schließlich wieder freizugeben und den Bereich wieder »loszulassen«, bevor man die Aufmerksamkeit auf den nächsten Bereich richtet (vgl. auch Übungsvorlage 3, oder Risch et al., 2012; Segal et al., 2008).

(1) Legen Sie sich hin und machen Sie es sich bequem. Sie liegen auf dem Rücken auf einer Matte oder einem Teppich auf dem Boden, oder auch auf Ihrem Bett, jedenfalls an einem Ort, an dem es warm ist und Sie ungestört sind. Lassen Sie zu, dass Ihre Augen sich sanft schließen.

(2) Nehmen Sie sich ein paar Augenblicke Zeit und nehmen Sie Kontakt zu den Bewegungen Ihres Atems und zu den Empfindungen in Ihrem Körper auf. Wenn Sie soweit sind, richten Sie Ihre Aufmerksamkeit auf die physikalischen Empfindungen in Ihrem Körper, vor allem die Empfindungen von Berührungen und Druck, dort wo Ihr Körper Kontakt zur Matte bzw. zum Bett hat. Erlauben Sie sich, bei jedem Ausatmen loszulassen und ein bisschen tiefer in den Boden oder das Bett zu sinken.

(3) Erinnern Sie sich noch einmal daran, worum es bei diesen Übungen geht. Das Ziel besteht nicht darin, ein anderes Gefühl zu entwickeln, sich zu entspannen oder sich zu beruhigen, das kann entweder vorkommen oder auch nicht. Stattdessen besteht das Ziel der Übungen darin, so gut Sie es vermögen Ihre Aufmerksamkeit auf die Empfindungen zu lenken, die Sie entdecken, während Sie Ihre Aufmerksamkeit abwechselnd auf verschiedene Teile des Körpers richten.

(4) Nun richten Sie Ihre Aufmerksamkeit auf die körperlichen Empfindungen im unteren Bauchraum. Während Sie einatmen und wieder ausatmen werden Ihnen die sich verändernden Muster von Empfindungen in der Bauchwand

▶

bewusst. Nehmen Sie sich ein paar Minuten Zeit, um diesen Empfindungen nachzuspüren, während Sie weiter ein- und ausatmen.

(5) Nachdem Sie eine Verbindung zu den Empfindungen im Bauchraum hergestellt haben, lassen Sie den Fokus oder das »Rampenlicht« Ihrer Aufmerksamkeit das linke Bein hinunterwandern, bis hinein in den linken Fuß, und zu den Zehen des linken Fußes wieder hinaus. Richten Sie die Aufmerksamkeit abwechselnd auf jeden einzelnen Zeh des linken Fußes und bringen Sie behutsames Interesse mit, während sie die Qualität der Empfindungen erforschen, die Sie dort vorfinden; vielleicht spüren Sie den Kontakt zwischen Ihren Zehen, ein Gefühl des Kitzelns, Wärme oder auch gar keine bestimmte Empfindung.

(6) Wenn Sie dazu bereit sind, können Sie sich einatmend vorstellen oder spüren, wie der Atem in die Lungen eintritt und dann in den Bauchraum hinunterwandert, bis ins linke Bein, in den linken Fuß, und zu den Zehen des linken Fußes wieder hinaus. Ausatmend können Sie spüren oder sich vorstellen, wie der Atem den ganzen Weg wieder zurückkommt, in den Fuß, in das Bein, in den Bauchraum hinauf, durch die Brust und durch die Nase wieder heraus. Setzen Sie dies ein paar Atemzüge hindurch fort so gut Sie können, atmen Sie bis in die Zehen hinunter und wieder hinaus. Es kann zunächst schwierig sein, dafür ein Gefühl zu entwickeln – üben Sie einfach dieses »Hineinatmen« so gut Sie können und gehen Sie spielerisch damit um.

(7) Wenn Sie dazu bereit sind, lösen Sie beim Ausatmen die Aufmerksamkeit von Ihren Zehen und richten Sie sie auf die Empfindungen an Ihrer linken Fußsohle – bringen Sie Ihre behutsame, interessierte Aufmerksamkeit der Fußsohle, dem Spann, der Ferse entgegen (d. h. beachten Sie die Empfindungen dort, wo die Ferse Kontakt zur Matte bzw. zum Bett hat). Experimentieren Sie damit, mit den Empfindungen »mitzuatmen« – seien Sie sich des Atems im Hintergrund bewusst, während Sie im Vordergrund die Empfindungen im unteren Fußbereich erforschen.

(8) Nun erlauben Sie Ihrem Bewusstsein, sich auf den Rest des Fußes auszudehnen – auf das Fußgelenk, die Oberseite des Fußes, und bis hin zu den Knochen und Gelenken. Dann atmen Sie etwas tiefer ein und richten den Atem auf den ganzen linken Fuß, und während Sie ausatmend den Atem loslassen, lassen Sie auch den Fuß vollständig los und erlauben dem Fokus Ihrer Aufmerksamkeit, sich in den unteren Bereich des linken Beins zu bewegen – in die Wade, das Schienbein, das Knie usw., immer nacheinander.

(9) Bringen Sie weiterhin den körperlichen Empfindungen in jedem Bereich des restlichen Körpers abwechselnd Ihre Aufmerksamkeit entgegen – hin zum oberen Bereich des linken Beins, zu den rechten Zehen, zum rechten Fuß, zum rechten Bein, zur Hüftgegend, zum Rücken, zur Bauchgegend, zur Brust, zu den Fingern, zu den Händen, zu den Armen, zu den Schultern, zum Nacken, zum Kopf und zum Gesicht. Bringen Sie den gegenwärtigen körperlichen ▶

Empfindungen in jedem Bereich so gut Sie es können dasselbe Niveau der Aufmerksamkeit und des behutsamen Interesses entgegen. Wenn Sie dabei einen größeren Bereich betreten oder verlassen, atmen Sie einatmend »hinein« und lassen Sie diesen Bereich ausatmend wieder los.

(10) Wenn Ihnen Anspannung oder andere intensive Empfindungen in einem bestimmten Bereich des Körpers bewusst werden, können Sie in diese »hineinatmen« – indem Sie das Einatmen behutsam dazu einsetzen, Ihre Aufmerksamkeit direkt auf diese Empfindungen zu lenken und ausatmend das Gefühl bekommen, sie zu lösen oder loszulassen.

(11) Von Zeit zu Zeit werden Sie unweigerlich geistig von Ihrem Atem und Ihrem Körper abschweifen. Das ist vollkommen normal. Unser Verstand tut so etwas nun einmal. Wenn Sie so etwas bemerken, lassen Sie es behutsam zu, beobachten Sie, wohin der Verstand abgewandert ist, und lenken Sie Ihre Aufmerksamkeit dann wieder sanft zu dem Körperteil, auf welchen Sie diese richten wollten.

(12) Nachdem Sie auf diese Art den ganzen Körper »abgetastet« haben, verbringen Sie ein paar Minuten damit, sich Ihres Körpergefühls als Ganzem bewusst zu werden. Der Atem fließt dabei frei durch den Körper hinein und hinaus.

(13) Wenn Sie merken, dass Sie schläfrig werden, finden Sie es vielleicht hilfreich, den Kopf mit einem Kissen abzustützen, die Augen zu öffnen, oder die Übung im Sitzen anstatt im Liegen durchzuführen.

Kasten 16.7 Body-Scan-Übung

Achtsamkeit gegenüber dem Atem. Zu Atmen bedeutet letztendlich Leben. Man kann sich den Atem zum Beispiel als eine Art Faden oder eine Kette vorstellen, durch den alle Ereignisse des Lebens miteinander verbunden sind, von der Geburt, dem Anfang, bis hin zum Tod, dem Ende. Der Atem ist dabei in jedem Augenblick gegenwärtig, und er bewegt sich wie ein Fluss immer weiter. Der Atem begleitet uns die ganze Zeit. Er kann wie ein Anker als Hilfsmittel eingesetzt werden, um körperliche und geistige Stabilität zu erreichen, indem wir uns bewusst vornehmen, ihm unsere Aufmerksamkeit zu widmen. Wir können uns ihm jederzeit in unserem Alltagsleben zuwenden. Der Atem ist immer da.

Die meiste Zeit haben wir keinen Kontakt zu unserer Atmung. Sie ist einfach vorhanden, und damit vergessen. Eines der ersten Dinge, die wir in der auf Achtsamkeit beruhenden kognitiven Verhaltenstherapie tun, besteht also darin, wieder eine Verbindung zum Atem herzustellen. Wir beobachten, wie sich der Atem parallel zu unseren Stimmungen, Gedanken und Körperbewegungen verändert. Wichtig ist, dass es dabei nicht darum geht, den Atem dabei unter unsere Kontrolle zu bekommen, sondern es geht darum, ihn einfach zu bemerken und ihn wie einen guten Freund kennenzulernen. Alles was dazu erforderlich ist, innezuhalten, zu beobachten und den Atem voller Interesse und auf eine entspannte Art zu verspüren (s. Übungsvorlagen 4 und 5). Kürzere Übungen, die sich gut in den Alltag integrieren lassen, sind die »Atempause« (Übungsvorlage 6) und »Achtsames Gehen« (Übungsvorlage 7).

Es sei an dieser Stelle zum Abschluss erwähnt, dass diese Achtsamkeitsübungen zwar sehr effektiv zur Stressbewältigung sein können, aber nicht jedermann – Therapeut wie Patient – kann oder will sich darauf einlassen. Diese Übungen sind deswegen als Angebote an Betroffene und als Versuche zu verstehen, zusätzliche Möglichkeiten zu entdecken, mit sich und seinen Emotionen umzugehen.

17 Modul IV (c): Notfallplan

Als Teil des vierten Moduls steht die Erarbeitung eines Notfall- bzw. Krisenplans an. Wir sehen die Erarbeitung eines solchen Krisenplans nicht als optionalen Therapiebestandteil, sondern halten ihn für zentral für das Selbstmanagement bipolarer Störungen. Dies grenzt die Erarbeitung des Notfallplans auch von den anderen Themenbereichen wie z. B. soziale Kompetenz im Modul IV (s. Kap. 15) ab, die in Abhängigkeit von der individuellen Fallkonzeption zur Anwendung kommen. Er sollte deshalb unbedingt mit allen Patienten erstellt werden.

Sitzung 25

Ziele

- Bestimmung des Stands der Therapie
- Notfallplan

Methodik/Übungen

- Blitzlicht
- Abgleich mit den ursprünglich festgehaltenen Zielen
- Erarbeitung eines Notfallplans
- Planung von Booster-Sessions

Abbildung 17.1 Kurzübersicht über den Inhalt der Sitzung 25

Sitzung 25

Ziel. Bestimmung des Stands der Therapie; Notfallplan erarbeiten.
Benötigtes Material. Arbeitsblätter 2, 19

Blitzlicht

Rekapitulieren Sie die letzte Sitzung, und besprechen Sie das Stimmungstagebuch (Arbeitsblatt 2). Kommen Sie auf die im Rahmen der letzten Sitzung individuell vereinbarten Hausaufgaben zu sprechen (ca. 15 Min.).

Erarbeitung des »Notfallplans«

Vorbemerkung. Diese Sitzung dient dem Zweck, den aktuellen Zustand des Patienten zu bestimmen, festzustellen, welche Ziele erreicht wurden, welche Therapieelemente besonders hilfreich waren, wo eventuell weiterer Bedarf für Psychotherapie besteht und um mögliche Booster-Sessions, sprich Auffrischungs- bzw. Wiederholungssitzungen (etwa alle 3–4 Monate), zu planen.

Eventuell ist es bereits im Verlauf der Therapie zu Krisen gekommen, wodurch die Notwendigkeit entstanden ist, einen Notfallplan zu erarbeiten. Falls dies der Fall ist, kann es sinnvoll sein, den vorhandenen Notfallplan im Hinblick auf seine Praktikabilität und Effektivität mit dem Patienten gemeinsam durchzugehen, ggf. zu überarbeiten oder zu ergänzen. Falls aber bislang kein Notfallplan erarbeitet worden ist, halten wir es für unabdingbar, diesen ganz persönlichen Krisen- und Notfallplan im Rahmen dieser letzten Sitzung gemeinsam zu erstellen.

Mögliche Krisen im Blick haben. Bipolar affektive Störungen sind chronische, zu Rezidiven neigende Erkrankungen, wobei jedoch der Verlauf durch eigenverantwortliches Selbstmanagement in Form von Änderungen im Verhalten und Denken sowie durch die Einnahme der stimmungsstabilisierenden Medikamente sehr positiv beeinflusst werden kann. Dennoch sind Krisen und Rückschläge möglich. Die erfolgreiche Bewältigung einer Krise setzt einen zuvor festgelegten Krisen- und Notfallplan voraus.

Ausgangspunkt für die Notfallplanung ist die Lebenswelt, die soziale und die berufliche Situation eines Patienten. Daraus sowie auch aufgrund der Erfahrungen aus früheren Krisen und Therapiesitzungen lassen sich die individuellen risikohaften Stellen und wahrscheinlichen Krisen herausfiltern. Auch die Erfahrungen der bisherigen depressiven und manischen Phasen sind zu berücksichtigen. Auslöser für Krisen können soziale Belastungen, Erfolge, Misserfolge, Urlaube, Zeitumstellungen usw. sein.

Die Kernfrage ist, wann ist welche Maßnahme indiziert. Die Notfallplanung soll auch festlegen, wann eine Anpassung der Medikation oder ein stationärer Aufenthalt in Betracht gezogen werden sollte. Ein individueller Notfallplan sollte schriftlich abgefasst werden, eine Vorlage bietet Arbeitsblatt 28. Beim Erstellen eines Notfallplans ist Folgendes zu beachten:

- Als Basis sind zunächst zumindest fünf Planungsschritte vorgesehen. Wie differenziert und wie viele Schritte ein Notfall umfasst, hängt vom Einzelfall und der erworbenen Fähigkeit zur Selbststeuerung ab.
- Die vorgesehenen Schritte charakterisieren einen zunehmenden Grad an Interventionsbedarf. Bei den meisten Fällen entspricht der letzte Schritt dem Anruf des Notarztes oder die Aufnahme in eine Klinik. Die Krisenbewältigungsschritte folgen dem Prinzip: Je ausgeprägter die Symptomatik, desto drastischer die Maßnahmen. Aber umgekehrt gilt auch: Je schwächer die Symptome und je früher erkannt, desto größer ist der eigene Handlungsspielraum und desto höher die Chance, durch den Einsatz der im Rahmen der Psychotherapie erlernten Strategien die Selbstkontrolle wieder zu erlangen.
- Das Vorgehen bei der Erstellung des Notfallplans ist auf den jeweiligen Patienten abzustimmen. Für manche Patienten ist es einfacher, mit dem schlimmsten Fall, also Schritt 5, anzufangen (z. B. Fahrt zur Notaufnahme der Klinik), während es für andere leichter ist, mit dem ersten Schritt zu beginnen (z. B. Einsatz der im Rahmen der Therapie erarbeiteten Materialien zur selbstständigen Überprüfung des eigenen Zustands; Feedback von Angehörigen einholen usw.).
- Dem Einfallsreichtum für die Notfallplanung sind keine Grenzen gesetzt (z. B. Arztbesuch, Ruhephasen, Spaziergänge, alle zwei Tage die Symptomlisten durchgehen, Telefonseelsorge, Anruf bei einem Freund, Einnahme von Bedarfsmedikation, Rezept für Bedarfsmedikation besorgen usw.). Wichtig ist auf eine sinnvolle Reihenfolge der Maßnahmen zu achten.

- Die einzelnen Schritte des Notfallplans sollten so konkret wie möglich formuliert sein, d. h. auch die Namen, Adressen und Telefonnummern von Freunden, Ärzten, der Telefonseelsorge, vom Notarzt und der Klinik sollten enthalten sein. Auch die Rolle des Partners und der Familie ist zu spezifizieren.
- Ferner ist festzulegen, wo der Notfallplan aufzubewahren und bei einer Krise zu finden ist. Es bedarf außerdem der Bestimmung, wann und wie er zu aktivieren ist. *Achtung:* Es besteht die Gefahr, dass die Kriterien für die Aktivierung des Notfallplans vage und unklar gehalten werden. Sie verfehlen dann jedoch ihren Zweck.

Beispiele für erarbeitete Krisenpläne von Patienten mit einer Bipolar-I-Störung sind in Abbildung 17.2 und 17.3 aufgeführt. Sie spiegeln unterschiedliche Präferenzen der Patienten wider, wie sie den Krisenplan haben wollten. In einem Fall war der Notfallplan als Wenn-Dann-Bedingungen im Falle manischer Symptome (Abb. 17.2) formuliert, während das andere Beispiel (Abb. 17.3) in Form kurzer Selbstinstruktionen verfasst worden war und sowohl für manische als auch für depressive Episoden gelten sollte. Obwohl wir im Singular von »dem Notfallplan« sprechen, kann es oft sinnvoll sein, für depressve und manische Episoden separate Krisenpläne zu erstellen.

Mein persönlicher Krisenplan für Manien

Was tue ich, wenn es kritisch wird?

1. Ich gehe für mich die Liste mit den Frühwarnsymptomen durch. WENN ich mehr als 2 der Symptome habe, DANN hole ich mir zusätzlich Feedback von meiner Frau und meinem besten Freund ein.
2. WENN sich meine Stimmung nicht innerhalb von 3–4 Tagen stabilisiert und ich nach wie vor Frühwarnsymptome beobachte, DANN werde ich eine Auszeit nehmen und meine täglichen Aktivitäten reduzieren, z. B. vermehrt Atemübungen machen, bewusst eher ruhige Musik hören, verschiebbare Termine absagen.
3. WENN sich meine Stimmung nicht innerhalb von einer Woche stabilisiert oder ich mehr Frühwarnsymptome oder sogar erste manische Symptome beobachte, DANN werde ich meine Bedarfsmedikation einnehmen (z. B. Diazepam, Schlafmittel)
4. WENN sich meine Stimmung trotz Bedarfsmedikation nicht innerhalb von ein bis zwei Tagen stabilisiert oder ich gereizt auf Dritte reagiere, DANN rufe ich meinen Psychiater an, um weitere Schritte zu besprechen (z. B. Termin, Dosierung der Medikamente). Die Nummer steht auf dem Zettel im Nachttisch.
5. WENN sich meine Stimmung trotz Bedarfsmedikation nicht gebessert hat, ich gereizt oder sogar aggressiv auf Dritte reagiere und keine Anstalten mache, etwas dagegen zu unternehmen (z. B. meine Medikamente nicht mehr regelmäßig nehme, DANN darf meine Frau den Psychiater oder unseren Hausarzt, Dr. Medicus, direkt anrufen, um weitere Schritte zu besprechen. Die Nummer des Psychiaters steht auf dem Zettel im Nachttisch; die anderen Nummern sind im Handy gespeichert.

Abbildung 17.2 Beispiel Krisenplan für manische Symptome

Mein persönlicher Krisenplan

Was tue ich, wenn es kritisch wird?

1. Fülle das Stimmungstagebuch wieder regelmäßig aus
2. Prüfe anhand der in der Therapie besprochenen Kriterien, ob die Änderung in der Stimmung noch normal ist
3. Versuche, wieder Stabilität zu erreichen – Bei Unruhe, gehe für 1 h ins Fitnessstudio oder Joggen; Bei Lethargie, rufe einen Deiner Freunde an und treffe Dich mit ihm, um etwas zu unternehmen (z. B. Kino, Spaziergang, Essen gehen)
4. Nimm Deine Schlafmedikamente, wenn Du an 2 aufeinanderfolgenden Tagen nicht innerhalb von einer halben Stunde einschlafen kannst
5. Hole Dir Rückmeldung von Dritten (z. B. Peter oder Klaus) ein, ob sie etwas bemerken
6. Mache einen Termin beim Arzt oder gehe direkt in die Sprechstunde
7. Falls Dein Denken konfus wird oder Suizidgedanken auftreten, sorge dafür, dass Du Hilfe bekommst (z. B. Notarzt 110, Notaufnahme der Klinik)

Abbildung 17.3 Beispiel Krisenplan für Stimmungsschwankungen

Die letzte Therapiesitzung: Abschied

Die zeitliche Gestaltung der Behandlung (mit den im letzten Therapiedrittel nur noch monatlich stattfindenden Sitzungen) nimmt dem Behandlungsende die potenzielle Dramatik. Dennoch sind für einige Patienten der Abschied und die Beendigung der regelmäßigen Kontakte eine Belastung – in diesen Fällen sollte das Thema des Therapieendes frühzeitig angesprochen und bearbeitet werden. Generell ist es ratsam, Patienten immer wieder im Verlauf an die Anzahl der bisher stattgefundenen Sitzungen zu erinnern und rechtzeitig anzukündigen, wann es sich um die letzte planmäßige Sitzung handeln wird. Unsere Erfahrungen zeigen jedoch, dass in der Mehrzahl der Fälle das Behandlungsende keine große Belastung darstellt, sondern durch die größeren zeitlichen Abstände zwischen den Sitzungen bereits eine gewisse Distanz und größere Unabhängigkeit vom Therapeuten erreicht wird. Hilfreich sind außerdem folgende Maßnahmen:

- Rekapitulieren Sie mit dem Patienten das in der Therapie Erreichte.
- Benutzen Sie kognitive Techniken (wie z. B. rationalere Gedanken, Perspektivenwechsel, Realitätsüberprüfung), um Ängste, Verunsicherungen und dysfunktionale Vorstellungen, die mit dem Therapieende verbunden sind, zu korrigieren.
- Besprechen Sie die Möglichkeit von Auffrischungs-, Krisen- oder Telefonkontakten.

18 Ausblick

Inzwischen ist der Einsatz psychosozialer und psychologischer Maßnahmen bei bipolar affektiven Störungen weitgehend als integraler Bestandteil eines Gesamtbehandlungsplans akzeptiert und auch in nationalen und internationalen Leitlinien empfohlen (z. B. NICE, 2006; Pfennig et al., 2012). Das hier vorgestellte kognitiv-verhaltenstherapeutische Programm wird in ähnlicher Form inzwischen in vielen Ländern mit Erfolg eingesetzt und integriert neuere Entwicklungen in der Theorie und Forschung. Unsere Erfahrungen zeigen, dass das Behandlungsprogramm von Betroffenen mit bipolaren Störungen und ihren Angehörigen gut angenommen wird.

Unser Programm ist prototypisch auf 25 Sitzungen ausgerichtet, aber der Bedarf des einzelnen Patienten mit einer bipolar affektiven Störung kann sehr unterschiedlich sein. Meyer (2005) hat ein Stufenmodell der Intensität der Behandlung vorgestellt, denn unsere Erfahrungen zeigen, dass es eine Gruppe von Patienten gibt, die nach ausführlicher Information und Aufklärung über die Störung sehr verantwortungsbewusst und selbstständig – eventuell mit zusätzlicher Unterstützung einer Selbsthilfegruppe – ihren Alltag meistern und ein sehr gutes Selbstmanagement der Erkrankung an den Tag legen. Andere hingegen bedürfen oder profitieren von einer intensiveren und längeren Behandlung, sei es in Form einer von einem entsprechend ausgebildeten Experten moderierten psychoedukativen Gruppe oder einer Einzelbehandlung, wie wir sie in unserem Programm vorstellen und durchführen. Viele Betroffene äußern sich positiv über Gruppenprogramme, weil sie von anderen Betroffenen lernen können und sich mit ihren Problemen nicht alleine fühlen. Die Einzeltherapie bietet jedoch umgekehrt den Vorteil, die Behandlungsziele und Interventionen gemeinsam mit dem Patienten an der individuellen Situation zu orienrtieren.

Abgesehen von der Tatsache, dass das Vorliegen weiterer komorbider psychischer Probleme (z. B. Substanzgebrauch, Angststörungen) immer im Behandlungsplan berücksichtigt werden sollte, stellen jüngere männliche Patienten eine Gruppe dar, die besonderer Beachtung bedarf. Für diese Gruppe ist es empfehlenswert, von vornherein mehr Sitzungen einzuplanen. Die Besonderheit bei dieser Gruppe liegt darin, dass zunächst oft viel mehr Zeit und Energie in den Aufbau einer stabilen therapeutischen Beziehung und in die Entwicklung eines adäquaten Problembewusstseins investiert werden muss. Auch die Patienten mit Rapid Cycling, bei denen viele und schnelle Phasenwechsel zu beobachten sind, bedürfen einer intensiveren Behandlung, da hier oft die Grenzen zwischen Akutbehandlung, Stabilisierung und Rezidivprophylaxe verschwimmen und nicht mehr haltbar sind.

Weiterentwicklungen und Optimierungen – gerade im Hinblick auf bestimmte Patientengruppen und Problemkonstellationen – bedürfen der Erfahrung und international laufen verschiedene Studien, die sich mit der Behandlung z. B. von adoleszenten Patienten, oder Betroffenen mit komorbiden Angst- oder Substanzproblemen beschäftigen. Ein entscheidender Fortschritt ist aus unserer Sicht, dass die Theoriebildung zum Verständnis bipolarer Störungen unter Berücksichtigung auch psychologischer Befunde sich in den letzten Jahren entscheidend weiterentwickelt hat und somit auch erlaubt, spezifischere Interventionen zu entwickeln und zu evaluieren. Dies zeigt sich bereits im vorliegenden Manual darin, dass die psychotherapeutische Behandlung akuter bipolar depressiver und manischer Symptome kein Tabuthema mehr ist. Spezifische Ansätze zum Umgang mit akuten Symptomen konnten bereits aus den bestehenden theoretischen Modellen abgeleitet und Erfahrungswerte im klinischen Alltag gesammelt werden. Wir erwarten, dass die zukünftige Forschung mehr und mehr erlauben wird, unsere Behandlungsempfehlungen zu spezifieren und zu verbessern. Wir hoffen, diese Erfahrungen in einer Neuauflage einbringen zu können. Wir würden uns auch freuen, wenn Sie uns Ihre Erfahrungen mit diesem Programm zukommen lassen und uns – insbesondere auch kritische – Rückmeldungen schicken würden. Bei einer Neuauflage sollen diese dann berücksichtigt werden.

Literaturverzeichnis

Abramson, L. Y., Metalsky, G. L. & Alloy L. B. (1989). Hopelessness depression. A theory-based subtype of depression. Psychological Review, 96, 358–372.

Akiskal, H. S. (1996). The prevalent clinical spectrum of bipolar disorders: beyond the DSM-IV. Journal of Clinical Psychopharmacology, 16, (suppl. 1), 4S–14S.

Akiskal, H. S. & Puzantian, V. R. (1979). Psychotic forms of depression and mania. Psychiatric Clinics of North America, 2, 419–439.

Alloy, L. B., Abramson, L. Y., Urosevic, S., Bender, R. E. & Wagner, C. A. (2009). Longitudinal predictors of bipolar spectrum disorders: A Behavioral Approach System (BAS) perspective. Clinical Psychology: Science and Practice, 16, 206–226.

Alloy, L. B., Abramson, L. Y., Urosevic, S., Walshaw, P. D., Nusslock, R. & Neeren, A. M. (2005). The psychosocial context of bipolar disorder: environmental, cognitive, and developmental risk factors. Clinical Psychology Review, 25, 1043–1075.

Alloy, L. B., Abramson, L. Y., Walshaw, P. D., Keyser, J. D. & Gerstein, R. K. (2006). A cognitive vulnerability-stress perspective on bipolar spectrum disorders in a normative adolescent brain, cognitive, and emotional development context. Development and Psychopathology, 18, 1055–1103.

Alloy, L. B., Reilly-Harrington, N., Fresco, D. M., Whitehouse, W. G. & Zechmeister, J. S. (1999). Cognitive styles and life events in subsyndromal unipolar and bipolar disorders: stability and prospective prediction of depressive and hypomanic mood swings. Journal of Cognitive Psychotherapy: An International Quarterly, 13, 21–40.

American Psychiatric Association (APA) (2000). Diagnostic and statistical manual of mental disorders. 4. Edition, Text revision, (DSM-IV_TR). Washington D. C.: American Psychiatric Association.

American Psychiatric Association (APA) (2013). Diagnostic and statistical manual of mental disorders – 5th edition, (DSM-5). Washington D.C.: American Psychiatric Press.

Angst, J., Adolfsson, R., Benazzi, F., Gamma, A., Hantouche, E., Meyer, T. D., Skeppar, P., Vieta, E. & Scott, J. (2005). The HCL-32: Towards a self-assessment tool for hypomanic symptoms in outpatients. Journal of Affective Disorders, 84, 217–233.

Angst, J., Azorin, J. M., Bowden, C. L., Perugi, G., Vieta, E., Gamma, A. & Young, A. H. (2011). Prevalence and characteristics of undiagnosed bipolar disorders in patients with a major depressive disorder. Archives of General Psychiatry, 68, 791–799.

Angst, J., Gamma, A., Endrass, J., Rössler, W., Ajdacic-Gross, V., Eich, D., Herrell, R. & Merikangas, K. R. (2006). Is the association of alcohol use disorders with major depressive disorder a consequence of undiagnosed bipolar-II disorder? European Archives of Psychiatry and Clinical Neuroscience, 256, 452–457.

Angst, J., Sellaro, R., Stassen, H. H. & Gamma, A. (2005). Diagnostic conversion from depression to bipolar disorders: result of a long-term prospective study from hospital admissions. Journal of Affective Disorders, 84, 149–157.

Baethge, C., Baldessarini, R. J., Freudenthal, K. Streeruwitz, A., Bauer, M. & Bschor, T. (2005). Hallucinations in bipolar disorder: Characteristics and comparison to unipolar depression and schizophrenia. Bipolar Disorders, 7, 136–145.

Baldessarini, R. J., Tondo, L. & Hennen, J. (1999 a). Effects of lithium treatment and its discontinuation on suicidal behavior in bipolar manic-depressive disorders. Journal of Clinical Psychiatry, 60, 77–84.

Baldessarini, R. J., Tondo, L. & Viguera, A. C. (1999 b). Discontinuing lithium maintenance treatment in bipolar disorders: risks and implications. Bipolar Disorder, 1, 17–24.

Ball, J. R., Mitchell, P. B., Corry, J. C., Skillecorn, A. & Malhi, G. S. (2006). A randomised controlled trial of cognitive therapy for bipolar disorder: focus on long-term change. Journal of Clinical Psychiatry, 67, 277–286.

Bandelow, B., Bleich, S. & Kropp, S. (2000). Handbuch Psychopharmaka. Göttingen: Hogrefe.

Barton, S., Armstrong, P., Freeston, M. & Twaddle, V. (2008). Early intervention for adults at high risk of recurrent/chronic depression: cognitive model and clinical case series. Behavioural and Cognitive Psychotherapy, 36, 263–282.

Basco, M. R. & Rush, J. A. (1996). Cognitive-behavioral therapy for bipolar disorder. New York: Guilford Press.

Bauer, M., Beaulieu., S, Dunner, D. L., Lafer, B. & Kupka, R. (2008). Rapid cycling bipolar disorder – diagnostic concepts. Bipolar Disorders, 10, 153–162.

Bauer, M. & Ströhle, A. (1999). Behandlungsstrategien bei prophylaxeresistenten bipolaren Störungen. Nervenarzt, 70, 587–599.

Bauer, M. S., Crits-Christoph, P., Ball, W. A., Dewees, E., McAllister, T., Alahi, P., Cacciola, J. & Whybrow, P. C. (1991). Independent assessment of manic and depressive symptoms by self-rating. Archives of General Psychiatry, 48, 807–812.

Bauer, M. S., Vojita, C., Kinosian, B., Altshler, L. & Glick, H. (2000). The Internal State Scale: replication of its discriminating abilities in a multi-site, public sector sample. Bipolar Disorders, 2, 340–346.

Bauer, M. S., Whybrow, P. C., Gyulai, L., Gonnel, J. & Yeh, H.-S. (1994). Testing definitions of dysphoric mania and hypomania: prevalence, clinical characteristics and inter-episode stability. Journal of Affective Disorders, 32, 201–211.

Bech, P. & Rafaelsen, O. J. (1980). Bech, P. & Rafaelsen, O. J. (1996). Bech-Rafaelsen Melancholia Scale. In Collegium Internationale Psychiatriae Scakarum (Hrsg.). Internationale Skalen für Psychiatrie (4., überarb. u. erw. Aufl.). Göttingen: Beltz-Test Gesellschaft.

Bech, P., Rafaelsen, O. J., Kramp, P. & Bolwig, T. G. (1978). The mania rating scale: scale construction and inter-observer agreement. Neuropharmacology, 17, 430–431.

Beck, A. T. (1967). Depression: clinical, experimental, and theoretical aspects. New York: Hoeber.

Beck, A. T., Rush, A. J., Shaw, B. F. & Emergy, G. (1986). Kognitive Therapie der Depression. Beltz, Weinheim.

Beck, A. T., Steer, R. A. & Brown, G. K. (1996). Beck Depression Inventory II – Manual. San Antonio: The Psychological Corporation.

Beesdo, K., Höfler, M., Leibenluft, E., Lieb, R., Bauer, M. & Pfennig, A. (2009). Mood episodes and mood disorders: patterns of incidence and conversion in the first three decades of life. Bipolar Disorders, 11, 637–649.

Behrendt, S., Bresdo-Baum, K., Zimmermann, P. Höfner, M., Perkonigg, A., Bühringer, G., Lieb, R. & Wittchen, H. U. (2011). The role of mental disorders in the risk and speed of transition to alcohol use disorders among community youth. Psychological Medicine, 41, 1073–1085.

Bellivier, F., Golmard, J. L., Henry, C., Leboyer, M. & Schurhoff, F. (2001). Admixture analysis of age of onset in bipolar I affective disorder. Archives of General Psychiatry, 58, 510–512.

Benazzi, F. (1997). Prevalence of bipolar II disorder in outpatient depression: a 203-case study in private practice. Journal of Affective Disorders, 43, 163–166.

Benazzi, F. (2000). Borderline personality disorder and Bipolar II disorder in private practice depressed outpatients. Comprehensive Psychiatry, 41, 106–110.

Benazzi, F. (2001). The clinical picture of bipolar II outpatient depression in private practice. Psychopathology, 34, 81–84.

Bender, R. & Alloy, L. H. (2011). Life stress and kindling in bipolar disorder: Review of the evidence and integration with emerging biopsychosocial theories. Clinical Psychology Review, 31, 383–398.

Benkert, O., Hautzinger, M. & Graf-Morgenstern, M. (2012). Psychopharmakologie für Psychotherapeuten (2., neu bearb. Auflage). Springer, Heidelberg.

Bernhard, B. & Meyer, T. D. (2012). Bipolare Störungen (Kapitel 35). In: G. Meinlschmidt, S. Schneider & J. Margraf (Hrsg.), Lehrbuch der Verhaltenstherapie. Materialien für die Psychotherapie (Bd. 4, S. 323–334). Berlin, Heidelberg, New York, Tokio: Springer.

Bernhard, B., Schaub, A., Kümmler, P., Dittmann, S., Severus, E., Seemüller, F., Born, C., Forsthoff, A., Licht, R. W. & Grunze, H. (2006). Impact of cognitive-psychoeducational interventions in bipolar patients and their relatives. European Psychiatry, 21, 81–86.

Beynon, S., Soares-Weiser, K., Woolscott, N., Duffy, S. & Geddes, J. (2009a). Pharmacological interventions for the prevention of relapse in bipolar disorder: a systematic review of controlled trials. Journal of Psychopharmacology, 23, 574–591.

Beynon, S., Soares-Weiser, K., Woolscott, N., Duffy, S. & Geddes, J. (2009b). Psychosocial interventions for the prevention of relapse in bipolar disorder: systematic review of controlled trials. British Journal of Psychiatry, 192, 5–11.

Birchwood, M. & Trower, P. (2006). The future of cognitiv-ebehavioural therapy for psychosis: not a quasi-neuroleptic. British Journal of Psychiatry, 188, 107–108.

Brakemeier, E. L., Schramm, E. & Hautzinger, M. (2012). Chronische Depression. Hogrefe, Göttingen.

Bottlender, R., Rudolf, D., Strauss, A. & Möller, H. J. (2001). Mood stabilizers reduce the risk of developing antidepressant-induced maniform states in acute treatment of bipolar I depressed patients. Journal of Affective Disorders, 63, 79–83.

Bruchmüller, K. & Meyer, T. D. (2009). Diagnostically irrelevant information can affect the likelihood of a diagnosis of bipolar disorder. Journal of Affective Disorder. 116, 148–151.

Butzlaff, R. L. & Hooley, J. M. (1998). Expressed emotion and psychiatric relapse. Archives of General Psychiatry, 55, 547–552.

Castle, D. J., White, C., Chamberlain, J, Berk, M., Berk, L., Lauder, S., Murray, G., Schweitzer, I., Piterman, L. & Gilbert, M. (2010). Group based psychosocial intervention for bipolar disorder: randomised controlled trial. British Journal of Psychiatry, 106, 383–388.

Carter, T. D. C., Mundo, E., Parikh, S. V. & Kennedy, J. L. (2003). Early age of onset as a risk factor for poor outcome of bipolar disorder. Journal of Psychiatric Research, 37, 297–303.

Cicero, D. C., Epler, A. J. & Sher, K. J. (2009). Are there developmentally limited forms of bipolar disorders? Journal of Abnormal Psychology, 118, 431–447.

Cochran, S. D. (1984). Preventing medical noncompliance in the outpatient treatment of bipolar affective disorders. Journal of Consulting and Clinical Psychology, 52, 873–878.

Colom, F., Vieta, E., Martinez-Aran, A., Reimares, M., Goiholea, J. M., Benabarre, A., Terrent, C., Comes, M., Corbella, B., Patramon, G. & Corominas, J. (2003). A randomized trial of the efficacy of group psychoeducation in the prophylaxis of recurrences in bipolar patients whose disease is in remission. Archives of General Psychiatry, 60, 402–407.

Colom, F., Vieta, E., Sanchez-Moreno, J., Palomino-Otiniano, Reinares, M., Goikolea, J. M., Benabarre, A. & Martinez-Aran, A. (2009). Group psychoeducation for stabilised bipolar disorders: 5-year outcome of a randomised clinical trial. British Journal of Psychiatry, 194, 260–265.

Cooke, R. G., Krüger, S. & Shugar, G. (1996). Comparative evaluation of two self-report mania rating scales. Biological Psychiatry, 40, 279–283.

Coryell, W., Endicott, J., Maser, J. D., Mueller, T., Lavori, P. & Keller, M. (1995). The likelihood of recurrence in bipolar affective disorder: The importance of episode recency. Journal of Affective Disorders, 33, 201–206.

Coryell, W., Keller, M., Endicott, J., Andreasen, N., Clayton, P. & Hirschfeld, R. (1989). Bipolar II illness: course and outcome over a five-year period. Psychological Medicine, 19, 129–141.

Craddock, N. & Jones, I. (1999). Genetics of bipolar disorder. Journal of Medical Genetics. 36, 585–594.

Cuellar, A. K., Johnson, S. L. & Winters, R. (2005). Distinctions between bipolar and unipolar depression. Clinical Psychology Review, 25, 307–339.

Da Costa, R. T., Cheniaux, E., Rosses, P. A. L., de Carvalho, M. R., Freire, R. C. D., Versiani, M., Range, B. P. & Nardi, A. E., (2011). The effectiveness of cognitive behavioral group therapy in treating bipolar disorder: a randomized controlled study. Revista Brasileira de Psiquiatria, 33, 144–149.

Daruy-Filho, L., Brietzke, E., Lafer, B. & Grassi-Oliveira, R. (2011). Childhood maltreatment and clinical outcomes of bipolar disorder. Acta Psychiatrica Scandinavica, 124, 427–434.

Deckersbach, T., Hoelzel, B. K., Eisner, L. R., Stange, J. P., Peckham, A. D., Dougherty, D. D., Rauch, S. L., Lazar, S. & Nierenberg, A. A. (2012). Mindfulness-based cognitive therapy for non-remitted patients with bipolar disorder. CNS Neuroscience & Therapeutics, 18, 133–141.

Depue, R. A. & Iacono, W. G. (1989). Neurobehavioral aspects of affective disorders. Annual Review of Psychology, 40, 457–492.

Dunner, D. L. (1999). Rapid-cycling bipolar affective disorder. In J. F. Goldberg & M. Harrow (Eds.), Bipolar disorder – clinical course and outcome (pp. 199–218). Washington D. C.: American Psychiatric Press.

Ehlers, C. L., Frank, E. & Kupfer, D. J. (1988). Social Zeitgebers and biological rhythms. Archives of General Psychiatry, 45, 948–952.

Faedda, G. L., Tondo, L., Baldessarini, R. J., Suppes, T. & Tohen, M. (1993). Outcome after rapid versus gradual discontinuation of lithium treatment in bipolar disorders. Archives of General Psychiatry, 50, 448–455.

Faravelli, C., Guerrini-Degl'Innocenti, B., Aiazzi, L., Incerpi, G. & Pallani, S. (1990). Epidemiology of mood disorders: a community survey in Florence. Journal of Affective Disorders, 20, 135–141.

Frank, E. (2005). Treating Bipolar Disorder. A Clinician's Guide to Interpersonal and Social Rhythm Therapy. New York: Guilford Press.

Frank, E., Cyranowski, J. M., Rucci, P., Shear, K., Fagiolini, A., Thase, M. E., Cassano, G. B., Grochocinski, V. J., Kostelnik, B. & Kupfer, D. J. (2002). Clinical significance of lifetime panic spectrum symptoms in the treatment of patients with bipolar I disorder. Archives of General Psychiatry, 59, 905–911.

Frank, E., Kupfer, D. J., Thase, M. E., Mallinger, A. G., Swart, H. A., Fagiolini, A. M., Grochocinski; V., Houck, P., Scott; J., Thompson, W. & Monk, T. (2005). Two-year outcomes for Interpersonal and Social Rhythm Therapy in individuals with bipolar I disorder. Archives of General Psychiatry, 62, 996–1004.

Freeman, M. P., Freeman, S. A. & McElroy, S. L. (2002). The comorbidity of bipolar and anxiety disorders: prevalence, psychobiology, and treatment issues. Journal of Affective Disorders, 68, 1–23.

Geller, B. & Luby, J. (1997). Child and adolescent bipolar disorder: a review of the past 10 years. Journal of the American Academy of Child and Adolescent Psychiatry, 36, 1168–1176.

Gitlin, M. J., Swendsen, J., Heller, T. J. & Hammen, C. (1995). Relapse and impairment in bipolar disorder. American Journal of Psychiatry, 152, 1635–1640.

Glick, H., McBride, L. & Bauer, M. S. (2003). A manic-depressive symptoms self-report in optical scanable format. Bipolar Disorders, 5, 366–369.

Goldberg, J. F. & Ernst, C. L. (2002). Features associated with the delayed initiation of mood stabilizers at illness onset in bipolar disorder. Journal of Clinical Psychiatry, 63, 985–991.

Goldberg, J. F. & Harrow, M. (1999). Bipolar disorder – clinical course and outcome. Washington, D. C.: American Psychiatric Press.

Goldberg, J. F. & Harrow, M. (2011). A 15-year prospective follow-up of bipolar affective disorders: comparisons with unipolar nonpsychotic depression. Bipolar Disorders, 13, 155–163.

Goldberg, J. F., Harrow, M. & Whiteside, J. E. (2001). Risk for bipolar illness in patients initially hospitalized for unipolar depression. American Journal of Psychiatry, 158, 1265–1270.

Gomes, B. C., Abreu, L. N., Brietzke, E., Castano, S. C., Kleinman, A., Nery, F. G. & Lafer, B. (2011). A randomized controlled trial of cognitive behavioral group therapy for bipolar disorder. Psychotherapy and Psychosomatics, 80, 144–150.

Gonzalez-Pinto, A., Gutierrez, M., Mosquera, F., Ballesteros, J., Lopez, P., Ezcurra, J., Figuerido, J. L. & de Leon, J. (1998). First episode in bipolar disorder: misdiagnosis and psychotic symptoms. Journal of Affective Disorders, 50, 41–44.

Goodwin, F. K. (1994). Recurrence of mania after lithium withdrawal. British Journal of Psychiatry, 164, 149–152.

Goodwin, F. K. & Jamison, K. R. (2007). Manic-depressive illness. Bipolar disorders and recurrent depression. (2nd ed.). New York: Oxford University Press.

Grunze, H., Vieta, E., Goodwin, G., Bowden, C., Licht, R. W., Moeller, H. J., Kasper, S., on behalf of the WFSBP Task Force on Treatment Guidelines for Bipolar Disorders (2013). The World Federation of Societies of Biological Psychiatry (WFSBP) guidelines for the biological treatment of bipolar disorders: Update 2012 on the long-term treatment of bipolar disorder. World Journal of Biological Psychiatry, 14, 154–219.

Grunze, H., Walden, J., Dittman, S., Berger, M., Bergmann, A., Bräunig, P., Dose, M., Emrich, H. M., Gastpar, M., Grell, W., Krüger, S., Möller, H. J. & Uebelhack, R. (2002). Psychopharmakotherapie bipolarer affektiver Störungen. Nervenarzt, 73, 4–19.

Hamilton, M. (1960). A rating scale for depression. Journal of Neurology, Neurosurgery and Research, 2, 253–271.

Harvey, A. G. (2008). Sleep and circadian rhythms in bipolar disorder: Seeking synchrony, harmony, and regulation. American Journal of Psychiatry, 165, 820–829.

Hautzinger, M. (2003). Kognitive Verhaltenstherapie bei Depressionen. Behandlungsanleitungen und Materialien (6., neu bearb. Aufl.). Weinheim: Beltz Psychologie Verlags Union.

Hautzinger, M. (2010). Akute Depression. Hogrefe, Göttingen.

Hautzinger, M. & Bailer, M. (1993). Allgemeine Depressions-Skala. Weinheim: Beltz.

Hautzinger, M., Bailer, M., Hofmeister, D. & Keller, F. (2012). Allgemeine Depressionsskala (Zweite, überarbeitete und neu normierte Auflage). Hogrefe, Göttingen.
Hautzinger, M, Joormann, J. & Keller, F. (2006) Skala dysfunktionaler Einstellungen. Hogrefe, Göttingen.
Hautzinger, M., Keller, F. & Kühner, C. (2007). Beck Depressions Inventar II. Harcourt/Pearson, Frankfurt a. M.
Hautzinger, M. & Meyer, T. D. (2001). Diagnostik affektiver Störungen. In R. D. Stieglitz, U. Baumann & D. Freyberger (Hrsg.), Psychodiagnostik in Klinischer Psychologie, Psychiatrie, Psychotherapie (S. 418–429). Stuttgart: Thieme.
Hautzinger, M. & Meyer, T. D. (2002). Diagnostik affektiver Störungen (Kompendium Psychologische Diagnostik, Band 3). Göttingen: Hogrefe.
Hautzinger, M. & Meyer, T. D. (2007). Psychotherapie bei bipolaren affektiven Störungen – Ein systematischer Überblick kontrollierter Interventionsstudien. Nervenarzt, 78, 1248–1260.
Hautzinger, M. & Meyer, T. D. (2011). Bipolare affektive Störungen. Fortschritte der Psychotherapie Hogrefe: Göttingen.
Hiller, W., Dichtl, G., Hecht, H., Hundt, W. & v. Zerssen D. (1993). An empirical comparison of diagnoses and reliabilities in ICD-10 and DSM-III-R. European Archives of Psychiatry and Clinical Neuroscience, 242, 209–217.
Hiller, W., Dichtl, G., Hecht, H., Hundt, W. & v. Zerssen D. (1994). Testing the comparability of psychiatric diagnoses in ICD-10 and DSM-III-R. Psychopathology, 27, 19–28.
Hiller, W., Zaudig, M. & Mombour, W. (1997). Internationale Diagnose Checklisten für ICD-10 und DSM-IV. Bern: Huber.
Hintsch, R. & Pfingsten, U. (2002). Gruppentraining sozialer Kompetenzen (4. Aufl.). Weinheim: Beltz PVU.
Hirschfeld, R. M. A., Williams, J. B. W., Spitzer, R. L., Calabrese, J. R., Flynn, L., Keck, P. E. Jr., Lewis, L., McElroy, S. L., Post, R. M., Rapport, D. J., Russell, J. M., Sachs, G. S. & Zajeka, J. (2000). Development and validation of a screening instrument for bipolar spectrum disorder: the Mood Disorder Questionnaire. American Journal of Psychiatry, 157, 1873–1875.
Holtmann, M., Duketis, E., Poustka, L., Zepf, F. D., & Poustka, F. & Bölte S. (2010). Bipolar disorder in children and adolescents in Germany: national trends in the rates of inpatients, 2000–2007. Bipolar Disorders, 12, 155–163.
Howland, R. H. & Thase, M. E. (1993). A comprehensive review of cyclothymic disorder. Journal of Nervous and Mental Disease, 181, 485–493.
Jamison, K. R. (1997). Meine ruhelose Seele. Die Geschichte einer Depression. München: Bertelsmann.
Jamison, K. R. & Akiskal, H. S. (1983). Medication compliance in patients with bipolar disorder. Psychiatric Clinics of North America, 6, 175–182.
Jensen, H. V., Plenge, P., Mellerup, E. T., Davidsen, K., Toftegaard, L., Aggernaes, H. & Bjorum, N. (1995). Lithium prophylaxis of manic-depressive disorder: daily lithium dosing schedule versus every second day. Acta Psychiatrica Scandinavica, 92, 69–74.
John, H. & Sharma, V (2009). Misdiagnosis of bipolar disorder as borderline personality disorder: clinical and economic consequences. World Journal of Biological Psychiatry, 10, 612–615.
Johnson, L., Andersson-Lundman, G., Aberg-Wistedt, A. & Mathe, A. A. (2000). Age of onset in affective disorders: its correlations with hereditary and psychosocial factors. Journal of Affective Disorders, 59, 139–148.
Johnson, S. L. (2005 a). Mania and Dysregulation in Goal Pursuit: A Review. Clinical Psychology Review, 25, 241–262.
Johnson, S. L. (2005 b). Life Events in Bipolar Disorder: Towards More Specific Models. Clinical Psychology Review, 25, 1008–1027.
Johnson, S. L., Cuellar, A. K., Ruggero, C., Winett-Perlman, C., Goodnick, P., White, R. & Miller, I. (2008). Life events as predictors of mania and depression in bipolar I disorder. Journal of Abnormal Psychology, 117, 268–277.
Johnson, S. L. & Miller, I. (1997). Negative life events and time to recovery from episodes of bipolar disorder. Journal of Abnormal Psychology, 106, 449–457.
Johnson, S. L. & Roberts, J. E. (1995). Life events and bipolar disorder: implications from biological theories. Psychological Bulletin, 117, 434–449.
Johnson, S. L., Sandrow, D., Meyer, B., Winters, R., Miller, I., Solomon, D. & Keitner, G. (2000). Increases in manic symptoms after life events involving goal attainment. Journal of Abnormal Psychology, 109, 721–727.

Johnson, S. L., Winett, C. A., Meyer, B., Greenhouse, W. J. & Miller, I. (1999). Social support and course of bipolar disorder. Journal of Abnormal Psychology, 108, 558–566.

Judd, L. L., Akiskal, H. S., Schettler, P. J., Coryell, W., Maser, J. D., Rice, J. A., Solomon, D. A. & Keller, M. B. (2003). The comparative clinical phenotype and long term longitudinal episode course of bipolar I and II: a clinical spectrum or distinct disorders? Journal of Affective Disorders, 73, 19–32.

Judd, L. L., Schettler, P. J., Akiskal, H. S., Coryell, W., Leon, A. C., Maser, J. D. & Solomon, D. A. (2008). Residual symptom recovery from major affective episodes in bipolar disorders and rapid episode relapse/recurrence. Archives of General Psychiatry, 65, 386–394.

Kabat-Zinn, J. (1994). Wherever you go there you are. Mindfulness intervention in everyday life. New York: Hyperion.

Keck, P. E. Jr., McElroy, S. L., Strakowski, S. M., West, S. A., Sax, K. W., Hawkins, J. M., Bourne, M. L. & Haggard, P. (1998). 12 month outcome of patients with bipolar disorder following hospitalization for a manic or mixed episode. American Journal of Psychiatry, 155, 646–652.

Keck, P. E. Jr., McElroy, S. L., Strakowski, S. M., West, S. A., Sax, K. W., Hawkins, J. M., Huber, T. J., Newman, R. M. & DePriest, M. (1995). Outcome and comorbidity in first-compared with multiple-episode mania. Journal of Nervous and Mental Disease, 183, 320–324.

Kessler, R. C., McGonagle, K. A., Zhao, S., Nelson, C. B., Hughes, M., Eshleman, S., Wittchen, H. U. & Kendler, K. S. (1994). Lifetime and 12-month prevalence of DSM-III-R psychiatric disorders in the United States. Results from the National Comorbidity Survey. Archives of General Psychiatry, 51, 8–19.

Kleist, K. (1953). Die Gliederung der neuropsychischen Erkrankungen. Monatszeitschrift für Psychiatrie und Neurologie, 125, 5/6, 526–554.

Krüger, S. & Bräunig, P. (2002). Clinical issues in bipolar disorder during pregnancy and the postpartum period. Clinical Approaches in Bipolar Disorders, 1, 65–71.

Krüger, S., Bräunig, P. & Shugar, G. (1997). Manie-Selbstbeurteilungsskala (MSS). – Deutsche Bearbeitung des Self-Report Manic Inventory. Göttingen: Beltz Test-Gesellschaft.

Kulhara, P., Basu, D., Mattoo, S. K., Sharan, P. & Chopra, R. (1999). Lithium prophylaxis of recurrent bipolar affective disorder: Long-term outcome and its psychosocial correlates. Journal of Affective Disorders, 54, 87–96.

Kunze, J. & Rohde, A. (2013). Bipolare Störungen bei Frauen. In H. Assion, P. Brieger, & M. Bauer (Hrsg.). Bipolare Störungen – Das Praxishandbuch (S. 246–250). Stuttgart: Kohlhammer.

Lala, S. V. & Sajatovic, M. (2012). Medical and psychiatric comorbidities among elderly individuals with bipolar disorder: A literature review. Journal of Geriatric Psychiatry and Neurology, 25, 20–26.

Lam, D., Bright, J., Jones, S., Hayward, P., Schuck, N., Chisholm, D. & Sham, P. (2000). Cognitive therapy for bipolar illness – a pilot study of relapse prevention. Cognitive Therapy and Research, 24, 503–520.

Lam, D., Hayward, P., Watkins, E. R., Wright, K. & Sham, P. (2005). Relapse prevention in patients with bipolar disorder: cognitive therapy outcome after 2 years. American Journal of Psychiatry, 162, 324–329.

Lam, D., Jones, S. H. & Hayward, P. (2010). Cognitive therapy for bipolar disorder. A therapist's guide to concepts, methods and practice (2nd ed.). New York: Wiley.

Lam, D., Watkins, E. R., Hayward, P., Bright, J., Wright, K., Kerr, N., Parr-Davis, G. & Sham, P. (2003). A randomized controlled study of cognitive therapy for relapse prevention for bipolar affective disorder. Archives of General Psychiatry, 60, 145–152.

Lam, D. & Wong, G. (1997). Prodromes, coping strategies, insight and functioning in bipolar affective disorders. Psychological Medicine, 27, 1091–1100.

Leonhard, K., Korff, I. & Shulz, H. (1962). Die Temperamente in den Familien der monopolaren und bipolaren phasischen Psychosen. Psychiatrie und Neurologie, 143, 416–434.

Lynch, D., Laws, K. R. & McKenna, P. J. (2010). Cognitive behavioural therapy for major psychiatric disorder: does it really work? A meta-analytical review of well-controlled trials Psychological Medicine, 40, 9–24.

MacQueen, G. M. & Young, L. T. (2001). Bipolar II disorder: symptoms, course, and response to treatment. Psychiatric Services, 52, 358–361.

Malkoff-Schwartz, S., Frank, E., Anderson, B., Sherrill, J. T., Siegel, L., Patterson, D. & Kupfer, D. J.

(1998). Stressful life events and social rhythm disruption in the onset of manic and depressive bipolar episodes. Archives of General Psychiatry, 55, 702–707.

Manning, J. S., Haykal, R. F., Connor, P. D. & Akiskal, H. S. (1997). On the nature of depressive and anxious states in a family practice setting: the high prevalence of bipolar II and related disorders in a cohort followed longitudinally. Comprehensive Psychiatry, 38, 102–108.

Mansell, W., Morrison, A. P., Reid, G., Lowens, I. & Tai, S. (2007). The interpretation of and responses to changes in internal states. An integrative cognitive model of mood swings and bipolar disorders. Behavioural and Cognitive Psychotherapy, 35, 515–539.

Martell, C. R., Dimidjian, S. & Herman-Dunn, R. (2010). Behavioral Activation for Depression: A Clinician's Guide. New York: Guilford Press.

McElroy, S. E., Altshuler, L., Suppes, T., Keck, P. E., Frye, M. A., Denicoff, K. D., Nolen, W. A., Kupka, R., Leverich, G. S., Rochussen, J. R., Rush, A. J. & Post, R. M. (2001). Axis I psychiatric comorbidity and its relationship with historical illness variables in 288 patients with bipolar disorder. American Journal of Psychiatry, 158, 420–426.

McGuffin, P., Rijsdijk, F., Andrew, M., Sham, P., Katz, R. & Cardno, A. (2003). The heritability of bipolar affective disorder and the genetic relationship to unipolar depression. Archives of General Psychiatry, 60, 497–502.

Merikangas, K. R., Akiskal, H. S., Jules, J., Greenberg, P. E., Hirschfeld, R. M.A, Petukhova, M. & Kessler, R. C. (2007). Lifetime and 12-month prevalence of bipolar spectrum disorder in the National Comorbidity Survey Replication. Archives of General Psychiatry, 64, 543–557.

Merikangas, K. R., He, J. P., Burstein, M., Swanson, S. A., Avenevoli, S., Cui, L., Benjet, C., Georgiades, K. & Swendsen, J. (2010). Lifetime prevalence of mental disorders in U. S. adolescents: Results from the National Comorbidity Survey Replication – Adolescent Supplement (NCS-A). Journal of the American Academy of Child and Adolescent Psychiatry, 49, 980–989.

Merikangas, K. R., Herrell, R., Swendsen, J. D., Roessler, W., Ajdacic-Gross, V. & Angst, J. (2008). Specificity of bipolar spectrum conditions in the comorbidity of mood and substance use disorders. Results from the Zurich cohort study. Archives of General Psychiatry, 65, 47–52.

Merikangas, K. R., Jin, R., He, J.-P., Kessler, R. C., Lee, S., Sampson, N. A., Viana, M. C., Andrade, L. H., Hu, C.; Karam, E. G., Ladea, M. Medina-Mora, M. E., Ono, Y., Posada-Villa, J., Sagar, R., Wells, J. E. & Zarkov, Z. (2011). Prevalence and correlates of bipolar spectrum disorder in the World Mental Health Survey Initiative. Archives of General Psychiatry, 68, 241–251.

Merikangas, K. R. & Lamers, F. (2012). The ›true‹ prevalence of bipolar II disorder. Current Opinion in Psychiatry, 25, 19–23.

Meyer, F. & Meyer, T. D. (2009). The misdiagnosis of bipolar disorder as a psychotic disorder. Some of its causes and their influence on therapy. Journal of Affective Disorders, 112, 174–183.

Meyer, T. D. (2008 a). Hypomanie und Manie. In B Röhrle, F Caspar & P. F. Schlottke (Hrsg.). Lehrbuch der klinisch-psychologischen Diagnostik (Kap. 18, S. 433–474). Stuttgart: Kohlhammer.

Meyer, T. D. (2008 b). Manie und bipolare Störungen. In G. Lauth, F. Linderkamp, S. Schneider & U. Brack (Hsrg.). Verhaltenstherapie mit Kindern und Jugendlichen (2. Auflage) Kapitel 44 (S. 533–546). Weinheim: Beltz.

Meyer, T. D. (2008 c). Bipolare Störungen [Title: bipolar disorders]. In J. Margraf & S. Schneider (Hrsg,). Lehrbuch der Verhaltenstherapie (3. erw. Aufl.) (Kapitel 8). Berlin. Springer.

Meyer, T. D. (2011) Bipolare affektive Störungen. In M. Hautzinger (Hrsg.). Kognitive Verhaltenstherapie. Behandlung psychischer Störungen im Erwachsenenalter (1. Aufl.). Weinheim: Beltz.

Meyer, T. D., Baur, M. & Krämer, J. (2006). Comorbidity of bipolar affective disorders and personality disorders – A systematic review. In M. B. Kotlar (Ed.). New developments in mania research (Chapter 2, pp. 27–50). Hauppauge: Nova Science Publishers, Inc.

Meyer, T. D., Bernhard, B., Born, C., Fuhr, K., Gerber, S., Schaerer, L., Langosch, J., Pfennig, A., Sasse, J., Scheiter, S., Schöttle, D., van Calker, D., Wolkenstein, L. & Bauer, M. (2011). The Hypomania Checklist – 32 and Mood Disorder Questionnaire as screening tools – going beyond sample of purely mood disordered patients Journal of Affective Disorders, 128, 291–298.

Meyer, T. D. & Hautzinger, M. (1999). Deutsche Version des Strukturierten Interviews für die

Young Mania Rating Scale (G. Sachs, 1993). Unveröffentlichtes Manuskript, Universität Tübingen.
Meyer, T. D. & Hautzinger, M. (2000). Psychotherapie bei bipolaren affektiven Störungen – Ein Überblick über den Stand der Forschung. Verhaltenstherapie, 10, 177–185.
Meyer, T. D. & Hautzinger, M. (2001). Allgemeine Depressions-Skala (ADS) – Normierung an Minderjährigen und Erweiterung zur Erfassung manischer Symptome (ADMS). Diagnostica, 47, 208–215.
Meyer, T. D. & Hautzinger, M. (2002). Kognitive Verhaltenstherapie als Ergänzung der medikamentösen Behandlung manisch-depressiver Störungen – Wie sieht die Empirie aus? Nervenarzt, 73, 620–628.
Meyer, T. D. & Hautzinger, M. (2003). The structure of affective symptoms in a sample of young adults. Comprehensive Psychiatry, 44, 110–116.
Meyer, T. D. & Hautzinger, M. (2004). Manisch depressive Störungen – Kognitive Verhaltenstherapie zur Rückfallprophylaxe. Weinheim: Beltz.
Meyer, T. D. & Hautzinger, M. (2012). Cognitive behavior therapy and supportive therapy for bipolar disorder. Relapse rates for treatment period and 2 year follow-up? Psychological Medicine, 42, 1429–1439.
Meyer, T. D., Koßmann-Böhm, S. & Schlottke, P. F. (2004). Do child psychiatrists in Germany diagnose bipolar disorders in children and adolescents? – Results from a survey. Bipolar Disorders, 6, 426–431.
Meyer, T. D., McDonald, J., Douglas, J. & Scott, J. (2012). Motives for alcohol use across different mood states of bipolar disorders. Journal of Affective Disorders, 136, 926–932.
Miklowitz, D. J. (2010). Bipolar disorder. A family-focused treatment approach (2nd edition). New York: Guilford Press.
Miklowitz, D., Alatiq, Y., Goodwin, G. M., Geddes, J. R., Fennell, M. J. V., Dimidjian, S., Hauser, M. & Williams, J. M. G. (2009). A pilot study of mindfulness-based cognitive therapy for bipolar disorder. International Journal of Cognitive Therapy. 5, 373–383.
Miklowitz, D. J., George, E. L., Richards, J. A., Simoneau, T. L. & Suddath, R. L. (2003). A randomized study of family-focused psychoeducation and pharmacotherapy in the outpatient management of bipolar disorder. Archives of General Psychiatry, 60, 909–912.
Miklowitz, D. J., Goldstein, M. J., Nuechterlein, K. H., Snyder, K. S. & Mintz, J. (1988). Family factors and the course of bipolar affective disorder. Archives of General Psychiatry, 45, 225–231.
Miklowitz, D. J., Otto, M., Frank, E., Reilly-Harrington, N. A., Wisniewski, S. R., Kogan, J. N., Nierenberg, A. A., Calabrese, J. R., Marangell, L. B., Gyulai, L., Araga, M., Gonzalez, J. M., Shirley, E. R., Thase, M. E. & Sachs, G. S. (2007). Psychosocial treatments for bipolar depression. A 1-year randomized trial from the Systematic Treatment Enhancement Program. Archives of General Psychiatry, 64, 419–427.
Miklowitz, D. J. & Scott, J. (2009). Psychosocial treatments for bipolar disorder: cost-effectiveness, mediating mechanisms, and future directions. Bipolar Disorders, 11 (Suppl. 2), 110–122.
Mitchell, P. B., Frankland, A., Hadzi-Pavlovic, D., Roberts, G., Corry, J., Wright, A., Loo, C. K. & Breakspear, M., (2011). Comparison of depressive episodes in bipolar disorder and in major depressive disorder within bipolar disorder pedigrees. British Journal of Psychiatry, 199, 303–309.
Mitchell, P. B., Wilhelm, K., Parker, G., Austin, M. P., Rutgers, P. & Mahli, G. S. (2001). The clinical features of bipolar depression: A comparison with matched major depression disorder patients. Journal of Clinical Psychiatry, 62, 212–216.
Murray, G. & Harvey, A. (2010). Circadian rhythms and sleep in bipolar disorder. Bipolar Disorders, 12, 459–472.
National Institute of Clinical Excellence [NICE] (2006). CG3 – Bipolar disorder: The management of bipolar disorder in adults, children and adolescents, in primary and secondary care. http://publications.nice.org.uk/bipolar-disorder-cg38.
NDMDA (National Depressive and Manic-Depressive Association) (2001). Living with bipolar disorder: How far have we really come? Constituency survey. Chicago, IL: NDMDA.
Nunes, P. V., Forlenza, O. V. & Gattaz, W. F. (2007). Lithium and risk for Alzheimers's disease in elderly with bipolar disorder. British Journal of Psychiatry, 190, 359–360.
Otto, M. W., Simon, N. M., Wisniewski, S. R., Miklowitz, D. J., Kogan, J. N., Reilly-Harrington, N. A., Frank, E., Nierenberg, A. A., Marangell, L. B., Sagduyu, K., Weiss, R. D., Miyahara, S., Thase,

M. E., Sachs, G. S. & Pollack, M. H. (2006) Prospective 12-month course of bipolar disorder in out-patients with and without comorbid anxiety disorders. British Journal of Psychiatry, 189, 20–25.

Palmer, A. G., Williams, H. & Adams, M. (1995). CBT in a group format for bipolar affective disorder. Behavioural and Cognitive Psychotherapy, 23, 153–168.

Parker, G. (2008). Bipolar II Disorder: Modelling, Measuring and Managing. Cambridge University Press.

Parker, G. & Fletcher, K. (2009). Is bipolar II depression phenotypically distinctive? Acta Psychiatrica Scandinavica, 120, 446–455.

Patelis-Siotis, I., Young, T. L., Robb, J. C., Marriott, M., Bieling, P. J., Cox, L. C. & Joffe, R. T. (2001). Group cognitive behavioral therapy for bipolar disorder: a feasibility and effectiveness study. Journal of Affective Disorders, 65, 145–153.

Piet, J. & Hougaard, E. (2011). The Effect of Mindfulness-Based Cognitive Therapy for Prevention of Relapse in Recurrent Major Depressive Disorder: A Systematic Review and Meta-analysis. Clinical Psychology Review, 31, 1032–1040.

Pfennig, A., Bschor, T., Baghai, T., Bräunig, P., Brieger, P., Falkai, P., Geissler, D., Gielen, R., Giesler, H., Kopp, I., Meyer, T. D., Möhrmann, K. H., Padberg, F. & Bauer, M. (2012). S3-Leitlinie zur Diagnostik und Therapie bipolarer Störungen – Entwicklungsprozess und wesentliche Empfehlungen. Nervenarzt, 83, 568–586.

Prien, R. & Potter, W. (1990). NIMH workshop report on treatment of bipolar disorder. Psychopharmacology Bulletin, 26, 409–427.

Post, R. M. (1992). Transduction of psychosocial stress into the neurobiology of recurrent affective disorder. American Journal of Psychiatry, 149, 999–1010.

Potash, J. B. & DePaulo, J. R. Jr. (2000). Searching high and low: a review of the genetics of bipolar disorder. Bipolar Disorders, 2, 8–26.

Rea, M. M., Thompson, M. C., Miklowitz, D. J., Goldstein, M. J., Hwang, S. & Mintz, J. (2003). Family-focused treatment versus individual treatment for bipolar disorder: results of a randomized clinical trial. Journal of Consulting and Clinical Psychology, 71, 482–492.

Regier, D. A., Farmer, M. E., Rae, D. S., Lock, B. Z., Keith, S. J., Judd, L. L. & Goodwin, F. K. (1990). Comorbidity of mental disorders with alcohol and other drug abuse; results from the Epidemiologic Catchment Area (ECA) study. Journal of the American Medical Association, 264, 2511–2518.

Reilly-Harrington, N. A., Alloy, L. B., Fresco, M. A. & Whitehouse, W. G. (1999). Cognitive styles and life events interact to predict bipolar and unipolar symptomatology. Journal of Abnormal Psychology, 108, 567–578.

Risch, A. K., Stangier, U., Heidenreich, T. & Hautzinger, M. (2012). Kognitive Erhaltungstherapie bei rezidivierender Depression. Springer, Heidelberg.

Robins, L. N. & Regier, D. A. (1991). Psychiatric disorders in America. New York: Free Press.

Ruggero., C. J., Zimmerman, M., Chelminski, I. & Young, D. (2010). Borderline personality disorder and the misdiagnosis of bipolar disorder. Journal of Psychiatric Research, 44, 405–408.

Rybakowski, J. K. (2011). Lithium in neuropsychiatry: A 2010 update. World Journal of Biological Psychiatry, 12, 340–348.

Sachs, G. (1993). Young Mania Rating Scale. Directions, instructions and a structured interview for the use of the YMRS. Harvard Bipolar Treatment Center, Mass. General Hospital, Boston, MA. Unpublished Manual.

Sajatovic, M. & Chen, P. (2011). Geriatric Bipolar Disorder. Psychiatric Clinics of North America, 34, 319–325.

Schindler, L., Hahlweg, K. & Revenstorf, D. (1998). Partnerschaftsprobleme. Diagnose und Therapie. Therapiemanual (2. Aufl.). Berlin: Springer.

Schneider, K. (1967). Klinische Psychopathologie (8. Aufl.). Stuttgart: Thieme.

Schneider, S. & Margraf, J. (2011). DIPS – Diagnostisches Interview bei psychischen Störungen (4. Aufl). Berlin: Springer.

Schöttle, D., Huber, C. G., Bock, T. & Meyer, T. D. (2011). Psychotherapy for bipolar disorders – a review of the most recent studies. Current Opinion in Psychiatry, 24, 549–555.

Schou, M. (2001). Lithium treatment at 52. Journal of Affective Disorders, 67, 21–32.

Schulz von Thun, F. (1994). Miteinander reden. Störungen und Klärungen. Allgemeine Psychologie der Kommunikation. Reinbek: Rowohlt-Verlag.

Scott, J., Garland, A. & Moorhead, S. (2001). A pilot study of cognitive therapy in bipolar disorders. Psychological Medicine, 31, 450–467.

Scott, J., Paykel, E., Morriss, R., Bentall, R., Kinderman, P., Johnson, T., Abbott, R. & Hayhurst, H.

(2006). Cognitive behavioural therapy for severe and recurrent bipolar disorders: A randomized controlled trial. British Journal of Psychiatry. 188, 313–320.

Segal, Z. V., Williams, J. M. G. & Teasdale, J. (2008). Die achtsamkeitsbasierte kognitive Therapie der Depression. Tübingen: DGVT Verlag.

Simoneau, T. L., Miklowitz, D. J., Richards, A., Saleem R. & George, E. L. (1999). Bipolar disorder and family communications: effects of a psychoeducational treatment program. Journal of Abnormal Psychology, 108, 588–597.

Smith, J. A. & Tarrier, N. (1992). Prodromal symptoms in manic depressive psychosis. Social Psychiatry and Psychiatric Epidemiology, 27, 245–248.

Steel, C. (2008). Cognitive Behaviour Therapy for Psychosis: Current evidence and future directions. Behavioural and Cognitive Psychotherapy, 2008, 36, 705–712.

Stieglitz, R. D., Smolka, M., Bech, P. & Helmchen, H. (1998). Bech-Rafaelsen-Melancholie-Skala (BRMS). Handanweisung. Göttingen: Hogrefe.

Swartz, H. A., Frank, E. & Cheng Y. (2012). A randomized pilot study of psychotherapy and quetiapine for the acute treatment of bipolar II depression. Bipolar Disorders, 14, 211–216.

ten Have, M., Vollebergh, W., Bijl, R. & Nolen, W. A. (2002). Bipolar disorder in the general population in the Netherlands (prevalence, consequences and care utilisation): results from the Netherlands Mental Health Survey and Incidence Study (NEMESIS). Journal of Affective Disorders, 68, 203–213.

Tijssen, M. J. A., van Os, J., Wittchen, H. U., Lieb, R., Beesdo, K., Mengelers, R., Krabbendam, L. & Wichers, M. (2010). Evidence that bipolar disorder is the poor outcome fraction of a common developmental phenotype: an 8-year cohort study in young people. Psychological Medicine, 40, 289–299.

Tohen, M. & Zarate, C. A. (1999). Bipolar disorder and comorbid substance abuse disorders. In J. F. Goldberg & M. Harrow (Eds.), Bipolar disorders: clinical course and outcome (pp. 171–184). Washington C. D.: American Psychiatric Press.

Treuer, T. & Tohen, M. (2010). Predicting the course and outcome of bipolar disorder: A review. European Psychiatry, 25, 328–333.

Van Meter, A. R., Youngstrom, E. A. & Findling, R. L. (2012). Cyclothymic disorder. A critical review. Clinical Psychology Review, 32, 229–243.

Vasudev, A. & Thomas, A. (2010). ›Bipolar disorder‹ in the elderly: What's in a name? Maturitas, 66, 231–235.

Viguera, A. C., Cohen, L. S., Baldessarini, R. J. & Nonacs, R. (2002). Managing bipolar disorder during pregnancy: weighing the risks and benefits. Canadian Journal of Psychiatry, 47, 426–436.

Weber, B., Jermann, F., Gex-Fabry, M., Nallet, A., Bondolfi, G. & Aubry, J. M. (2010). Mindfulness-based cognitive therapy for bipolar disorder: A feasibility trial. European Psychiatry, 25, 334–337.

Weiss, R. D. & Martin, S. M. (1987). Substance abuse as an attempt at self-medication. Psychiatric Medicine, 3, 357–367.

Weissman, M. M., Leaf, J. P., Tischler, G. L., Blazer, D. G., Karno, M., Bruce, M. L. & Florio, L. P. (1988). Affective disorders in the five United States communities. Psychological Medicine, 18, 141–153.

Wendland, J. R. & McMahon, F. J. (2011). Genetics of bipolar disorder. In H. K. Manji & C. A. Zarate (Eds.). Behavioral Neurobiology of Bipolar Disorder and its Treatment (pp. 19–30). [Book Series: Current Topics in Behavioral Neurosciences, Vol. 5]. Berlin: Springer.

Weltgesundheitsorganisation (2000). Internationale Klassifikation psychischer Störungen. ICD-10 Kapitel V. Bern: Huber.

Winokur, G., Turvey, C., Akiskal, H., Coryell, W., Solomon, D., Leon, A., Mueller, T., Endicott, J., Maser, J. & Keller, M. (1998). Alcoholism and drug abuse in three groups – bipolar I, unipolars and their acquaintances. Journal of Affective Disorders, 50, 81–89.

Wittchen, H. U., Jakobi, F., Rehm, J., Gustavsson, A., Svensson, M., Jönsson, B., Olesen, J., Allgulander, C., Alonso, J., Faravelli, C., Fratiglioni, L., Jennum, P., Lieb, R., Maercker, A., van Os, J., Preisig, M., Salvador-Carulla, L., Simon, R. & Steinhausen, H. C. (2011). The size and burden of mental disorders and other disorders of the brain in Europe 2010. European Neuropsychopharmacology, 21, 655–679.

Wittchen, H. U. & Pfister, H. (1997). Instruktionsmanual zur Durchführung von DIA-X-Interviews. Frankfurt: Swets.

Wittchen, H. U., Zaudig, M. & Fydrich, T. (1997). SKID – Strukturiertes Klinisches Interview für DSM-IV. Achse I und II. Göttingen: Hogrefe.

World Health Organisaion (2005). WHO Mental Health Atlas (rev.). Department of Mental Health and Substance Abuse, WHO, Geneva.

Yatham, L. N., Kennedy, S. H., Schaffer, A., Parikh, S. V., Beaulieu, S., O'Donovan, C., MacQueen, G., McIntyre, R. S., Sharma, V., Ravindran, A., Young, L. T., Young, A. H., Alda, M., Milev, R., Vieta, E., Calabrese, J. R., Berk, M., Ha, K. & Kapczinski, F. (2009). Canadian Network for Mood and Anxiety Treatments (CANMAT) and International Society for Bipolar Disorders (ISBD) collaborative update of CANMAT guidelines for the management of patients with bipolar disorder: update 2009. Bipolar Disorders, 11, 225–255.

Young, R. C., Biggs, J. T., Ziegler, V. E. & Meyer, D. A. (1978). A rating scale for mania: reliability, validity and sensitivity. British Journal of Psychiatry, 133, 429–435.

Zaretsky, A. E., Lancee, W., Miller, C., Harris, A. & Parikh, S. V. (2008). Is cognitive-behavioural therapy more effective than psychoeducation in bipolar disorder? Canadian Journal of Psychiatry, 53, 441–448.

Zaretsky, A. E., Segal, Z. V. & Gemar, M. (1999). Cognitive therapy for bipolar depression: A pilot study. Canadian Journal of Psychiatry, 44, 491–494.

Hinweise zu den Online-Materialien

Sie finden alle im Buch erwähnten Materialien auf der Homepage unseres Verlages http://www.beltz.de. Die Inhalte der Arbeitsblätter werden in den jeweiligen Kapiteln zu den einzelnen Therapiesitzungen erläutert. Sie kommen zu den Materialien, indem Sie auf die Seite des Titels gehen, den Link zu den Materialien anklicken und dann folgendes Passwort eingeben: **knLXnhZk** (Groß- und Kleinschreibung beachten). Dann können Sie die gewünschten Dateien öffnen und sie über die Druckfunktion des Browsers ausdrucken. Wenn Sie die Seite schließen, kommen Sie zurück zur Inhaltsübersicht. Da die Online-Materialien nur so lange zur Verfügung stehen, wie das Buch lieferbar ist, empfehlen wir Ihnen, sich die gesamten Materialien herunterzuladen und auf dem eigenen Rechner zu speichern.

Anhang

Übersicht über die Arbeitsmaterialien

Alle im Buch genannten Materialien stehen Ihnen online zur Verfügung (s. Hinweise zu den Online-Materialien). Die mit (*) gekennzeichneten sind nachfolgend abgedruckt.

Hypomanie Checkliste 32 (HCL-32) (*)

Folien

Folie 1: Übersicht zur Kognitiven Verhaltenstherapie bipolar affektiver Erkrankungen mit dem Ziel der Redizivprophylaxe (*)
Folie 2: Vulnerabilitäts-Stress-Modell bipolar affektiver Erkrankungen (*)
Folie 3: Worauf man bei der Kommunikation achten sollte (*)

Arbeitsblätter

Arbeitsblatt 1: Absprachen und Regeln
Arbeitsblatt 2: Stimmungstagebuch (*)
Arbeitsblatt 3: Fragen
Arbeitsblatt 4: Kriterien der Depression (*)
Arbeitsblatt 5: Kriterien der(Hypo-)Manie (*)
Arbeitsblatt 6: Lifechart
Arbeitsblatt 7: Was ist, wenn ich …
Arbeitsblatt 8: Frühwarnsymptome im Vorfeld und zu Beginn (hypo-)manischer Episoden (*)
Arbeitsblatt 9: Frühwarnsymptome im Vorfeld und zu Beginn depressiver Episoden (*)
Arbeitsblatt 10: Protokoll für automatische Gedanken (PAG)
Arbeitsblatt 11: Realitätsüberprüfung
Arbeitsblatt 12: Wochenplan
Arbeitsblatt 13: Mögliche angenehme Tätigkeiten
Arbeitsblatt 14: Ziele setzen: Wie kann ich vielleicht besser planen?
Arbeitsblatt 15: Womit beschäftige ich mich?
Arbeitsblatt 16: Wie kann ich meine Probleme angehen?
Arbeitsblatt 17: Pro und Kontra
Arbeitsblatt 18: Situationen, die für mich schwierig sein können
Arbeitsblatt 19: Mein persönlicher Notfallplan

Übungsvorlagen

Übungsvorlage 1: Emotionen wahrnehmen (Bilder)
Übungsvorlage 2: Gefühle benennen

Übungsvorlage 3: »Body-Scan-Übung«
Übungsvorlage 4: Achtsamkeit gegenüber Atem und Körper (I)
Übungsvorlage 5: Achtsamkeit gegenüber Atem und Körper (II)
Übungsvorlage 6: Die Atempause
Übungsvorlage 7: Achtsames Gehen

Informationsbroschüre
Informationen für Patienten und Angehörige

Checkliste HCL-32	**Energie, Unternehmungslust und Stimmung (HCL-32 Kurzform)** (S. 1/2)

Jedermann erlebt Veränderungen oder Schwankungen nach oben oder unten in Energie, Unternehmungslust und Stimmung. Man kann sie auch als »Hochs« und »Tiefs« bezeichnen. Das Ziel dieses Fragebogens ist es, Anzeichen solcher »Hochs« zu erfassen.

A) Zuerst bitten wir Sie, Ihren derzeitigen Zustand einzuschätzen:
(Kreuzen Sie bitte nur EINE Aussage an)

viel schlechter als gewöhnlich	schlechter als gewöhnlich	etwas schlechter als gewöhnlich	weder schlechter noch besser als gewöhnlich	etwas besser als gewöhnlich	besser als gewöhnlich	viel besser als gewöhnlich
☐	☐	☐	☐	☐	☐	☐

B) Bitte versuchen Sie sich an eine Zeit zu erinnern, die Sie als »Hoch« bezeichnen würden.

Wie haben Sie sich dabei gefühlt? – Bitte beurteilen Sie folgende Aussagen unabhängig von Ihrem derzeitigen Zustand.

In einem solchen Zustand trifft Folgendes zu:

		Ja	Nein
1.	Ich brauche weniger Schlaf	☐	☐
2.	Ich habe mehr Energie oder Tatkraft	☐	☐
3.	Ich habe mehr Selbstvertrauen	☐	☐
4.	Ich habe mehr Spaß an meiner Arbeit	☐	☐
5.	Ich bin geselliger (mehr Telefonate, ich gehe mehr aus)	☐	☐
6.	Ich bin reiselustiger und reise mehr	☐	☐
7.	Ich fahre eher schneller oder risikofreudiger	☐	☐
8.	Ich gebe mehr oder zu viel Geld aus	☐	☐
9.	Ich nehme mehr Risiken auf mich (geschäftlich oder im Alltag)	☐	☐
10.	Ich bin körperlich aktiver (Sport usw.)	☐	☐
11.	Ich mache mehr Pläne	☐	☐
12.	Ich habe mehr Ideen, bin kreativer	☐	☐
13.	Ich bin weniger schüchtern oder gehemmt	☐	☐
14.	Ich ziehe mich farbiger oder extravaganter an, einschließlich Make-up	☐	☐
15.	Ich will mehr Leute treffen oder tue es auch	☐	☐
16.	Ich bin mehr an Sex interessiert und/oder habe ein stärkeres Verlangen	☐	☐

Checkliste HCL-32	Energie, Unternehmungslust und Stimmung (HCL-32 Kurzform) (S. 2/2)

In einem solchen Zustand trifft Folgendes zu:

		Ja	Nein
17.	Ich flirte mehr und/oder bin sexuell aktiver	☐	☐
18.	Ich bin gesprächiger	☐	☐
19.	Ich denke schneller	☐	☐
20.	Ich mache mehr Witze oder Wortspiele	☐	☐
21.	Ich lasse mich leicht ablenken	☐	☐
22.	Ich beginne ständig mit neuen Dingen	☐	☐
23.	Meine Gedanken springen von einem Thema zum anderen	☐	☐
24.	Alles fällt mir leichter und/oder geht schneller	☐	☐
25.	Ich bin ungeduldiger und/oder reagiere leichter gereizt	☐	☐
26.	Ich kann andere überfordern oder »nerven«	☐	☐
27.	Ich gerate leicht in Auseinandersetzungen mit anderen	☐	☐
28.	Meine Stimmung ist deutlich besser und optimistischer	☐	☐
29.	Ich trinke mehr Kaffee	☐	☐
30.	Ich rauche mehr	☐	☐
31.	Ich trinke mehr Alkohol	☐	☐
32.	Ich nehme mehr Drogen (Beruhigungsmittel, Stimulantien ...)	☐	☐

4) Auswirkungen irgendwelcher »Hochs« in Ihrem Leben auf verschiedene Lebensbereiche:

	positiv und negativ	positiv	negativ	keine Auswirkungen
Familie	☐	☐	☐	☐
Freunde und Bekannte	☐	☐	☐	☐
Arbeit	☐	☐	☐	☐
Freizeit	☐	☐	☐	☐

5) Reaktionen der anderen auf Ihre »Hochs«.

Wie waren die Reaktionen oder Bemerkungen von anderen, die Ihnen nahe stehen oder Sie sehr gut kennen in Bezug auf diese »Hochs«?

(Kreuzen Sie bitte nur EINE Aussage an)

positiv (z. B. unterstützend, ermutigend)	neutral	negativ (z. B. besorgt, genervt, verärgert, kritisierend)	positiv und negativ	keine Reaktion
☐	☐	☐	☐	☐

Folie 1 **Übersicht zur Kognitiven Verhaltenstherapie bipolar affektiver Erkrankungen mit dem Ziel der Redizivprophylaxe**

Ideal für
- Patientinnen und Patienten nach einer akuten Depression oder Manie oder bei Bedarf
- Patientinnen und Patienten in fachärztlicher Behandlung

Therapiephase	Ziel	Was bedeutet das?
I	Information und Klärung von Fragen	▶ Was kann mir diese Therapie zusätzlich bringen? ▶ Was bedeutet manisch-depressiv für mich, für andere, für meine Kinder ...? ▶ Was bringen mir die Medikamente?
II	Individuelle Warnsignale	▶ Was sind für mich Warnhinweise für erneute depressive und/oder manische Episoden? ▶ Was kann ich tun?
III	Aktivitätsniveau und Kognitionen	▶ Was mache ich? Wie mache ich es? ▶ Wie gehe ich mit mir um? Wie sehe ich mich und meine Umwelt? ▶ Was ist mir wichtig?
VI	Aufbau zusätzlicher Fertigkeiten und Ressourcen	▶ Wie gehe ich meine Probleme an? Gibt es Alternativen? ▶ Wie verhalte ich mich in sozialen Situationen, z. B. bei Streitigkeiten? Gibt es andere Möglichkeiten? ▶ Wie kann ich anders mit Stress und unangenehmen Gefühlen umgehen?

Folie 2 **Vulnerabilitäts-Stress-Modell bipolar affektiver Erkrankungen**

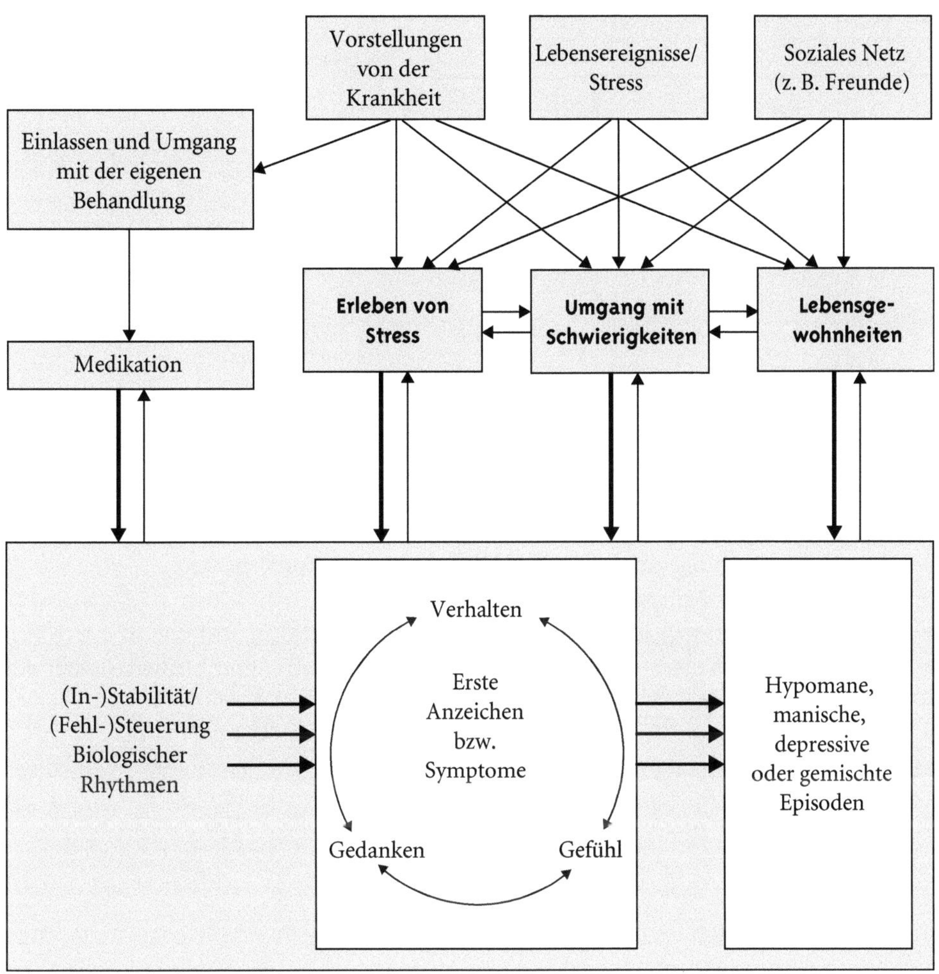

Folie 3 **Worauf man bei der Kommunikation achten sollte**

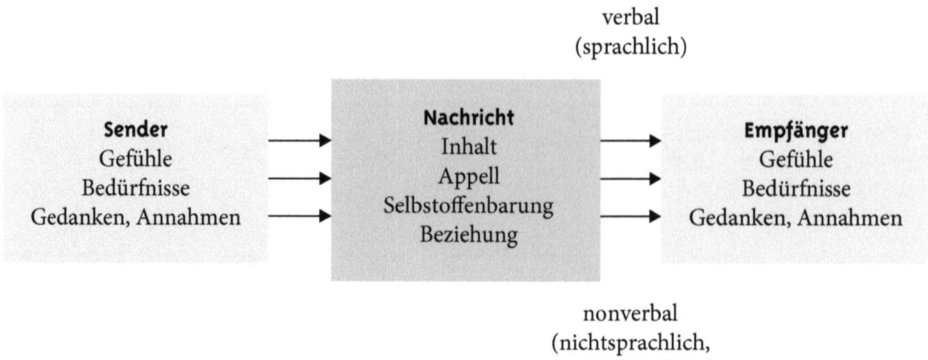

Einige Kommunikationsregeln

- Versuchen Sie, sachlich zu bleiben.
- Versuchen Sie, ruhig zu bleiben und nicht hoch emotional zu sein.
- Versuchen Sie, möglichst konkret zu bleiben.
- Drücken Sie Gefühle und Wünsche immer in der Ich-Form aus!
- Vermeiden Sie Wörter wie »immer«, »fast immer«, »oft«, und bleiben Sie bei der konkreten Situation.
- Hören Sie genau zu.

Arbeitsblatt 2	Stimmungstagebuch	(S. 1/3)

Teil I: Tagesprotokoll

______________________________, den______________________________

(Wochentag, Tag, Monat, Jahr eintragen)

Täglicher Rhythmus	**Das kam heute vor:** (Bitte ankreuzen)		**Zeitangabe** (Angabe z. B. 1.00–24.00 Uhr)	**Waren andere Personen bei dieser Tätigkeit mit dabei bzw. daran beteiligt, oder waren Sie allein?** (Bitte Zutreffendes ankreuzen)			
	Ja	**Nein**		**Allein**	**Partner (-in)**	**Eltern**	**Andere Person(en)**
Zu Bett gegangen							
Eingeschlafen							
Aufgewacht							
Aufgestanden							
Frühstück (ggf. nur Kaffee o. ä.)							
Beginn der Arbeit, Schule, Hausarbeit							
Mittagessen							
Ferngesehen							
Abendessen							
Alkohol getrunken							
Rückkehr nach Hause (letztes Mal für heute)							
Regelmäßige Tätigkeit (z. B. Sport, Training, Gymnastik; bitte eintragen): ____________ ____________							

Arbeitsblatt 2	Stimmungstagebuch	(S. 2/3)

Wie viele Stunden haben Sie subjektiv vergangene Nacht insgesamt geschlafen? ____ h
Haben Sie heute Ihre Medikamente genommen? ☐ = ja ☐ = nein

Welches Medikament?	______________	Dosis?	______________	(ja/nein)
Welches Medikament?	______________	Dosis?	______________	(ja/nein)
Welches Medikament?	______________	Dosis?	______________	(ja/nein)

Teil II: Meine heutige Stimmung

______________________________, den______________________________
(Wochentag, Tag, Monat, Jahr eintragen)

Machen Sie bei jeder der folgenden Aussagen auf der Linie an dem Punkt ein »X«, das am besten kennzeichnet, wie Sie sich im Laufe der letzten 24 Stunden gefühlt haben. Vielleicht gab es Schwankungen über den Tag hinweg, aber versuchen Sie, ein allgemeines Urteil für jede Aussage abzugeben. Lassen Sie bitte keine Zeile aus!

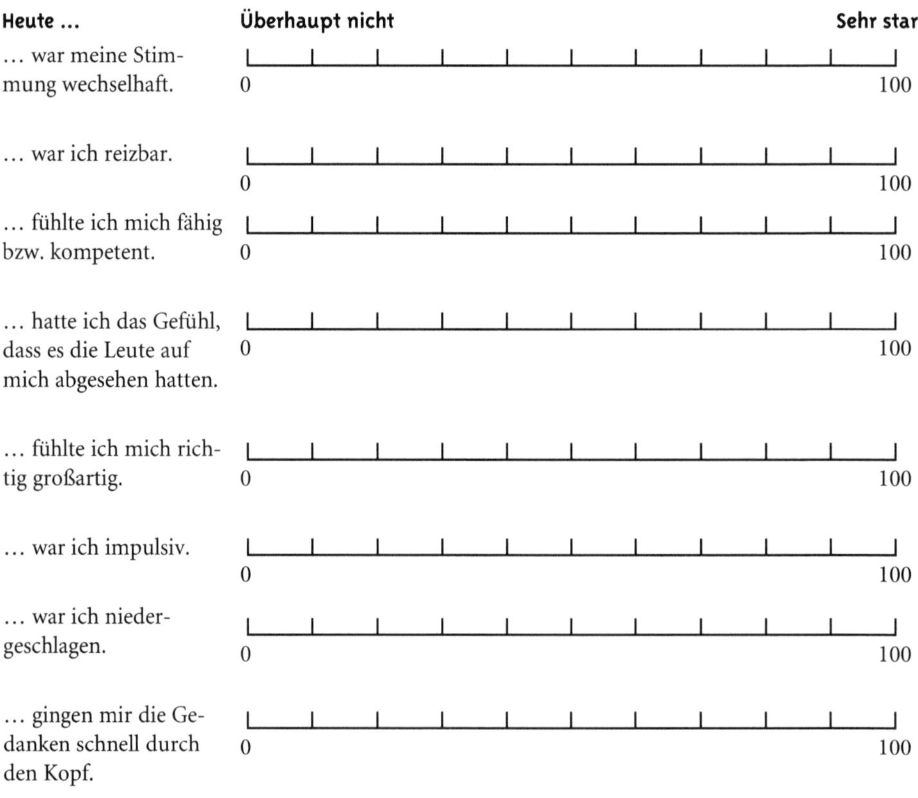

Heute …	**Überhaupt nicht**	**Sehr stark**
… war meine Stimmung wechselhaft.	0	100
… war ich reizbar.	0	100
… fühlte ich mich fähig bzw. kompetent.	0	100
… hatte ich das Gefühl, dass es die Leute auf mich abgesehen hatten.	0	100
… fühlte ich mich richtig großartig.	0	100
… war ich impulsiv.	0	100
… war ich niedergeschlagen.	0	100
… gingen mir die Gedanken schnell durch den Kopf.	0	100

Heute …	**Überhaupt nicht**	**Sehr stark**
… war ich übermäßig aktiv.	0	100
… hatte ich das Gefühl, als hätte sich die Welt gegen mich verschworen.	0	100
… fühlte ich mich innerlich angetrieben.	0	100
… war ich innerlich unruhig.	0	100
… war ich streitsüchtig.	0	100
… fühlte ich mich voller Energie.	0	100
… scheint es, als ob nichts jemals für mich anders bzw. besser werden wird.	0	100
	Depressiv	Manisch
… fühlte ich mich:	0	100

Arbeitsblatt 4 **Kriterien der Depression**

Bitte ankreuzen, was zutrifft.

Von einer voll ausgeprägten depressiven Episode spricht man, wenn folgende Symptome für mindestens zwei Wochen vorhanden sind und zu deutlichen Beeinträchtigungen führen:

(1)	Vermehrte Energie oder Antrieb plus:		
	a) Sich traurig, niedergeschlagen, deprimiert fühlen *oder*	☐ Ja	☐ Nein
	b) das Interesse an Dingen verlieren, die einem normalerweise Spaß machen (wie z. B. Hobbys).	☐ Ja	☐ Nein
	Hinzu kommen müssen **mindestens drei oder vier** weitere der folgenden Symptome:		
(2)	Schlafschwierigkeiten, v. a. Probleme beim Ein- und Durchschlafen; frühmorgendliches Erwachen oder zu viel schlafen kann aber auch auftreten	☐ Ja	☐ Nein
(3)	Appetitverlust oder -steigerung, wobei es häufiger vorkommt, dass man kaum Hunger verspürt	☐ Ja	☐ Nein
(4)	Konzentrationsprobleme oder Schwierigkeiten, sich sogar bei alltäglichen Dingen zu entscheiden	☐ Ja	☐ Nein
(5)	Schuldgefühle, Gefühl von Wertlosigkeit oder ein sehr geringes Selbstwertgefühl. Man hält sich für unfähig oder macht sich selbst Vorwürfe und grübelt	☐ Ja	☐ Nein
(6)	Gefühl von Verlangsamung des eigenen Denkens oder von Bewegungen; umgekehrt kann man sich so unruhig fühlen, dass man kaum still sitzen kann	☐ Ja	☐ Nein
(7)	Energielosigkeit oder ständige Müdigkeit bzw. Erschöpfung	☐ Ja	☐ Nein
(8)	Gedanken an den Tod oder an Selbstmord	☐ Ja	☐ Nein

Summe = ______________

Arbeitsblatt 5 Kriterien der (Hypo-)Manie

Bitte ankreuzen, was zutrifft.

Von einer voll ausgeprägten manischen Episode spricht man, wenn folgende Symptome für mindestens eine Woche vorhanden sind und zu deutlichen Beeinträchtigungen führen. Wenn die Symptome nicht so stark ausgeprägt sind, spricht man von Hypomanie (und zwar ab einer Dauer von vier Tagen!)

(1)	Vermehrte Energie oder Antrieb plus:		
	a) Sich ungewöhnlich glücklich, aufgedreht, euphorisch fühlen *oder*	☐ Ja	☐ Nein
	b) sich reizbar fühlen oder schnell gereizt reagieren	☐ Ja	☐ Nein
	Je nachdem, ob die Stimmung euphorisch-aufgedreht oder ausschließlich reizbar ist, müssen **mindestens drei bzw. vier** zusätzliche Symptome aus der folgenden Liste vorhanden sein:		
(2)	Geringes Schlafbedürfnis, ohne sich müde zu fühlen	☐ Ja	☐ Nein
(3)	Erhöhte Gesprächigkeit, schnelles Reden oder Rededrang	☐ Ja	☐ Nein
(4)	Sprunghaftigkeit von einem Thema zum anderen oder Gedanken- bzw. Ideenrasen	☐ Ja	☐ Nein
(5)	Leichte Ablenkbarkeit (z. B. durch Geräusche)	☐ Ja	☐ Nein
(6)	Gesteigertes Selbstvertrauen oder das Gefühl, besondere Talente oder Fähigkeiten zu besitzen	☐ Ja	☐ Nein
(7)	Übermäßige Beschäftigung mit angenehmen Dingen oder deren Planung, ohne an die Folgen zu denken	☐ Ja	☐ Nein

Summe = ______________

Arbeitsblatt 8 Frühwarnsymptome im Vorfeld und zu Beginn (hypo-)manischer Episoden

Kreuzen Sie an (z. B. »X«), wenn Sie ein Verhalten von sich kennen, das kennzeichnend für eine sich anbahnende (hypo-)manische Episode sein könnte. Manche Betroffene haben ganz spezielle, nur für sie gültige Vorboten bzw. Warnsignale. Überlegen Sie, ob Sie solche von sich kennen oder ob andere Ihnen berichtet haben, solche Dinge an Ihnen zu beobachten.

- ☐ Ich hatte Schwierigkeiten, still zu sitzen.
- ☐ Ich fuhr schneller Auto.
- ☐ Andere nervten mich, weil sie so langsam oder begriffsstutzig waren.
- ☐ Ich trank mehr Alkohol.
- ☐ Ich wollte mehr erleben, weil alles so langweilig erschien.
- ☐ Ich trug farbigere oder grellere Kleidung oder schminkte mich stärker.
- ☐ Ich hörte lauter Musik als sonst.
- ☐ Ich aß schneller als gewöhnlich.
- ☐ Ich dachte »Ich kann alles schaffen«.
- ☐ Ich aß weniger als gewöhnlich.
- ☐ Ich schlief weniger als normalerweise.
- ☐ Ich begann Sachen, die ich nicht beendete.
- ☐ Ich verschenkte Sachen, die mir gehörten.
- ☐ Ich kaufte Geschenke für Leute.
- ☐ Ich gab mein Geld freizügiger aus.
- ☐ Ich traf Entscheidungen schneller.
- ☐ Ich feierte mehr.
- ☐ Ich masturbierte häufiger.
- ☐ Ich interessierte mich mehr für Sex als sonst.
- ☐ Ich verbrachte mehr Zeit am Telefon.
- ☐ Ich redete lauter als gewöhnlich.
- ☐ Andere Leute erschienen mir so langsam in dem, was sie tun.
- ☐ Ich mischte mich in Gespräche ein.
- ☐ Ich genoss es, Wortspiele zu machen, Witze zu reißen oder zu reimen.
- ☐ Andere: ______________________________
- ☐ Andere: ______________________________
- ☐ Andere: ______________________________
- ☐ Andere: ______________________________

Arbeitsblatt 9	Frühwarnsymptome im Vorfeld und zu Beginn depressiver Episoden

Kreuzen Sie an (z. B. »X«), wenn Sie ein Verhalten von sich kennen, das kennzeichnend für eine sich anbahnende depressive Episode sein könnte. Manche Betroffene haben ganz spezielle, nur für sie gültige Vorboten bzw. Warnsignale. Überlegen Sie, ob Sie solche von sich kennen oder ob andere Ihnen berichtet haben, solche Dinge an Ihnen zu beobachten.

- ☐ Ich sagte Verabredungen ab.
- ☐ Ich fragte mich immer wieder nach dem Sinn dessen, was ich tat.
- ☐ Ich wollte meine Ruhe haben.
- ☐ Alkohol und Tabletten erschienen als kleine Helfer.
- ☐ Es fiel mir schwer, morgens aufzustehen.
- ☐ Ich bevorzugte schwarze und graue Kleidungsstücke.
- ☐ Mir war egal, wie ich aussah.
- ☐ Alles war irgendwie anstrengender.
- ☐ Ich aß langsamer als gewöhnlich.
- ☐ Ich aß weniger als gewöhnlich.
- ☐ Ich hatte weniger Appetit.
- ☐ Ich schlief mehr als normalerweise.
- ☐ Ich vernachlässigte meine Arbeit.
- ☐ Telefonieren mit Freunden erscheint als eine Last.
- ☐ Viele Dinge waren mir plötzlich gleichgültiger.
- ☐ Vieles, worüber andere so redeten, kam mir so banal und unwichtig vor.
- ☐ Ich dachte, mein Leben sei ein einziger Fehlschlag.
- ☐ Ich dachte häufiger, dass es kaum noch Hoffnung gibt.
- ☐ Ich dachte häufiger darüber nach, ob das Leben noch einen Sinn macht.
- ☐ Ich vermied bestimmte Dinge (z. B. andere zu treffen, ausgehen zu müssen).
- ☐ Ich interessierte mich nicht mehr für Sex.
- ☐ Abends war ich froh, dass der Tag endlich vorbei ist.
- ☐ Ich verbrachte mehr Zeit am Telefon.
- ☐ Ich redete leiser als gewöhnlich.
- ☐ Andere: ____________________
- ☐ Andere: ____________________
- ☐ Andere: ____________________
- ☐ Andere: ____________________

Sachwortverzeichnis

Bipolare Patienten behandeln

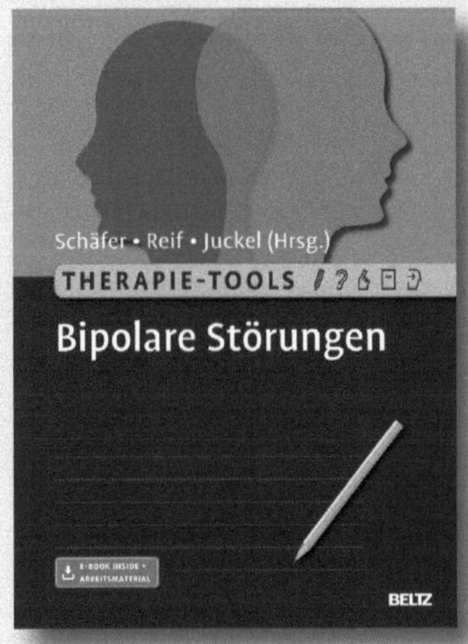

Martin Schäfer • Andreas Reif •
Georg Juckel (Hrsg.)
Therapie-Tools Bipolare Störungen
Mit E-Book inside und
Arbeitsmaterial
2016. 300 Seiten. Broschiert.
ISBN 978-3-621-28343-4

Dieses Buch ist auch als E-Book
erhältlich.
ISBN 978-3-621-28363-2

Bei der bipolaren affektiven Störung wechseln Niedergeschlagenheit und euphorische (oder reizbare) Phasen einander ab. Stimmung, Antrieb und Aktivität sind in den manischen und depressiven Phasen jeweils ganz unterschiedlich ausgeprägt. Die Behandlungsziele dieser Erkrankung müssen sich den jeweiligen Phasen anpassen.Dieser neue Therapie-Tools-Band beinhaltet eine Reihe unterschiedlicher Arbeitsmaterialien zur Behandlung bipolarer Patienten in allen Phasen.

Dabei liegt ein Schwerpunkt auf verhaltenstherapeutischen Techniken. Außerdem finden Konzepte wie Achtsamkeit und Akzeptanz, Metakognitives Training (MKT), Emotions- und Impulsregulation sowie Skills-Training Eingang. Ein weiterer Fokus liegt auf der Arbeit mit Angehörigen sowie Notfallmaßnahmen.

Aus dem Inhalt
Emotion und Impulsregulation - Achtsamkeit und Akzeptanz – Entspannungsverfahren – Stress-Coping und Regelung des Schlafverhaltens – Umgang mit anderen – Metakognitives Training (MKT) – Rezidivprophylaxe und Notfallmaßnahmen – Arbeit mit Angehörigen – Arbeit mit Jugendlichen, Kinder psychisch kranker Eltern

Verlagsgruppe Beltz • Postfach 100154 • 69441 Weinheim • www.beltz.de